李国衡学术论文集

李国衡　著

李飞跃　整理汇编

世界图书出版公司

上海·西安·北京·广州

图书在版编目(CIP)数据

　　李国衡学术论文集 / 李国衡著；李飞跃整理汇编.
—上海：上海世界图书出版公司，2015.3

　　ISBN 978 -7 -5100 -8824 -7

　　Ⅰ．①李…　Ⅱ．①李…②李…　Ⅲ．①中医伤科学—
临床医学 -经验 -汇编 -中国 -现代　Ⅳ．①R274

　　中国版本图书馆 CIP 数据核字(2015)第 002287 号

责任编辑　魏丽沪

李国衡学术论文集

李国衡　著　李飞跃　整理汇编

上海世界图书出版公司出版发行

上海市广中路 88 号

邮政编码 200083

上海市印刷七厂有限公司印刷

如发现印刷质量问题,请与印刷厂联系

质检科电话:021 -59110729

各地新华书店经销

开本:787 ×1092　1/16　印张:21　插页:14　字数:380 000

2015 年 3 月第 1 版　2015 年 3 月第 1 次印刷

ISBN 978 -7 -5100 -8824 -7/R・333

定价:220.00 元

http://www.wpcsh.com.cn

http://www.wpcsh.com

谨以本书

纪念李国衡教授诞辰九十周年

鸣　谢

全国名老中医药专家李国衡教授传承工作室

上海市海派中医流派－魏氏伤科传承研究基地

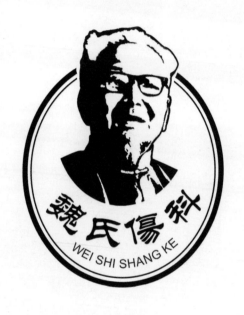

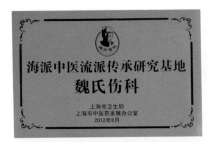

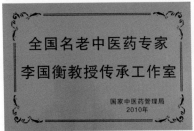

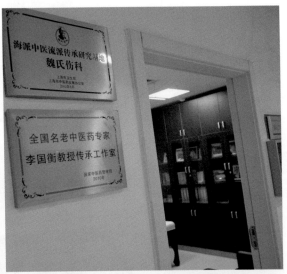

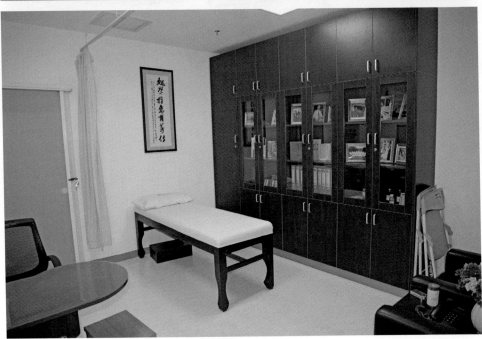

李国衡教授传承工作室

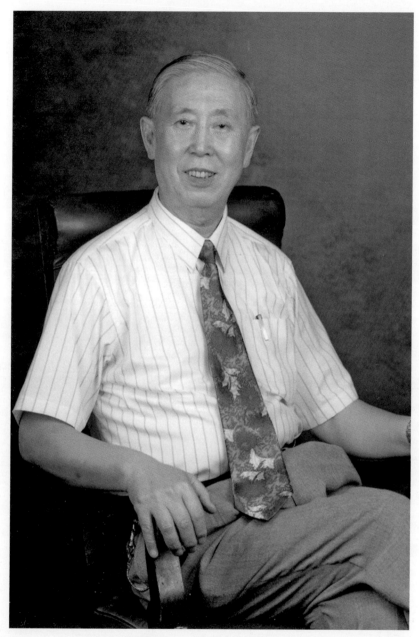

李国衡教授（1924.7—2005.9）

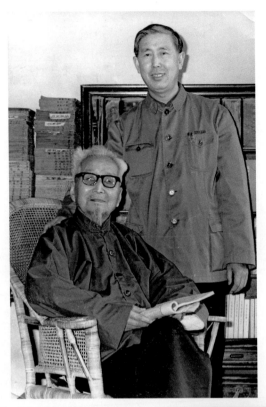

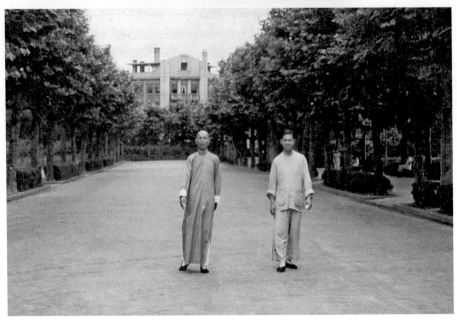

魏指薪（左）与李国衡（右）合影

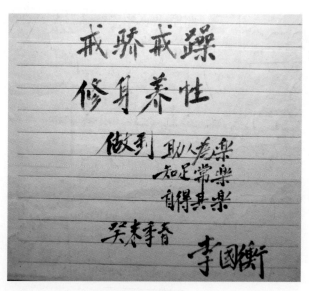

李国衡自勉条文

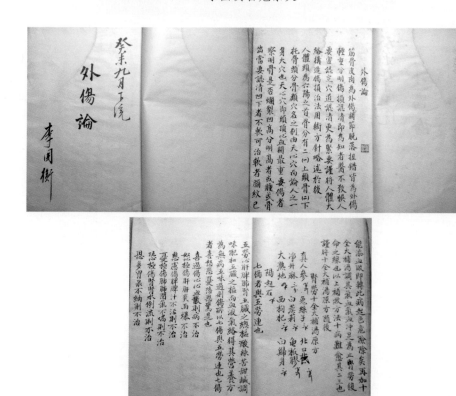

李国衡读书笔记

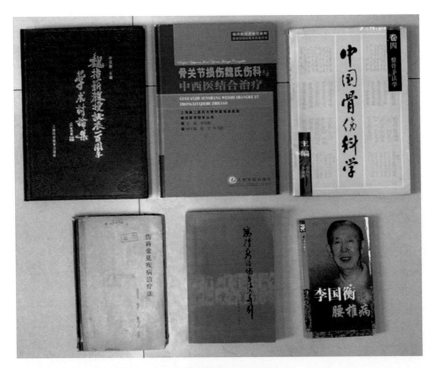

李国衡出版的书籍

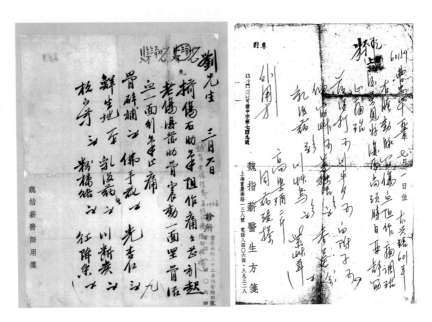

李国衡手写处方笺（一）

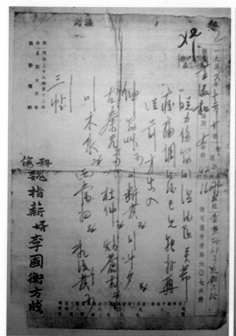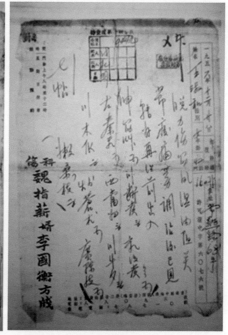

李国衡手写处方笺（二）

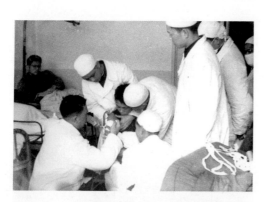

20世纪60年代李国衡（左一）在诊治骨折患者

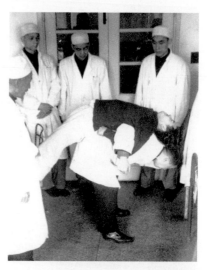

20世纪60年代李国衡在魏指薪（左一）指导下运用背法治疗患者

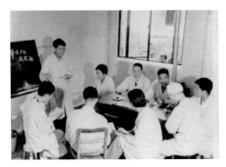

20世纪60年代李国衡与西医骨科医生学术交流

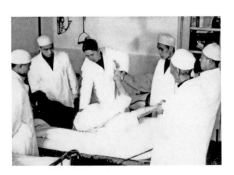

20世纪60年代李国衡在魏指薪（右二）指导下诊治患者

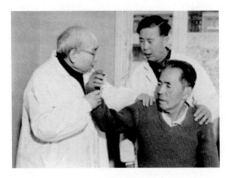

20世纪70年代李国衡与骨科叶衍庆教授一起检查患者

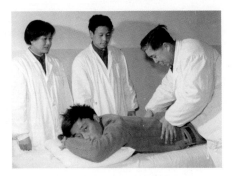

20世纪70年代李国衡教授学生腰部手法治疗

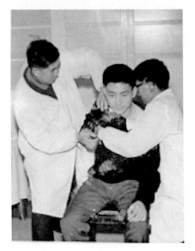

20世纪70年代李国衡教授学生肩部手法

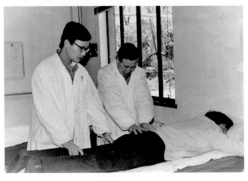

20世纪80年代李国衡与其研究生符诗聪一起检查患者

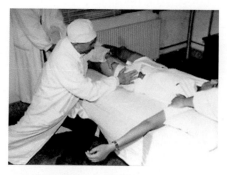

20世纪80年代李国衡演示股骨粗隆间骨折复位手法

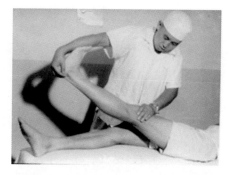

20世纪80年代李国衡演示髌上滑囊血肿治疗手法

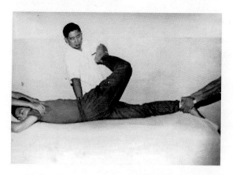

20世纪80年代李国衡演示魏氏督脉经手法

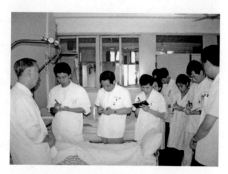

20世纪90年代李国衡在伤科病房查房

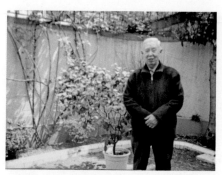

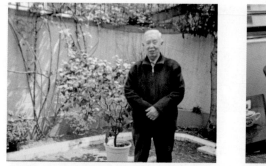

20世纪90年代李国衡生活照

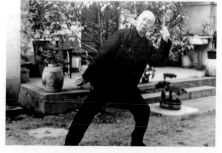

李国衡在家中自行功法锻炼

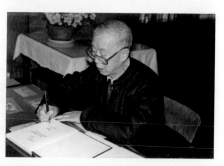

20世纪90年代李国衡工作照

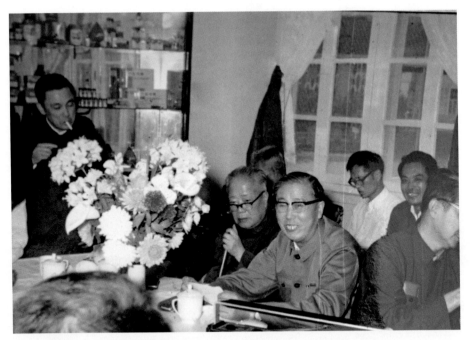

李国衡与石幼山（左二）参加会议合影

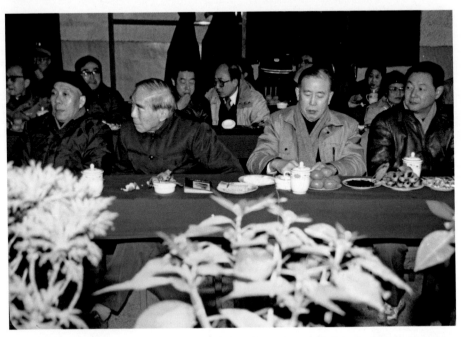

李国衡与陈中伟（右一）、邝安堃（左二）、陈灏珠（左一）参加会议合影

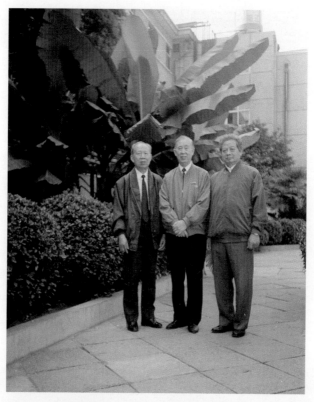

20世纪80年代郭维淮（左）、李国衡、李同生（右）合影

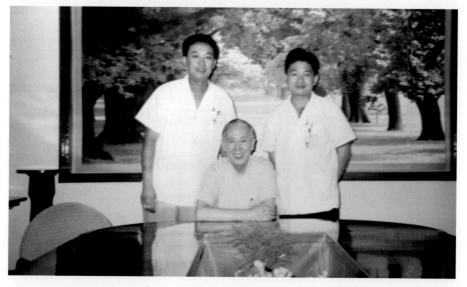

20世纪90年代李国衡（中）与学生胡大佑（右）、李飞跃（左）合影

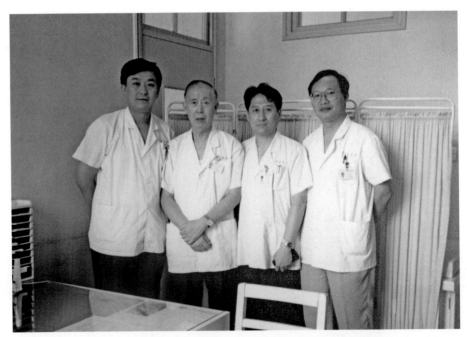

20世纪90年代李国衡与符诗聪（右一）、施荣庭（右二）、李飞跃（左一）

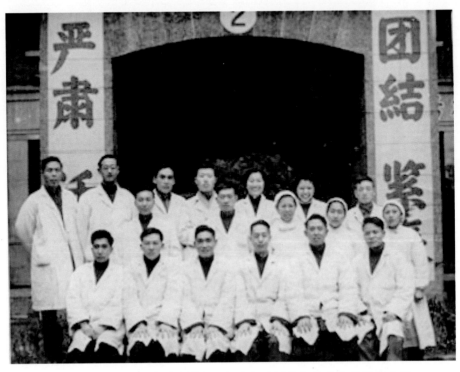

20世纪50年代李国衡（前排右二）在仁济医院与骨科伤科同事合影

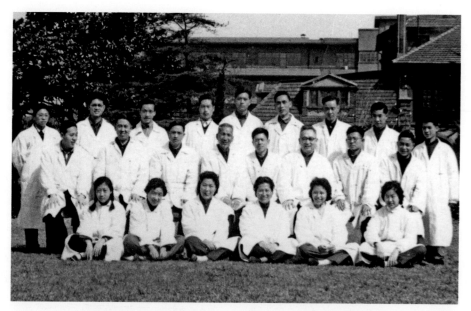

20世纪60年代魏指薪（二排左四）、李国衡（二排左二）、施家忠（二排右三）、魏淑英（一排右三）、魏淑云（一排左三）与伤科同事合影

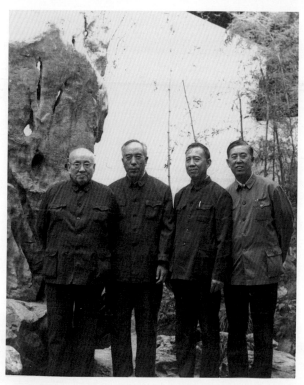

20世纪70年代李国衡（右一）与叶衍庆（左一）、郭维淮（右二）等合影

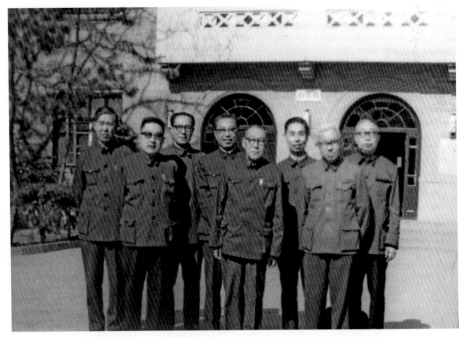

20世纪70年代李国衡（左一）与张镜人（左二）、黄羡明（左四）、董庭瑶（左五）、顾伯华（右一）等中医同道合影

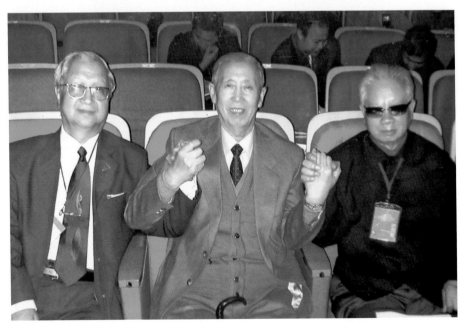

李国衡与李同生（右一）、刘柏龄（左一）合影

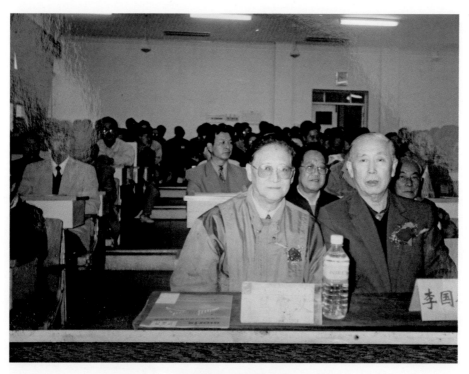

李国衡与吴守义合影

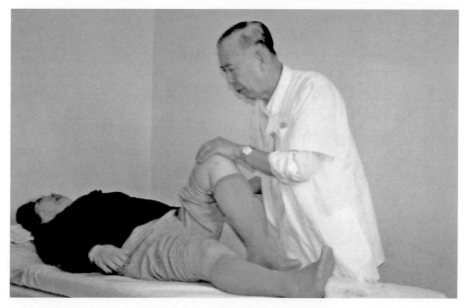

20世纪90年代李国衡在门诊检查患者

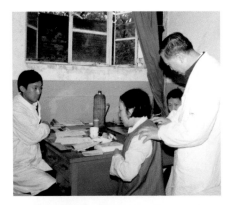

20世纪90年代李国衡在门诊诊治患者

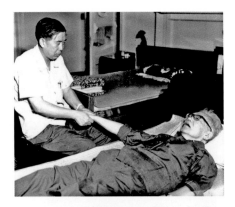

20世纪70年代李国衡在为著名作家巴金诊疗

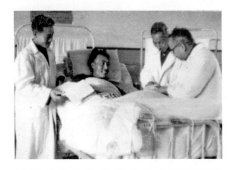

20世纪60年代魏指薪与叶衍庆教授（右一）共同诊查患者

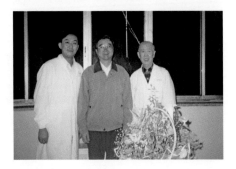

李国衡（右）与胡启立（中）、李飞跃（左）

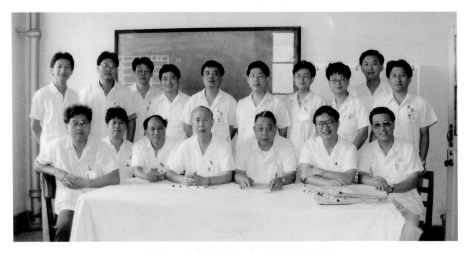

20世纪90年代李国衡与科内医生合影

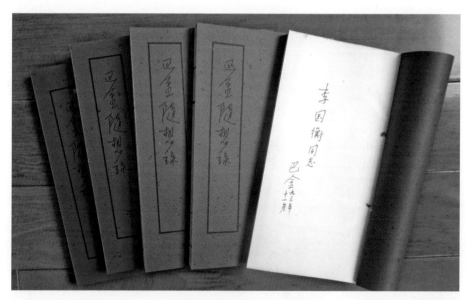

巴金书赠李国衡《巴金随想录》

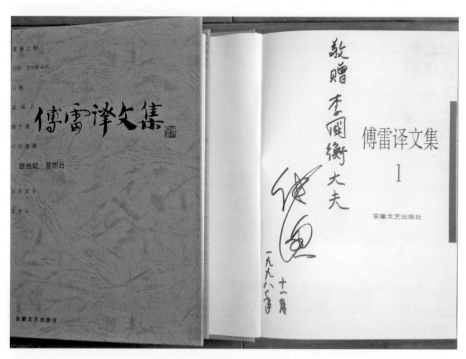

傅聪书赠李国衡《傅雷译文集》

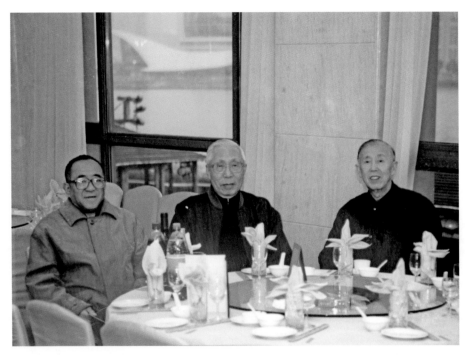

李国衡（右）与蔡小荪（中）、石仰山（左）

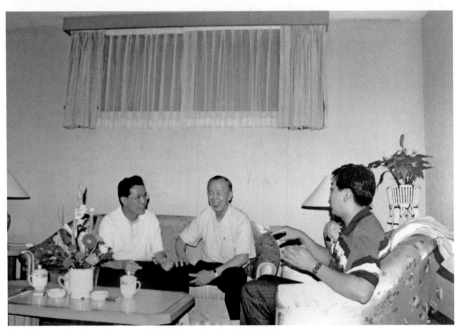

李国衡（中）与卢瑞华（左）

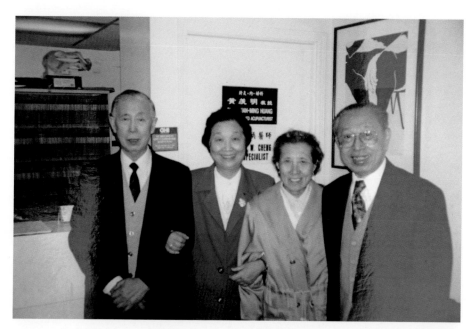

李国衡、魏淑云与黄羡明夫妇（右）

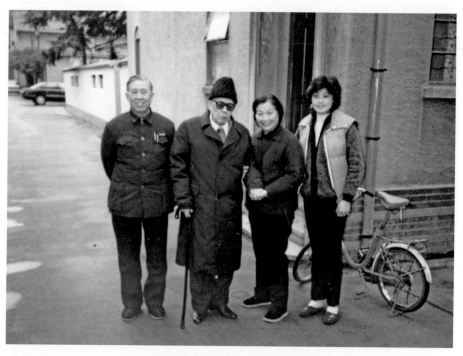

李国衡夫妇与家人和周谷城

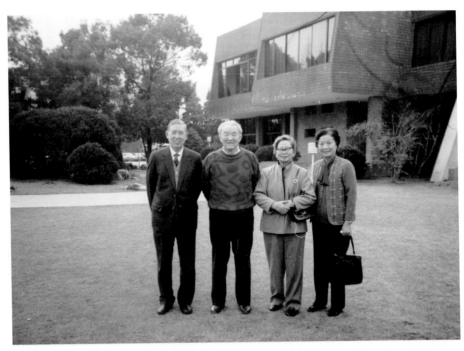

李国衡夫妇与屠开元夫妇（中）

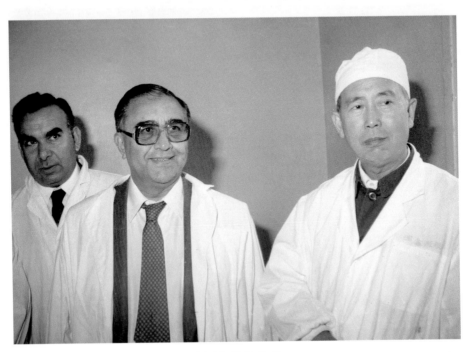

李国衡接待外宾

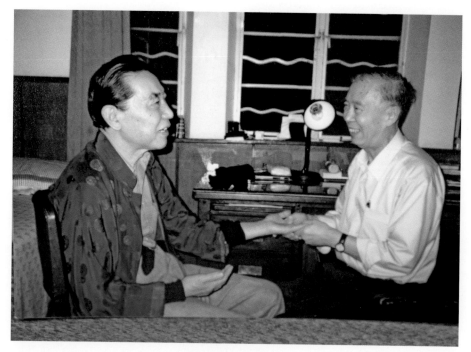

李国衡为傅聪治疗

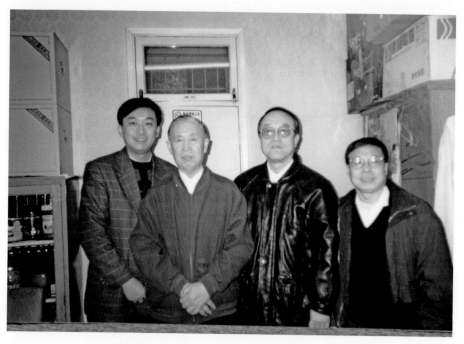

李国衡与丁继华（右二）、单文钵（右一）

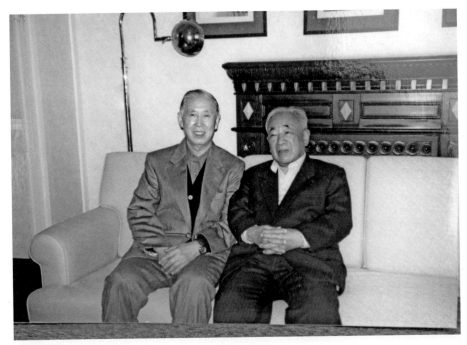

李国衡与卢嘉锡

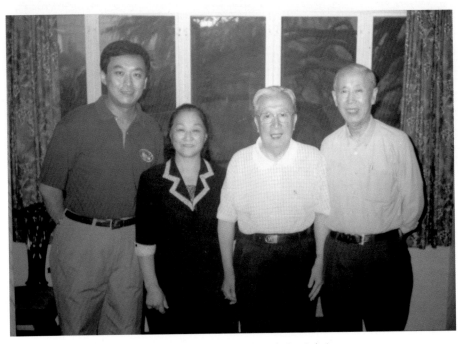

李国衡（右一）与吴阶平夫妇（中）

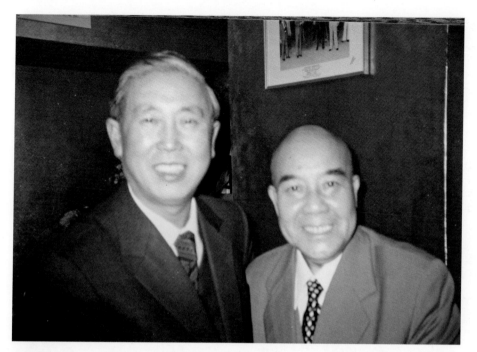

李国衡与袁世海

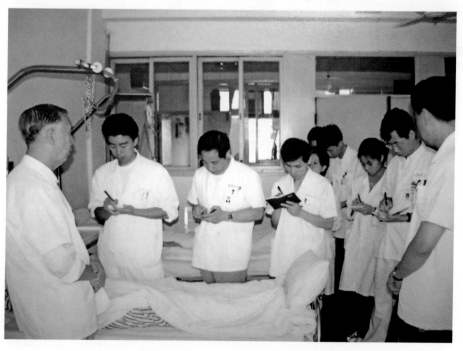

20世纪90年代李国衡在病房查房

妙手回春可回名醫盛世兩悠哉華陀
遺韻千餘載魏老新風殘巨才聞道夫人
亦仁術且容衰朽傍高台共期四化將身
獻為黨為民劍未來

誌謝小詩呈酬

李大夫國衡同志 補壁

一九八三年元月

復旦大學蘇步青

苏步青书赠李国衡条幅

盡其在我，推己及人。

國衡同志。一九八八年初春，書贈

周谷城於北京。

周谷城书赠李国衡条幅

序

2014年7月是我父亲魏氏伤科主要传人李国衡教授诞辰九十周年,为了追思他一生为魏氏伤科学术所做出的贡献,也为了更好地继承发扬魏氏中医骨伤科流派,我汇编了这本《李国衡学术论文集》。

本论文集共收集了李国衡教授论文68篇,涵盖了魏氏伤科治疗骨伤、筋伤、内伤等诸多方面的诊治经验和体会。论文形式有临床报道、论述、治法方药及实验研究,较全面和系统地将李国衡教授的学术观点和治伤经验进行了归纳总结。为方便读者阅读,本论文集首先整理编撰了李国衡教授独立撰写的论文25篇,同时收集了他和他人合作撰写的论文43篇。我希望本论文集能够为广大读者,尤其是中医骨伤科从业人员提供一个渠道,不仅有助于更直观地了解李国衡教授六十年中医骨伤科医疗、教学、科研的成果,也有益于更全面地了解李国衡教授为主要传人的魏氏中医骨伤科辨证用药、手法治疗等方面的学术观点。更重要的是,我希望本论文集能够参与搭建中医骨伤科同道们的一个交流平台,促进广大医师同仁们更深入整理及探讨老一辈中医骨伤科大家的治伤理念和丰富经验,进而推动中医骨伤科整体的发展。与此同时,我也将本论文集作为对我父亲李国衡教授诞辰九十周年的献礼,既是对他毕生奉献魏氏伤科的传承,也表达了我对父亲——李国衡教授的深深敬意和无限的思念!

在本论文集的编撰过程中，承蒙学生薛彬协助，谨致以感谢。因受限于精力和能力，编撰过程中难免存在疏漏，还望诸位同行、读者谅解。若能看到父亲毕生的行医经验能为后来人所用，魏氏伤科得以更好传承发扬，造福更多患者，想必也是对他最好的告慰！

李飞跃

2014 年 6 月 29 日于上海

目　　录

第二部分　治法、方药与特色器械

第三部分　实验研究

传薪续业 继往开来

——记著名伤科专家李国衡教授的一生

山之沉稳隐忍,水之灵动饱满,恰似人之性情胸怀。

我国著名的中医骨伤科专家李国衡(1924—2005 年),于 1924 年 7 月 16 日出生在江苏扬州邗江方巷乡一个农民家庭,因自幼天资聪慧,被父亲送去私塾读书,14 岁抵沪学医,师从上海伤科名家魏指薪。在魏老的悉心教导下,李国衡刻苦耐劳、勤奋好学,又经其本人不断地实践和总结,传薪续业又重阐扬,师宗魏学而不拘泥,继承并发展了魏氏伤科这个中医骨伤科的重要流派。

一

1938 年,14 岁的李国衡经亲戚介绍,来到上海学医,师从上海伤科名家魏氏伤科魏指薪。中医伤科的学徒与其他科别不同,既要能文又要善武,还要学会中药炮制以及将生药做成成药。学非探其花,要自拨其根。在五年时间里,李国衡严于律己,学文习武,并且学习中药炮制以及研粉、制丸,做膏药等中医技术。更难能可贵的是,李国衡勤奋努力,每天早上 5 点起床,跟随魏老到公园习拳练武,锻炼少林拳基本功,寒暑不易,风雨无阻。因为中医需要良好的中文基础,魏老专门延请中文老师给李国衡授课,李国衡自己又抽出时间晚上到邻居、中医内科专家夏仲方先生处学习中医内科基础。他严格的自律和勤奋为他的中医学识打下坚实的基础。同时,其始终如一的刻苦努力,深深地打动了魏老,这也正为这对致力于发扬魏氏伤科疗法的师徒的深厚情谊埋下了一生的伏笔。

魏老性情温和,但是治学严谨。他的 2 个亲戚跟他学医,却无法达到他的要求,终被魏老毫不留情面地打发走了。而对聪明好学、刻苦努力的李国衡,魏老非常赏识,认为其必定前途不可限量。第一年之后,李国衡就正式拜师,五年后满师,又以优异的成绩顺利通过当时卫生部门对中医开业许可证的考核。

但是李国衡并没有就此离开魏老,所谓知恩必图报,是李国衡做人的准则。为了感激老师栽培的一番苦心,他继续留在位于法租界吕班路(现为重庆南路)的魏老诊所,协助魏老诊治病患,每天前来就诊的伤患多达 400 余人,其中 200 人是诊所免费救治的。李国衡尊师如父,魏老也视其为子。随着时间的推移,李国衡与魏家的关系日益密切,魏老也认准李国衡能传承自己的医术衣钵,在魏老的三女儿魏淑云 19 岁之际,李国衡与魏淑云成婚。李国衡和魏老先生也由师徒关系转为翁婿关系,李国衡不仅成了魏老的贤婿,而且成为魏老的一个得力助手。以后,有人问起这段往事,李国衡就说:"饮水要思源,做人不能忘本。我在事业上之所以能有今天的成就,离不开恩师的引导。"同时,贤良淑德的妻子也在背后默默地支持帮助李国衡,这桩美满的婚姻对李国衡继承和发展魏氏伤科这个中医骨伤科的重要流派有重大意义。

二

1955 年,新中国成立不久,31 岁的李国衡跟岳父魏指薪为响应党和人民政府的号召,关闭了私人诊所,来到上海第二医学院附属仁济医院工作。后转至上海市伤科研究所以及瑞金医院工作,致力于科研、教学和医疗,并将中医和西医结合起来,推动了中西医结合工作的开展,也从此进入了更广阔的天地。

悬壶济世,是为医最高的境界,也是兼具医品与德品的李国衡教授的毕生真实写照。

1958 年,李国衡在上海第二医学院附属仁济医院担任伤科主治医师。一天,一家工厂送来一位急诊患者,其腰部被从楼上掉下的一包几百斤的棉纱压伤,造成髋关节前脱位。患者、家属以及同事都焦急地望着他,西医问他是否需要医疗配合,他沉着地说:"不用麻醉,也不要什么药物,只要一块门板!"患者被送至一间大治疗室后,被安置在门板上,李国衡在无麻醉情况下,用魏氏手法对患者进行了一次性复位。在 2 名助手协助下,他采用长短杠杆组合力,对患者的受伤部位先"提",后"摆",再"屈",继之"收",大约只用了短短几分钟,就完成了一次成功复位。此后未上石膏,只用沙袋固定患肢。过了 2 周,患者就能够下地行走了。

这次魏氏伤科无麻醉闭合手法复位治疗轰动了全院上下,初露锋芒的李国衡也引起了上海市卫生局的关注。根据局领导意见,上海市伤科研究所成立了由李国衡等负责的整复关节脱位研究小组。市卫生局向全市各医院发出通知:凡是损伤性关节脱位的患者均送该研究小组治疗。之后,李国衡等又收治了 7 位髋关节脱位患者,全都一次性复位成功。经 1 年以上随访,没有发现 1 例股骨头无菌性坏死现象。李国衡的治疗手法打破了以往需麻醉下复位并做 3 个月石膏固定的治疗常规。当时的上海第二医学院将李国衡的手法复位全过程拍成科教电影,将这一独特技艺加以推广应用。

三

"为患者解除伤痛是我的天职,多治愈一位患者就为自己增加了一份快乐!"总是心系病患的李国衡把自己的身份当做一种责任。当时,伤科患者中工人、农民比较多,李国衡到过上钢一厂、上钢二厂、上海造船厂、上海机床厂等大工厂,下过松江县农村,为广大工人农民服务,精湛的医术受到广泛的信任和好评,医治了无数病患。

行医五十载,他医治了无数患者。在不计其数的患者中,除了无数工人农民,也包括不少知名人士。担任上海市华东医院会诊医师的李国衡,长期为领导干部、知名人士等坐诊,多名党和国家领导人都曾经受惠于他的高超医术。1976 年,国家名誉主席宋庆龄请李国衡为她治疗膝关节肥大性关节炎,经过李国衡的手法治疗、内服外敷用药,本来由人搀扶还无法行走的她,3个月后居然能自己下地行走了。宋庆龄对李国衡的高超医术称赞不已。

"上医医未病之病"。著名文学家巴金发生骨折时也请李国衡为他诊治。李国衡发现他肌张力过高,提出应请神经科来会诊,结果发现为帕金森综合征,由此得到及时诊治。

1977 年全国妇联主席康克清在上海陪同非洲国家领导人几内亚比绍总统夫人南下参观访问时,不慎摔跤造成左手桡骨远端骨折。经李国衡教授诊断为科雷氏骨折,为了不影响康克清的外事计划,他当天用中医夹板固定,并做了手法复位,同时配合中药内服,活血化瘀消肿止痛。为了保证其能够顺利康复,李教授随行进行全程治疗,动静结合,帮助康克清疗伤恢复。康克清不禁惊叹于李国衡手法的神奇功力和立竿见影的效果。

此外,他还为徐向前元帅、罗瑞卿大将等部队领导多次进行会诊。文艺界、体育界人士,如京剧演员李玉茹,体育运动员汪嘉伟、朱建华、姚明等,都曾经是他的患者。无论是社会名人,还是普通老百姓,生命本无贵贱之分,李国衡全部毫无保留地施以高超的医术为患者施治,履行着他的"天职",也获得治病救人的快乐。所谓"医者仁心"也!

四

行医数十载,丰富的经验和深厚的功底造就李国衡成为魏氏中医骨伤科大家。他博学多才,不仅擅长骨折、脱位的整复复位,而且对内伤杂病、腰椎间盘突出、软组织损伤、外伤性关节血肿等多种疑难杂症,都掌握了一套系统而且有效的治疗方法。但是,对他自身而言,在医学领域的探索和学习是永不止步。

在李国衡看来,医术并无门派之分,医治患者并达到最佳疗效才是他所不断追求的。他也将同行们的考验、竞争当做自己学习和进步的动力。他重视中医基础理论,特别是脏腑经络学说对于伤科临证的重要性和指导意义,并善于在用药及手法治疗中的应用。其应用魏氏手法,首重摸诊,摸、望、比相结合,强调与传统四诊望、闻、问、切相参合。摸,就是"轻摸皮,重摸骨,不轻不重摸肌筋"。通过摸诊,判断损伤的类别(伤在骨节还是肌筋);摸清损伤的部位、范围、程度、主次痛点;查明关节与骨骼是否有畸形及功能受限制方向和程度等。其强调摸诊,应先后有序、轻重有节,详细检查后,方予采用合适的治疗手法。

同时,他又从西医学借鉴了有关理论和临床手段、诊疗技术。他汲取了解剖学知识,不但用 X 线摄片作为检查诊断辅助手段,而且还采用 CT 扫描和磁共振等检查手段。

为了减缓患者痛苦,他一方面继续应用魏氏伤科手法,另一方面学习运用西医学有关临床手段进行结合治疗,引入了麻醉下手法推拿等。在手法治疗上,他抓住主痛点、次痛点方面辨证施"法"。他运用辨证法关于矛盾转化的规律,认为痛与不痛是一对矛盾,当主痛点缓解时,次痛点或者原来不明显的痛点就会表现为主痛点。他抓住主痛点,兼顾次痛点,促使矛盾转化。在治疗过程中,他还采用解剖部位图示法,将不同的主痛点在解剖图上标示出来,以利于观察疗程进展、寻找病变规律。

毫无疑问,李国衡对中西医的融合与应用有深刻的认识。可以说,相当程度上,融合的医术范畴是由医者的心思意念所规范的。可喜的是,我们的医学技术能够不断发展,得益于我们身边的仁医们,李国衡教授就是其一。

五

1959 年,李国衡在繁忙的医疗工作之余,整理总结自己的医疗经验,撰写了 23 万余字的专著《伤科常见疾病治疗法》一书,该书由魏老医师亲自审定,以深入浅出、通俗易懂的语言阐述了伤科治疗技术,深受广大读者欢迎,由上海科学技术出版社 3 次再版,仍然供不应求。1984 年由香港医林书局向海外发行,并将此书更名为《跌打损伤疗法》,并远销东南亚海外各地。书中收录了独特疗效的治伤方法和秘方验方,是一本有相当价值的专业参考书。

1982 年,李国衡对业师魏指薪的治伤方法进行研究总结,系统整理编写了《魏指薪治伤手法与导引》,书中充实了魏氏中医骨伤科学的内容,不仅总结了魏老的中医治疗骨伤技术,而且还发展了魏氏骨伤科流派的特色,开拓创新,并加入自己的经验,为后辈学习和研究留下了珍贵的资料。

为了科学地揭示、阐明魏氏伤科手法的作用机制,李国衡带领他的研究生进行了一系列临床和实验研究。20 世纪 80 年代,他指导研究生进行手法治疗损伤后关节周围血肿的机制研究。如针对"肘后血肿"手法治疗,采用同位素示踪观察,阐述了魏氏伤科血肿治疗手法的科学机制。在治疗伤科疾病过程中,他以整体观为主要思路,并根据魏氏伤科学术经验,以早期活血化瘀、中期和血生新、后期固本培元等治疗原则,创新了内服方剂"益气通脉汤"、"和血壮筋汤";外用药物在原有魏氏伤科膏药、软膏、洗方、外用药水等基础上改革剂型,创立了临床有效、用量较大的"蒸敷方"和"外用热敷床"等。

李国衡对魏氏伤科学术思想上的贡献,其一,在于其强调治伤应善于调理气血,固摄脾胃。理气贵在和气,其言"损伤之证,和气至关重要";并对损伤血瘀证予以深入论述，他将"留血"、"瘀血"、"结血"归纳为损伤血瘀的三个不同阶段。"留血"乃新鲜血肿，可行一次手法消散并辅以中药消导；"瘀血"乃陈旧性血肿，需要内外用药，手法治之；"结血"为宿伤瘀滞粘连，可多次手法，配合中药化瘀散结。其固摄脾胃观点则表现在他治伤的全过程中，损伤初期应活血化瘀，健脾理气；损伤中期和营生新，补益脾胃；损伤后期，补益肝肾，同时更需配合和胃调中。其二，李国衡对魏氏治伤学术贡献在于其治伤手法提出辨证施"法"，即强调手法应常法与变法结合，具体手法操作应"点、面、线"结合。他总结的魏氏手法真谛应为辨证施治、准确深透、轻重得宜、刚柔并济。

在繁忙的临床工作中，李国衡还发表了60多篇论文，1959年他已总结了腰椎间盘突出症中医伤科手法治疗并附40例临床疗效总结，发表在上海市伤科研究所编著的《伤科论文汇编》（第二辑），该文为国内中医治疗该病的最早报道之一。他参与的《祖国医学治疗软组织损伤理论探索》课题1981年获卫生部奖励；他负责完成的《魏氏伤科手法的临床应用》1981年获上海市卫生局中医、中西医结合科研成果二等奖；而其与学生共同完成的《魏氏伤科手法治疗肘后血肿的疗效与机制研究》则在1990年获国家中医药管理局中医药技术进步三等奖；李国衡教授还长期担任参与中央首长和省市领导的保健工作，1996年12月因其在为党和国家领导人的治疗保健工作中做出的优异成绩，获得了中央保健委员会嘉奖。

李国衡的中医理论研究，综合了他多年的临床实践经验；著述颇丰，在全国中医骨伤科中颇具影响。对于自己的成就，他非常谦虚地说："我的学术经验主要是从魏氏伤科传统继承发展而来。魏氏伤科声誉甚高，是因为魏氏临证从诊断到治疗、到功能锻炼都有系统而疗效非同一般的方法。"从李教授身上让我们看到，真正的谦恭，是谦逊而慎独，自信而坦荡，厚重而朴实。

六

难能可贵的是，李国衡将其丰富的临床经验运用科研、教学任务上，毫无保留地将自己的医术倾囊相助。他带教了10多位学生（包括硕士研究生），为祖国培养了多位科研、医疗骨干。李国衡教授循循善诱地向他的学生传授魏氏伤科的手法与药物专长，并且还把自己当做患者，体验他的学生施行的手法操作。虽然当时他们是一对一的教学,但他每次都是认认真真地做好每一次备课。李教授的第一个研究生符诗聪就曾回忆"老师门诊诊治患者无论身份高低,都望、闻、问、切,耐心解释,开方的时候还不时鼓励患者,让他们树立战胜疾病的信心,老师对工作更是谨慎有加,兢兢业业。当我完成硕士论文的初稿时,老师字斟句酌,逐字逐句地帮我修改。而对论文的不足之处,老师总是以'如果这样,我认为会更好一些'这样谦和的语气提出看法,使学生茅塞顿开。老师在我眼中就像慈父一般"。李国衡教授不仅教学生业务,更教会了学生应该怎样做人,怎样做一名合格的医生。他就是如此用他几十年兢兢业业做事的学者风范,良德懿行点化着他的学生并影响着周围的人。

李国衡在总结其自身几十年行医经验,他告诫骨伤后学,作为一名中医骨伤科医生要坚持中医特色,有以下几点要特别注意:

1. 手法不能丢　李国衡说:"手法者,诚正骨之首务哉。"手法治疗对于骨折、脱位、软组织损伤甚至内伤都很重要,如果准确施行,不少症状于手法后即可获得一定程度的改善。手法作用在于正骨理筋,引血归经。要应用好手法需勤学苦练,又要善于琢磨和领悟手法要领。临证则应辨证施用手法。

2. 夹缚技能不能丢　手法施行后,再辅以药物和外固定,可加速损伤的修复。骨折及部分筋伤的治疗需要配合夹缚固定,中医夹缚固定物有夹板、沙袋等,现在应用仍行之有效。夹缚固定物材质上可更新,但其软硬配合、动静结合的夹缚理念、技能不能丢。

3. 内服外治、辨证施治不能丢　对伤科治疗内外并治的问题,李国衡认为临证应有所侧重。除有内伤和全身性症状者外,一般多以外治。如作为"纯阳"之体的小儿骨折,绝大多数应着重于外用药治疗,很少用内服药。内治用药固当辨证,同时中医骨伤科还应辨病、辨证相结合,需要指出的是骨伤外治用药也应在辨证指导下选择。

4. 导引功法不能丢　导引是中医骨伤科的重要防治手段,主要为躯体、四肢的主动活动,也可配合呼吸吐纳。其通过四肢及躯体运动可斡旋气机,宣摇百关,疏通凝滞而达内外通调,气运神和,可促进病损尽快恢复。魏氏导引分肢体导引和躯体导引,详尽而完整,可单部位及多部位导引配合,临床骨伤科医生不可忽视。

七

李国衡教授于 2005 年 9 月 16 日因病在上海逝世,享年 81 岁,系瑞金医院终身教授,1991 年获得国务院特殊津贴,1995 年被定为上海市名中医。他曾任上海第二医科大学教授,上海市伤骨科研究所副所长,上海交通大学附属瑞金医院伤科主任、主任医师,中国中医药学会第一届理事,中国中医药学会骨伤科学会副主任委员,中国中医药学会上海分会常务理事兼伤科学会主任委员。美国国际高等医学研究所特给他颁发名誉研究员称号,1990 年李国衡教授并被确定为全国首届继承老中医药专家学术经验指导老师。

李国衡教授医道出自名家传授,并在临床中善于取长补短,既擅长伤科手法,又精于辨证用药。在医疗中不论门诊或病房,均能做到细析病情,辨证施治,疗效确切,受到广大患者爱戴。在教学上培养了多名研究生、进修生、学生。其著述颇丰,使魏氏伤科学术推及全国及海外,不少方药为广大医疗机构所采用。李教授为魏氏伤科学术流派的继承与发展,做出了不懈的努力。

师以德为贵,德以善为先。李国衡教授一生真善为世,虚怀若谷之德,像涓涓流水一样,泽被后世。古人曰:上善若水,厚德载物。李国衡教授待师长,尊师重道知恩图报;待妻子,相敬如宾伉俪情深;待同行,虚怀若谷求同存异;待医术,兢兢业业一丝不苟;待学生,孜孜不倦润物无声;待患者,几十年如一日;点点滴滴的行医济世,这些无不显现出其高尚的个人魅力和道德感召力。

承,承接也;传,传道矣。李国衡教授用自己的一生向我们诠释了传承的真谛,传承不仅仅是一种特定中医技艺的继承与发扬,更是一种传承过程中人文精神的感染与熏陶。而他亦给了我们留下了启迪,去指引我们追随先生的足迹,不断向前。

全国名老中医药专家李国衡工作室

2014 年 6 月 28 日

李国衡对魏氏伤科学术贡献初探

李飞跃　胡劲松　薛　彬

李国衡教授是我国著名中医骨伤科专家,他年轻时求学沪上中医骨伤科名家魏指薪,潜心钻研、勤奋好学,成为我国著名的魏氏中医骨伤科学术流派的主要传人。他在传承魏氏伤科学术的基础上善于整理总结、推陈出新,先后整理出版了《伤科常见疾病治疗法》《魏指薪治伤手法与导引》等伤科专著,全面充实、丰富、发展了魏氏伤科注重整体治疗、内外用药、重视手法与导引的治疗体系,他师宗魏学而不拘泥,注重传统疗法与西医学的结合、融会,兼收并蓄,博采众长,对于魏氏伤科的学术有了创造性发展,真正为魏氏伤科做到了传薪续业,继往开来。在今天纪念李国衡教授诞辰九十周年之际,我们整理回顾其学术思想,初步总结其对于魏氏伤科学术的贡献主要体现在以下这几个方面。

一、李国衡教授对魏氏伤科学术流派理论的贡献

损伤一证,是中医骨伤科最为基础、本质的疾病,对于损伤的认识,是古往今来骨伤科的理论和临床基石,诚如伤寒之于内科杂病的关系。李国衡教授对魏氏伤科气血并重的理论进一步升华,并提出损伤三期调摄脾胃方法。

(一) 气血并重的理论进一步升华

对于损伤的病机,从《内经》以来,虽然有各种不同的见解,但是基本的观点总不外气血两字,如气伤,血伤,气血两伤等,如《杂病源流犀烛》说:“跌扑闪挫,猝然身受,气血俱伤病也。”《正体类要》提出“肢体损于外,气血伤于内”。也有人主张损伤专从血论,如《玉机微义》《医学入门》就持此观点。魏

氏伤科主张气血并重,认为治伤需注重调气理血。李国衡教授对于损伤的气血辨证论治进行了深入阐述。

李国衡教授从损伤血瘀证的诊治入手,对伤科气血理论进一步丰富发展:他提到主要因跌仆坠堕、血离经脉、离经之血停积而为瘀血,瘀血临床表现主要为肿痛。李国衡教授从《诸病源候论》"留血""瘀血""结血"分类出发,按瘀血病理发展进程,对古代前贤瘀血论进行了深入探讨,他提出所谓"留血",多为新鲜血肿,为伤后1～3天,瘀血尚稀释;而"瘀血"则多为陈旧血肿,一般为伤后3天以上,较为黏稠;"结血"又分为瘀血结块:伤后2周以上和瘀血凝固和瘀滞粘连:伤后1个月以上,瘀血与周围组织成纤维粘连。这样的分类结合了现代医学对于瘀血在不同时间内的病理变化,有利于治疗的选择。留血重在止血,减少新的出血发生,中药宜凉血止血,兼顾活血。根据留血所在部位不同,有的可以一次手法消散;瘀血重在活血化瘀,加快血肿消散。血得温则行,中药宜温化为主,可以配合较轻的数次理筋手法、或者热敷等方法;结血则重在消瘀散结,减少粘连机化,改善肢体关节功能,除药物治疗外,可以用多次较重的活动关节类手法(挤压研磨、旋转屈伸)。基于瘀血停留的长久、所在脏腑、部位的不同以及伤者体质强弱、虚实和兼邪的不同,李国衡强调损伤性血瘀的内治用药应特别注意了解患者的虚实、寒热、气机运行、津液运行及瘀血留滞、脏腑损伤情况,这其中:

一是辨虚实:其虚实是指患者体质有虚实,损伤的症状表现亦有虚实不同。虚者,活血化瘀宜和血、活血。和者、调和,用药宜和缓,并兼顾调和肝脾气血,和血多用当归、丹参;实者,活血化瘀宜活血、破血。破,本义为石头开裂,破血药物常用大黄、三棱、莪术、水蛭等品,这些药物活血化瘀的能力更强,因而也更容易伤正气,所以一般适用于体质健壮的患者。

二是辨寒热:李国衡教授认为损伤一症,不仅有虚实,而且也有寒热之分。损伤中常见的热证表现有局部温度升高和自觉发热两种情况,其病机一是血瘀发热,二是阴虚发热,两者一虚一实。血瘀发热者,多见于损伤初期,瘀血内停,郁而化热。和现代创伤性发热类似。治疗需要凉血活血(常用药赤芍、地鳖虫、丹皮等)。阴虚发热,则多见于损伤后期,瘀久耗伤阴液;阴虚阳胜而发热,张秉成在释《仙方活命饮》时说:"肿坚之处,必有伏阳,痰血交凝,定多蕴毒。"这和局部的慢性炎症类似,治疗需要滋阴清热,配合一定的活血药,常用知柏地黄丸加减。至于寒证,表现为局部温度降低和畏寒,也有两种情况,一是兼夹风寒湿邪,局部腠理闭塞,卫气不达所致,治疗应该祛风散寒、温经通络,常用桂枝、附片、草乌、川乌、细辛、苍术等,或魏氏伤科验方黑虎丹;二是气血亏虚,不能温煦肌体所致,治疗应该散伤气、扶正气为主,常用黄芪、党参、当归等,亦可以用十全大补汤或者魏氏伤科的扶气丹加减。

三是辨气运:魏氏伤科理伤主张气血并重,因为气血相依、气机畅达则血脉流通,气机阻塞则血行凝滞。同样,血瘀则气运失常,故活血化瘀应注重理气。理者调理、疏理也。李国衡教授认为活血化瘀配合理气,后者有行气和破气之不同。患者表现虚证为主,宜在活血化瘀的同时配合行气,可用陈皮、绿萼梅、佛手、八月札、香附等。如以实证为主,则宜破气,可用青皮、枳实等。

四是辨湿阻:《金匮要略》云:"血不利则为水。"血瘀不畅,络道阻塞,津液运行不畅,聚而成湿成痰,同时水湿内蕴,阻滞经络,也易血脉涩滞而为血瘀,《灵枢·决气》篇曰:"谷入气满,淖泽注于骨,骨属曲伸;泻泽,补益脑髓,皮肤润泽。"骨与关节功能正常还需依靠全身水气津液输布正常,血瘀情况下可并见湿阻痰凝。故治疗损伤在活血化瘀的同时应注重健脾化湿、行津液,李国衡依苔、脉、胸腹胀闷、大便溏薄与否,加用白术、茯苓、白扁豆、米仁、焦楂曲、谷麦芽、鸡内金等。

五是辨脏腑:损伤后脏腑功能的失调,一般是属于损伤内证,对此李国衡教授强调要辨脏腑,根据血瘀留滞脏腑不同辨证施治。如瘀血留肝,主要表现为胁下作痛,可用柴胡、郁金、八月札等;如出现脑髓震伤、脑神失守,可用琥珀、磁石、青龙齿、茯神、远志、石菖蒲等;如伤及胸胁、痰瘀交阻,则宜顺气化痰,可用橘络、瓜蒌、旋覆花等;如伤后腰部受损、瘀血不散、腰腹胀痛,腑气不通,则宜通腑导下,可用川军、芒硝、枳实等;若素体虚弱,或瘀化未尽,元气不足,则宜益气化瘀,可加用黄芪、党参、孩儿参、白术、升麻等。

(二)损伤三期调摄脾胃

脾胃为后天之本。李中梓认为:"(脾胃)犹兵家之饷道也。饷道一绝,万众立散;胃气一败,百药难施。一有此身,必资谷气。谷入于胃,洒呈于五脏而血生,而人资之以为生者也。故曰:后天之本在脾。"在生理状态如此,在病理状态下,脾胃功能同样重要。张璐《名医方论》云:"盖人之一身,以胃气为本,胃气旺则五脏受荫,胃气伤则百病丛生……无论寒热补泻,先培中土,使药气四达,则周身之机运流通,水谷之精微敷布,何患其药之不效哉?"李国衡教授认为百病皆生于气血失调,伤科尤其如此,而脾胃为气血生化之源,只有脾胃健运,气血充足,五脏得养,病情才能好转,而且,所有的内服药必须通过脾胃吸收并输布之后才能发挥其疗效,所以保持脾胃健运是治疗的基础、前提,时时顾护胃气是伤科内治法的一大原则,胃气已伤则调之,未伤则护之。

中医伤科对于损伤一般是强调三期分治,李国衡教授则认为无论在损伤的早中晚期,都要注重调理脾胃,但是每个时期,疾病的病机不同,调理脾胃的侧重点也不同,把损伤的三期分治与调理脾胃结合,提出了早中晚期损伤治疗时需注意调摄脾胃观点。他认为损伤早期:活血化瘀,健脾理气;损伤中期:和营生新,补益脾胃;损伤后期:补益肝肾,和胃调中。损伤初期活血化瘀,调治脾胃重在健脾理气,方用二陈汤、四君子汤、平胃散等,意在健脾土复运,胃气得和,气血运行复原;损伤中期和营生新,调治脾胃重在补脾益胃,方用归脾汤、参苓白术散等,意在使脾胃生化得健,筋骨得以濡养;损伤后期补益肝肾,调治脾胃重在和胃调中,方用保和丸、六君子汤、香砂六君子汤等,意在使脾胃之气得养,运化有常,水谷精气不断充养肾中精气,促进损伤恢复,同时用以矫正滋肾药物滋腻之性。

二、李国衡教授对魏氏伤科治伤手法的贡献

1. 对魏氏软伤手法进行系统化整理归纳　整理魏氏伤科损伤手法有单式手法 16 种、复式手法 18 种,且在具体手法的操作中,对每种手法的要求也予细化。比如推法,分为平推、侧推、顺推、倒推。平推较轻,侧推较重,顺推为补,逆推为泻。对操作要领提出需用力踏实,并对推法用途提出主要用于放射性疼痛和长形肌肉痉挛疼痛,或者作为强刺激手法之前的诱导手法或者之后的缓和手法。他并提出在实施手法时因不同的肌肉解剖特点,手法操作有别:短阔肌如腰方肌、横突间肌、髂肋肌等应用点、拿、揉法等;长形肌如骶棘肌、背部筋膜、髂胫束等则要采用推法、抖法;扇形肌如臀大肌、臀小肌、髂腰筋膜等多应用按摩搓揉等手法。

2. 制订了基本的手法操作流程　对魏氏伤科治伤手法按人体部位为主进行了成套手法规范编定,如腰部的四步手法、督脉经手法等。再根据不同

疾病,结合复式手法,形成具体治疗手法。每个疾病具体治疗手法多体现注重局部、整体,兼顾上下左右,颇具特色。

3. 提出手法治疗应辨证施"法" 李国衡教授在临床实践中,强调手法应用应辨证施"法"。其中首先应常法与变法结合,即根据不同疾病及疾病的不同阶段以及不同患者,手法治疗应常规手法与加减手法配合。手法治疗强调针对性,比如李国衡教授治疗腰部劳损的手法,以四步手法为基础,针对腰肌劳损,多使用和腰法,以使腰肌放松;而对腰背部筋膜劳损者,则配合应用"对拉法"解除粘连,恢复腰背上下左右平衡;如腰臀部筋膜劳损者,则着重臀腿部位的痛点按揉,以解除粘连痉挛;棘上棘间韧带劳损者,加强痛点点揉并加用屈髋压膝法,使棘上棘间韧带充分伸展;骶腰韧带劳损,多加用站立位和腰法及转腰法。总之,具体手法应用应知常达变,因人、因病而异,选择合适治疗手法。

4. 具体手法操作"点、线、面"结合 李国衡教授在《魏指薪治伤手法与导引》一书中明确提出治伤手法操作要诀应"点、线、面"结合。这是对魏氏伤科手法操作要求的形象概括。其既重点突出,又兼顾整体,突出了魏氏伤科软伤治疗手法的特点。

所谓的"点"指压痛反应点。这些"点"可能在经络穴位中,也可能存在于某一关节或韧带等解剖病变部位。临诊李国衡教授强调注重主要压痛点的手法处理。如神经根型颈椎病,患者常述颈项僵沉、臂痛、乏力或手部麻木、酸胀或眩晕等症状。医者根据其患者所述,检查时重点在颈项及肩背部仔细寻找压痛点(如前斜角、胸锁乳突肌起、止点、冈上、下肌及肩胛提肌、棘上或棘突旁,颈椎横突前结节等处压痛)。治疗上主要通过点、按等强刺激手法消除压痛点。针对"点"的治疗重在"消"。

"线"主要指经络的循行路线。在临床上李国衡教授提出手法操作注意线的操作,是魏氏手法循经治疗特色的发展。其突出之处是重在疏通经络、平衡阴阳。临床多以推、抖手法操作。既要求手法流畅通达、衔接顺畅,更强调手法有轻有重,有缓有急,层次分明,重点突出。所以"线"上的手法的治疗重在"通"。

"面"是指某一病变部位区域而言。在对伤病治疗过程中仅对某点某线的治疗仍然不够,应对病变或痛点所处区域较大面积的肌肉、筋膜、肌间隙等软组织进行手法治疗。在临床上,检查到某一明显的压痛点,在其周围的软组织也可能相应受累,如出血、水肿变性、粘连使之产生不同程度的痉挛和疼痛。就其解剖结构上讲,肌肉、肌纤维,或肌肉的起、止点在某一点受损,可以反射性地引起同一组织的其他部位痉挛和疼痛。如果这些部位的肌肉、筋膜得不到松弛,经络阻塞,而对其压痛点的消除也势必受到影响,所以"面"上的手法临床多应用按、摩、搓等手法,其治疗重在"松"。

5. 强调手法要准确深透、轻重得宜、刚柔并济、兼顾整体 李国衡教授强调手法应达到柔和、深透、平衡的效果,要达到上述效果既要有所谓的功夫,即魏氏秘诀中所指出:"手触于外,测知其内。法随病至,细析症状。心灵手巧,全赖功夫。"其一是在临床上对手法技能要积累经验,熟练掌握;其二是要锻炼基本功。有了这两点,手臂即能灵活有力,感应敏锐,施法时部位准确,深达病所,恰到好处。他要求魏氏伤科医生应当能文善武,这样手指才能有控制力,有感应力,既要使损伤恢复,又不致产生新的损伤。手法实施力求稳、妥、准。稳,伤情判断明确;妥,手法估计妥切;准,手法操作准确、迅速、到位。

三、李国衡教授对魏氏伤科方药的贡献

魏氏伤科有数十种伤科秘方,多数是治疗损伤的。随着社会的变迁,中医伤科的疾病谱也显著改变,损伤所占的比重大为下降,而一些老年性、退变性疾病日渐增多,比如颈椎病、骨质疏松、退行性骨关节病等。李国衡教授针对现代临床的一些常见病,在魏氏伤科的基础上,制订了一些行之有效的方剂。

(一) 内服药

1. 益气通脉汤 生黄芪、孩儿参、白芍、川芎、枸杞子、女贞子、桑椹子、稆豆衣、制首乌、杭甘菊、炮山甲、毛冬青。

主治:气血不足,肾虚肝旺以致头晕目眩,恶心呕吐等症。眩晕、恶心为临床常见病症,中医辨证责之虚、痰、火单独为病或夹杂致病,本病临床多见气血不足,肝肾亏损,复因劳损瘀滞或感受外邪,针对此类患者,本方以参、芪、白芍养血,配合川芎使补血而不滞,方中稆豆衣兼具益肾平肝止眩之功。枸杞子、女贞子、桑椹子、首乌补肾固本。毛冬青功效活血通脉,和穿山甲合

用通经贯络。

2. 和血壮筋汤　当归、生地、白芍、党参、川断、首乌、楮实子、千年健、牛膝。

主治：各种损伤后期，下肢肌肉萎缩，关节不利，酸楚无力，腰膝退变，酸痛乏力等症。本方以当归、地黄、白芍补血活血，党参益气健脾，川断、首乌、楮实子、五加皮、千年健滋肾强筋，牛膝引药下行，亦兼活血化瘀、滋肾强筋合为一身。全方功效调补脾肾、和血壮筋。

3. 健脾滋肾汤　黄芪、党参、白术、茯苓、黄精、杜仲、川断、楮实子、枸杞子、女贞子、千年健、生牡蛎。

4. 健骨颗粒　党参、白术、仙灵脾、鹿含草、楮实子、鹿角粉。

两方主要补益脾肾，多用于治疗"骨痿、骨痹"。李国衡教授认为该病类似于现代医学骨质疏松症，其病机肾虚为本，伴有脾虚、肝郁肝虚和血虚。重点在脾肾两脏，关键是虚损。传统中医没有骨质疏松的病名，一般是根据其临床表现如全身或者腰背酸痛，驼背、易骨折等，将其归属于中医的"骨痿""骨痹"或者"腰痛"等范畴。肾为先天之本，肾主骨生髓，骨的生长发育，骨质的坚强程度与肾有极为密切的关系。随着人体衰老，肾气日渐亏虚，导致骨髓化源不足，不能营养骨骼，骨失所养，骨矿含量下降，引起骨质疏松，筋骨痿软无力。而脾与肾相互为用，先后天相互滋生，脾虚则生化乏源，不能运化水谷精微以充养肾精，以致肾失所养，引起骨质疏松。这两点是引起骨质疏松的主要原因，所以说重点在脾肾两脏。治疗上宜健脾补肾为主，但是在骨质疏松的病机中，血瘀也占有重要的地位。肾的元气不足，会导致无力推动血行，以致形成血瘀为患，如果肾阳不足，则不能温养血脉，导致寒凝血瘀，同时脾虚引起生化不足则气血亏虚，以致脉道不充，同样可以引起血瘀不行。而血瘀必然导致骨骼营养障碍，骨失所养，加重骨质疏松的程度。从现代医学的角度看，骨质疏松症的疼痛是由于细微骨折引起的，这正符合中医血瘀的理论。除了血瘀，李国衡教授还认为肝郁和肝血虚也是骨质疏松症病机的重要环节。肝主疏泄，肝郁则气机郁滞，进而导致血行不畅。肝藏血，血主濡之，肝血虚则不能濡养骨骼，导致骨质疏松。绝经期妇女常见肝郁或者肝血虚证，这也是骨质疏松症多发于绝经后的原因。所以在骨质疏松症中，脾肾虚是本，血瘀是标，肝郁、肝血虚也是病机的重要部分。

　　基于以上对于骨质疏松症病机的认识,李国衡教授对于本病的治疗原则是补益脾肾为主,根据临床表现,分阴虚、阳虚、血瘀、血虚、肝郁进行加减。常用方剂:黄芪、白术、党参、茯苓、黄精、杜仲、川断、枸杞子、女贞子、楮实子、千年健、生牡蛎。加减用药:疼痛明显,加元胡、鹿衔草、合欢皮;阳虚加仙茅、仙灵脾、鹿角、巴戟天;阴虚加生地、石斛、知母;肝郁胁痛加柴胡、郁金、八月札;血瘀加当归、赤芍、桃仁、五灵脂、蒲黄;血虚加生地、当归、白芍、何首乌。

　　健脾滋肾汤方中药物主要是两组,一组是黄芪、白术、党参、茯苓、黄精,健脾益气,培补后天,一组是杜仲、川断、枸杞子、女贞子、楮实子、千年健补肾壮骨,培补先天。两组药物合用,先后天通调,使骨得所养,能有效地防治骨质疏松症。其中楮实子、千年健是李国衡教授治疗骨质疏松症的药对,千年健,苦,辛,温,归肝肾二经,能滋肾强筋,楮实子,甘,寒,入肝肾经,《药性通考》云能益气力、壮筋骨、助腰膝。两药合用,药力倍增。而牡蛎则是富含钙质,能提供钙源,是结合现代医学的用法。健骨颗粒药物组成同样是分为健脾益气和补肾壮骨两组,只是用药有所不同,也是因为剂型改革的需要,进行了精简,从两者的对比中,也能看出李国衡教授的辨证论证思想的统一。

5. 扶正逐痹汤　　党参、怀山药、紫丹参、制首乌、白扁豆、川芎、苍白术、制狗脊、炙地鳖、云茯苓、全当归、稀莶草、左秦艽、桂枝、制草乌、寻骨风、金雀根、鹿衔草、威灵仙、炙甘草、大枣。

　　全方共奏益气活血,健脾化湿祛风止痛之功效。上方加减用药:寒湿较重者,桂枝改用肉桂,酌加炒薏苡仁、藿香、厚朴、蚕砂、汉防己、胆南星等;风寒邪盛者,酌加海风藤、白花蛇、乌梢蛇、木瓜、千年健等;筋络牵制疼痛者,酌加伸筋草、透骨草、炒桑枝等。

(二) 外用药

　　蒸敷方是李国衡教授对于魏氏伤科外用药剂型方面的一个创新。是魏氏伤科现在临床应用最为广泛的外用制剂,魏氏伤科的外用药很多,特别是洗方共有13种之多,但是外用洗方有不足之处,例如,躯干部位使用不方便,冬天药水易冷,热敷的时间短,不够深透。而魏氏伤科还有两种熨药,是药粉炒热后,装入预置的一个布袋内,放在患处热熨。

　　李国衡教授借鉴这两种外用方法,扬长避短,创立了蒸敷方,其组成是:全当归、川桂枝、川红花、扦扦活、五加皮、路路通、虎杖根、络石藤、川羌活。

上药共研为细末,装入布袋中,袋口缝合,将药袋用水淋湿后置于锅内隔水蒸热,热敷患处。其功效活血,祛风,通络,逐痹,止痛。对于跌打损伤后期,局部疼痛、风寒湿痹阻络而致骨与关节疼痛以及颈腰椎退变及椎间盘病变引起的疼痛酸麻等症都有较好的疗效,李国衡教授认为湿热敷胜于干热敷,药力借助水蒸气透皮而入,热敷能使肌肉松弛,血管扩张,促进血液循环。皮肤是人体最大的器官,除有抵御外邪侵袭的保护作用外,还有分泌、吸收、渗透、排泄、感觉等多种功能。蒸敷方法就是利用皮肤这一生理特性,使药物通过皮肤表层吸收,角质层渗透和真皮层转运进入血液循环而发挥药效。皮肤的吸收渗透与湿度有关,药汽的湿度正好增强吸收渗透的效果。药汽的温热刺激使皮肤温度升高,皮肤毛细血管扩张,促进血液及淋巴液的循环,促进新陈代谢,使周围组织营养得以改善,药汽的温热刺激还使毛孔开放,全身出汗,让体内"邪毒"随汗排出体外,既扶元固本又消除疲劳,给人以舒畅之感;同时又能刺激皮肤的末梢神经感受,通过神经系统形成新的反射,从而破坏了原有的病理反射联系,达到治愈疾病的目的。

第一部分　临床报道

中医伤科治疗髌骨骨折的初步观察

髌骨骨折之原因与诊断

祖国医学文献上对本病的记载:"髌骨"亦称"膝盖骨",在最早一本的籍典著作《黄帝内经·经脉篇》中就有"下膝髌中"的记载,及至清代《医宗金鉴·正骨心法要旨》中所述更详,内云:膝盖骨即连骸,亦名髌骨,形圆而扁,复于楗骺上下两骨之端,内面有筋连属,其筋上过大腿至于两胁,下过骱骨至于足背。

发生髌骨骨折之原因,大多在跌扑时膝部跪下或膝部着地,髌骨直接与坚硬的地面撞击而引起,由于受到的重力有强弱,而髌骨损伤程度亦有轻重不同,在临床上常见的约有以下三类。

1. 横断成几片(较为少见)。

2. 横断成2片,重者2片上下分离,轻者虽断而未分离。

3. 边缘断落一小片。

三类以第二类在临床上最为多见,本文介绍5例,亦系横断成2片而未完全移位者。

当髌骨发生骨折时,膝部有明显肿胀疼痛,骨折处尤甚,甚至青紫,步履困难,骨折处拒按作痛;2片分离者,中间可摸到一条断沟;断碎者,可摸到骨碎显著的摩擦声音,膝部不能完全伸直,很多同时发生骺扭,膝部上而出现半月形肿胀的畸形。

治疗方法

在明代的《疡医准绳》中云：凡膝盖骨折用手按捺进平正后敷贴，桑白皮夹缚作四截缚之，其膝盖骨跌锉开者，可用竹箍箍定，敷药夹定，要4截缚之，膝盖不开也，若肿痛，须用针刀去血却敷贴用夹。清代的《伤科补要》中云：若膝盖骨破2片者，用丝弦藤作箍，布条缚之，生线4根如抱膝图法。

由此可见治疗髌骨骨折的用具方面在元代已有运用竹箍固定，至清代《医宗金鉴正骨心法要旨》中并将竹箍绘成图，定名"抱膝器"，《伤科补要》把竹圈又进一步改制成藤圈，更为柔软适用，这个用具迄今仍为伤科用于治疗髌骨骨折的良好器具。

为了取材便利，也可用绷带布制成大小不同的圆形圈，用4根绳脚包扎的方法来做髌骨固定。

《疡医准绳》所述用桑白皮4根分截包扎，这与近代陆清帆所述4根带固定包扎法有共同之处，由于此法便利实用，因此在临床上多用此法来做髌骨固定。

综合上述，祖国医学对于髌骨骨折的认识，是非常全面的，它包括有解剖、敷贴、器具包扎术等多方面的治疗经验，很多年来为广大人民解除了痛苦。

治疗髌骨骨折应分几个要点：

1. 术前准备必用的器具与药物　硬质木板1块；布带4根（可用较阔绷带折拢）；碎骨丹敷料1张。

2. 术前应注意的问题　前面说过髌骨骨折，尤其是横断未全分离的骨折常与膝关节骱扭同时发生，因此施行手法前首先要望膝骱上部有否半月形肿胀隆起，若有则必须将此肿胀揿散，亦即是将骱扭复位，而后进行髌骨固定包扎术（本文介绍5例内有3例均伴有骱扭）。

揿散肿胀方法：以手按揿肿处，一手握住患腿踝部，先将腿拔直而后再上屈，听有散开"阔"的响声，其半月形肿胀随即消散，原来不能伸直的膝部即可伸直，此点在治疗髌骨骨折前必须注意。

3. 固定包扎术的过程　将患腿伸直并抬高在膝部肌肉放松下进行下列步骤包扎。

（1）将骨并拢，外敷碎骨丹，下用硬质木板衬托，垫以棉花，目的不使膝部弯曲。

（2）布带4根，先用2根双头放于膝骨两侧边缘，而后再扎上下2根，上根扎时将髌骨尽力下移，下根扎时将髌骨尽力上推，使离开骨连合揽，而后将两侧布带双头套进抽紧结扎，结扎完毕后再检查髌骨是否扎在带内，以防扎歪。

（3）结扎妥善后，再用绷带包扎，先从髌骨缝正中绕3圈而后再上下包全。

（4）膝部完全包妥后，可用绷带一条兜住足底，嘱患者用手拉紧，即可下床行走。

以上是髌骨骨折固定的过程，药物方面，除外敷碎骨丹外，并须配合内服药物。

外用药物，在骨折初期是隔天更换1次，换药时仍须如前法包扎，并要随时注意骨折的位置是否良好，加以矫正。1周后可隔2天换药1次。2周后可隔5～7天换药1次至骨折愈合后，改用中药熏洗，并开始活动练习，以使功能恢复。

内服药物，在骨折初期肿胀疼痛，烦躁不安，可给予长骨活血，止痛安神方剂，口服1剂。以后症状稳定，则内服骨科丹早晚各1包，饭前服下，使促进骨折愈合。

在治疗过程中，骨折严重者除大小便外，一般不宜多走，以防影响骨折生长及下腿肿胀。

典型病例

本院从1958年11月14日至1959年2月3日，共治疗5例髌骨骨折，经过情况如下：

【例1】 李某某，男，54岁，工人。门诊号2394967，住院号13190，X线摄片号39613。

主诉：1958年11月14日下午，因行走不慎跌倒于地，当时右膝着地，上身倾倒，感右膝疼痛，不能起立，当天来院急诊。

经临床诊断及X线摄片检查，证明为右侧髌骨横形粉碎骨折但未分离。

治疗过程：伤后4天中首由骨科治疗，于4天后转为伤科治疗即为外敷碎骨丹用 4 根带子结扎后立即离开床榻下地行走,并按照上述方法外,用内服药物,1 个月后,骨折完全愈合随即去除夹板,开始用中药熏洗,并做伸屈活动,再经 10 天时间(即伤后 40 天)膝部弯曲功能渐见恢复并结束治疗,恢复工作。

附注:转伤科治疗后,仅住院 4 天,以后治疗均在门诊进行。

【例 2】 胡某某,女,50 岁,保姆。门诊号 242783,住院号 13713,X 线摄片号 40468。

主诉:于 1958 年 11 月 30 日上午走路不慎跌地,全身扑于地上,但以左膝先落地(地面为高低不平的石头),当时左膝感疼痛剧烈,不能活动而来本院急诊。

经临床诊断及 X 线摄片检查,证明为左侧髌骨横形粉碎骨折,骨未分离但伴有骱扭,膝上部呈半月形肿胀。

治疗过程:入院第 2 天即由伤科治疗,先将骱位做伸屈复位,半月形肿胀随即消失,然后外敷碎骨丹并包扎,患者立即能下床行走。第 9 天即出院,以后之治疗都在门诊进行。

内服药与外用药均同上例,至第 3 周时曾为其摄片复查,即见新骨生长。1 个月后去除夹板与结扎,开始用中药熏洗,并做伸屈活动。45 天后结束治疗恢复劳动。

小结

髌骨骨折在伤科临床上是比较常见的外伤,仅在最近 3 个月内治疗了 5 个病例,疗效都良好。小结以上 5 病例的治疗过程,我们有下列的几点体会。

1. 本疗法可缩短住院日程,甚至不住院在门诊亦可治疗,患者感到方便。

2. 中医治疗,药物与夹板固定同时并进,显著地缩短了疗程(本文所介绍的第 1 例、第 2 例经过 1 个月治疗骨即愈合),可以早日恢复劳动。

3. 中医中药治疗髌骨骨折,可减轻对骨折愈合后所引起的关节硬化,一般在去除夹板 10 天后即可弯曲至 90° 以上。

4. 骨折同时骱扭所引起的膝上半月形肿胀,在中医治疗上甚为重视,这是治疗髌骨骨折的注意点。

附方

1. 长骨活血止痛安神方 川断炭 9 克,鲜生地 15 克,乳没炭(各)6 克,骨碎补 6 克,杭白芍 9 克,硃茯神 12 克,自然铜 6 克,西当归 9 克,炒枣仁 9 克。

作煎剂:每天 1 帖,于骨折初期 3～4 天内服。

2. 内服骨科丹 在煎剂停止后服用此药。

功效:止痛疼活血络,坚长骨通髓道,行经络补气血,安神定魄。

服法:每服 2～3 分,冷开水送下。

3. 外用碎骨丹 从骨折初期用至愈合。

功效:活血止疼痛长骨。

4. 外用舒筋活血洗方 伸筋草 9 克,兔儿酸 6 克,海桐皮 9 克,左秦艽 9 克,大独活 9 克,大当归 9 克,山钩钩 9 克,川红花 6 克,乳没药(各)6 克。

煎水温洗患处每天 2～3 次,每次 20～30 分钟,此方专治关节伤后血络不活酸痛等症状。(碎骨丹去除后用此洗方)

5. 外用活络药水,与舒筋活血洗方同时搽擦

功效:舒筋活血止痛,祛风活络壮筋。

用法:先将患处,用热水洗透,使毛窍开放,再搽药水到患处,用手心由轻而重搽揉能使药力直达病所,每逢饭后搽 1 次。

6. 外用舒活膏 如皮肤不佳以药膏代替活络药水外搽直至功能恢复。

功效:温散血瘀,通络止疼痛,润皮肤消肿胀,活筋络行经脉,透毛窍散滞血等症。

用法:先用舒筋活血洗方洗患处,毛窍开放后再用药膏,置在手心搽在患处,由轻而重将药搽干,每逢饭后搽 1 次。

(原刊于《上医学报》1959 年第 5 期,第 389－392 页)

中医伤科对"胸骨骨折"治疗的探讨

"胸骨"在古代医学文献《黄帝内经》骨度篇称为䯄骭骨,它是胸前众骨的统称(包括肋骨在内),后来医学逐步地发展,骨度名位又得到了各家新的注解,宋代的《圣济总录》中对"胸骨"即有单独的名称记载,并云"男子此骨大者好勇",此骨即为胸骨。清《医宗金鉴·正骨心法要旨》亦有胸骨即䯄骭骨的记载,并有附图,图中胸骨也是位居胸之中央,胸骨下端称为鸠尾。

近人谢利恒氏所著之《中国医学大辞典》中对胸骨记载颇详,内云:"胸骨是由3块连合为一,位于身体前部中央,两侧与肋骨相连,构成体腔,包藏脏腑,男子此骨大者好勇。"

综合上述,胸骨即系胸前中央之骨,它与现代解剖学上所指的胸骨一样,后者可能根据前者译名而来。

诊断与治疗

胸骨骨折的诊断,除了依靠四诊外,并须采用伤科八法中的"摸法"再结合现代的科学工具 X 线摄片来进行检查,确定伤损情况。

《医宗金鉴·正骨心法要旨》云:"凡胸骨被物从前面撞打跌仆者重,从后面撞仆者轻。""若内血瘀聚肿痛,伛偻难仰。""有受伤日久,胸骨高起,肌肉瘦削,内有邪热瘀血,痞气膨闷,睛蓝体倦,痰喘咳嗽者。""若伤重者,内干胸中,必通心肺两脏,其人气乱昏迷,闭目,呕吐血水,呃逆战栗者,则危在旦夕,不可医治矣。"根据文献记载结合临床经验,我们对胸骨受伤,在诊断上必须注意下列的几个方面。

1. 受伤时是从前面遭受撞跌,还是从后面遭受撞跌。前面直接者重,后面间接者轻,根据我们经验以前面直接撞伤者受伤也有轻重不同。

2. 受伤后若内有血瘀凝聚,常发生肿痛并有伛偻难仰现象。

3. 若受伤日久不进行治疗,会导致痞气膨闷,睛蓝体倦,痰喘咳嗽等症状发生。初伤伴有喘嗽,多系外伤引起内伤。

4. 胸骨严重受伤者,同时也会导致内伤,因胸部通心肺两脏,最易波及。若至气乱昏迷,闭目,呕吐血水,呃逆战栗征象发现,则难以治疗。

在治疗方面应根据症状轻重进行分类,一般区分为下列两种来施法用药。

1. 骨折而无移位情况者,伴有轻度内伤症状者。

2. 前者其临床症状是胸骨部疼痛,局部有轻度不明显肿胀,能做缓慢行动,胸闷不畅,咳嗽时痛剧。骨折而有移位,局部高凸或低凹伴有严重内伤症状者。

后者症状较前者为重,疼痛尖锐,局部肿胀明显,不能行动,胸闷气急,神志欠清,咳呛带血。

前者完全用药物治疗,后者除药物治疗外,并须用手法进行正骨。

(一) 手法治疗

《疡医准绳》:"凡胸前跌出骨不得入,令患者靠实处,医者以两脚踏患者两脚,以手从胁下过背外相叉托住患者后背,以手于其肩举起其胸脯,其骨自入。"

上面是胸骨骨折凸出的古代之复位手法,迄今仍有用于临床之价值,另外我们目前对于胸骨骨折,根据民间传授也常用下列方法进行处理:

先使患者仰卧床上(最好是硬板床),骨向外凸者,宜助手 2 人,1 人按定患者腋窝,另 1 人按定其两胯骨(即骨盆),医者用手徐徐推捺胸骨伤处,使骨平复合拢;骨向内陷者,脊梁骨下横垫棉枕,使胸部挺起,再采用两手捧住患者两肋,连续按揪使骨复位而后用药。

(二) 药物应用

胸骨位居胸前中央,内近五脏,一旦受损必有内伤,血瘀凝聚,气阻胸闷,内外疼痛,痰喘咳嗽,应"审轻重,察虚实,实者下之,既下仍痛,再补而行之",在治疗骨折的同时应对内伤症状加以适当用药处理。

1. 内服药物

(1) 续骨活血汤 川断炭 9 克,落得打 6 克,地鳖虫 3 克,骨碎补 6 克,鲜生地 12 克,杭白芍 9 克,自然铜 6 克,当归尾 9 克,乳没炭(各)6 克。

功用:长骨,活血,祛瘀,止痛。

服法:每天 1 剂。作煎剂。

加减:胸闷气逆者加:枳壳 4.5 克,桔络 6 克,佛手片 3 克;心神恍惚者加:茯神 12 克,枣仁 9 克。疼痛严重者加:参三七 3 克(或 4 分研末吞)。痰喘咳嗽者加:炙杷叶 9 克,杏仁 9 克,象贝 6 克,桔梗 4.5 克。吐血者加:藕节炭 9 克,茜草灰 4.5 克,参三七 3 克。便秘:加大黄 3 克,火麻仁 9 克。头昏:加杭菊 9 克,川芎 6 克。

(2)黎洞丸

功用:治跌打损伤,瘀血奔心,昏晕不省,及一切无名肿毒。

服法:每次半丸至 1 丸,每天 1~2 次,孕妇忌服,开水或温酒化服。

(3)骨科丹(片剂)

功用:长骨、止痛、补髓。

服法:每次 2 片,每天 2~3 次,开水送下。

2. 外用药物

(1)碎骨丹(软膏)

功用:长骨,活血,止痛。

用法:制成软膏摊于纸或布上,敷于患处,每天或隔天更换 1 次,新鲜骨折,均用此药。

(2)骨科膏(膏药)

功用:长骨,活血,止痛。

用法:在骨折大部生长后,进入休养阶段再用此膏,因其作用持久,每隔 7~10 天更换 1 次。

病程中护理

较重之胸骨骨折,在手法正骨后,即为外敷药物,不须夹板,包扎时亦不宜过紧,否则要引起胸闷呼吸不畅现象。为求呼吸顺畅,应使患者仰倚(不可过高)而卧,避免下床,防止大动。2 周后可以在床上起坐活动,4 周后可以下床行动。轻者,初期即可伛偻而行,但亦宜仰卧休养 2 周。

典型病例

【例1】 黄某某,男,33岁,钢铁工人。于1959年2月21日来院急诊。门诊号285080,X线摄片号45324。

主诉:上午9时左右,搬运锅炉操作时不慎,被塌车柄击伤胸壁,当时昏厥不省人事,曾经某医院急救,于下午3时许来我院急诊。患者来院时神志仍处于半昏迷状态,感胸闷及胸部疼痛甚剧犹如胸廓裂开,四肢不能动弹,头不能转侧,当时曾经西医作局部胶布固定及内服止痛药。

伤后第3天转由伤科诊治,当时患者胸部疼痛如前,精神疲倦,厌讲话,不思饮食,头痛头昏。

检查:胸部无明显畸形,胸骨处明显拒按作痛,并有中度肿胀,曾行摄片诊断为"胸骨下段骨折",无明显移位。

治疗过程:当即为外敷碎骨丹,内服续骨活血汤,并根据临床所产生不同症状,进行加减,用药后第2天疼痛即显著减轻,神志完全清晰,但胃纳不香,睡眠不安,小便赤热,大便秘结。继续前方加减,至第9天开始大便,量少而干燥呈柏油状黑色,此瘀血下矣,诸症也减退。伤后15天能起坐饮食,胸部仍有微痛,咳嗽痰吐有时夹有血丝,大便仍有黑色。25天大便正常,自觉症状消失,并能下床行动,除咳呛仍有微痛外无其他任何不适,遂改用骨科膏及骨科丹。至4月10日摄片复查骨质已新生,症状已无,结束治疗,返乡休养。

【例2】 王某某,男,33岁,运输工人。1959年3月8日来院急诊。门诊号285080,X线摄片号24238。

主诉:清晨3时许,身后被一辆汽车撞击,前胸部又被另一辆卡车上跳板撞伤,当时昏厥约5分钟,随即送上海江湾医院急救,当天下午4时转来我院急诊,经摄片检查为胸骨骨折。3月9日转由伤科治疗。

检查:胸骨部有轻度肿胀,勉强能行动;但姿势伛偻,不能挺直,疼痛甚剧伴有跳痛感,夜间以倚卧较适而不能侧睡。

治疗过程:患处外敷碎骨丹,内服续骨活血汤并根据病况变化进行加减。3天后痛肿稍减,继续前方加减处理,伤后第8天,压痛逐渐减退,然仍感胸闷气胀,右胸酸麻不适,再予以前方加减4剂后,情况显著改善,随后停止方剂服用骨科丹内服。伤后第5周,除咳呛时有微痛外,上述症状已全消失,摄片检查,骨折已经生长。

小结

胸骨骨折在临床上是较为少见的一种外伤,由于接近内脏,因此受伤的同时也必定产生内脏损伤,中医对此损伤的治疗非常重视,在许多文献中皆把它列为险症。

《黄帝内经》云"有所堕隧,恶血留内"。本文中所附病例 1 患者服药后,便下黑血症状即见减轻,这是恶血有了去路的症验。

本文将中医伤科对此症的诊治经验,作一概括介绍,并把本院两例的治疗经过作一报告,因限于学识及经验,写得不够完整,尚待同道们指正,共同研究提高。

(与包元庆合著)

(原刊于《上医学报》1959 年第 5 期,第 393 - 395 页)

魏氏伤科诊治颞下颌关节损伤的经验

颞下颌关节是具有转动和滑动运动的左右两侧联动关节。其主要功能为参与咀嚼、语言、吞咽和表情等活动。咀嚼时关节要承受相当大的压力,而言语和表情又需要高度灵活性。因此,对这一关节的要求是既要稳定又要灵活。

颞下颌关节的构成,中医文献中有诸多记载。其上是由钩骨(颞颌下窝),又名曲颊,其下是由牙床骨尾形如钩状,故名钩骨(下颌骨的髁状突),上受控于曲颊之环,以构成头面部惟一的能动关节。下颌骨亦称为颊车骨,承载诸齿以嚼食物,有运动之象,故名颊车。关节间及周围有软骨筋络肌肉等组织,相互精细协调的配合,执行关节的运动。

颞下颌关节损伤和疾病,现代医学分为颞下颌关节脱位、颞下颌关节紊乱综合征、颞下颌关节强直等,有些并不属于损伤范畴。已故著名伤科老先生魏指薪,在继承前人的经验基础上,对颞下颌关节损伤分为脱、扭、滑、错4种类型,在临床上具有一定的实用意义。脱:关节脱位;扭:关节扭伤;滑:关节习惯性脱位;错:关节错缝。兹根据魏老先生生前论述,结合本人体会,进行整理,以资交流。

病因病机

(一) 脱位

多见于老年或体弱患者,肝肾之气衰退或不足,关节结构退化,肌筋松弛,当张口过大时,下颌骨髁状突过度向前,不能退回到颞骨下窝,发生前脱位,或张口时遭受外伤,关节侧壁不能抗御打击暴力而发生脱位,临床上比较少见,但有外伤史者必须予以 X 线摄片,以排除下颌骨骨折。

(二) 扭伤

由于咀嚼硬韧性食物时注意力没有集中,致使关节软组织损伤,多发生在一侧,局部可有局限性肿胀。严重病例,肿胀疼痛明显,关节位置可能锁住,患者自感关节活动时有轧住不灵活现象,功能受到限制。

(三) 习惯性脱位

称为"滑"亦称"滑节",多见于高龄瘦弱患者,明代《外科正宗》云:"落下颏者,气虚之故,不能收束关窍也。"清代《验方新编》"此症出于肾肺虚损,元神不足,或谈笑、高若忘倦,一时元神不能接续所致……"因此,"滑节"除了关节结构松弛之外,内因气虚元神不足,是一个重要因素。

(四) 骨错缝

称为"错",是由跌打等外伤以后或摩擦过度等因素造成,髁状突与颞骨下窝正常位置改变,或两侧关节肌群不平衡,运动不协调而致关节位置差异,或因风寒湿外邪侵袭,软组织挛缩,以致关节结构紊乱,或因年高,有骨关节炎等,均属于"错节"范畴。

脱扭滑错的共同症状是疼痛。脱滑者口张开,不能闭合,言语困难。扭错者关节活动功能限制,局部疼痛或有弹响声,正常人张口时上下齿之间距离一般均在 3.7～4.5 厘米,扭错后,张口幅度明显变小,关节部位不舒,酸楚或呈现僵硬肿胀。

治疗方法

(一) 手法治疗

脱位的整复方法,从文献记载到当前各家均有不少方法和经验,可分为口腔内、口腔外等多种途径。魏氏所采用的是口腔内复位法,复位手法有一定的独特性,其操作方法:

患者坐在低凳上,头背靠实处,使其无法后让。医者站立位双手拇指伸进口腔按住其两侧臼齿,先左右两侧上下活动,而后拇指向其后下方揿压,使髁状突,退回原位。由于患者体位低,医者体位高,能够用得上力。

拇指在口腔内,其余手指在外面严密控制下颌,当口腔内拇指揿下髁状突时,外面手指将下颌上托,即可复位,如不控制下颌上托,髁状突揿下后又会向前方翘起影响复位。

单侧脱位,医者一手固定健侧,一手按照上述方法进行复位。

1. 滑节(习惯性脱位) 不少患者能自行复位。如不能自行复位时,可参照脱位方法处理。由于本病有气虚肾虚、元神不足,必须要做较长时间药物治疗。

2. 扭伤 轻度扭伤关节活动无明显异常,局部疼痛不舒,可行口腔外轻手法:一手固定健侧下颌,一手拇指接揉患侧下关、颊车等穴,按揉以后再用腕部豌豆骨按揉;接着用拇指指腹沿下颌骨前缘自上而下,按推咬肌,推时有酸胀感,一般推3~5次。以上两步手法反复进行10分钟左右,每周2~3次,连续2~3周。严重扭伤关节有绞锁现象,必须加用口腔内关节活动法,即使用拇指接住口腔内臼齿,使关节上下活动,以松动关节解除交锁。而后再口腔内外手法交叉进行,方法如前。扭伤后长时间不愈,可能伴有外邪,魏氏称为"牙槽风"。清代《沈氏尊生书》曾描述"颊与颊车如糊弸牢,触则痛",系受风所致。除作相应手法外,应着重祛风散邪内外用药。

3. 错缝 大多开始时为一侧,以后可逐渐累及两侧,不仅关节位置错缝,而且软组织损伤,不能平衡协调。因此,手法治疗应口腔内、外结合进行:①两拇指伸进患者口腔,按住其臼齿,其余手指控制下颌骨,先做两侧关节上下活动,范围逐渐增大,而后向前下方牵拉下颌骨,反复2~3遍,使张口幅度不断加大。②上述手法后关节有所灵活,张口幅度增大。在患者配合下,医者一手固定头部,一手托住下颌骨使其左右摆动,摆动时自然柔和,不能强行。③加用前述拇指、豌豆骨按揉颞下颌关节周围和按推下颌关节前缘咬肌,反复操作。

以上3步手法按程序做完后作为一节,3节作为1次手法总量,每周2~3次,4~6周为1个疗程。如果患者关节活动有严重限制,应先用舒筋活血洗方使关节有所松动后,再行手法。

(二)药物应用

1. 外用药物

(1)舒筋活血洗方(魏氏经验方) 伸筋草9克,秦艽9克,钩藤9克,独活9克,红花6克,当归9克,海桐皮9克,兔儿酸9克,乳没药(各)6克(注:兔儿酸《本草纲目拾遗》治跌打损伤,但市上无货,现改用透骨草9克)。煎水局部热敷,每天2～3次。此方用于有外伤史或局部疼痛明显,肿胀,伴风寒湿邪者。

（2）活血强筋洗方(魏氏经验方)　当归12克,川断9克,淫羊藿12克,羌独活(各)12克,楮实子12克,五加皮12克,东鹿筋9克,威灵仙9克(东鹿筋价值比较贵,亦可用石楠叶9克代之)。用法与前方相同,用于习惯性脱位,咬嚼无力,局部轻度肿痛,关节活动不灵。

（3）下颌洗方(魏氏经验方)　落得打12克,山慈菇9克,伸筋草12克,秦艽9克,络石藤18克,桂枝9克,透骨草12克,全当归9克,乳没药(各)9克,川芎9克。此方可化瘀破结、舒筋活络,用于陈旧性颞下颌关节损伤等各类疾病,用法如前。

2. 内服药物

（1）加减桃红四物汤　桃仁9克,红花4.5克,生地12克,当归9克,赤芍9克,川芎9克。肿胀明显或损伤早期,加丹参9克,地鳖虫3克,延胡索9克,茯苓9克。疼痛明显,加炙乳没(各)9克,参三七粉1.8～3克(2次冲服)。如内热口干,减当归、红花,加丹皮4.5克。

（2）加味八珍汤(魏氏经验方)　生地12克,当归9克,川芎6克,白芍9克,党参9克,茯神12克,莪术9克,甘草3克,稽豆衣12克,夜交藤12克,柏子仁4.5克。此方用于培补气血,养心宜神。在用于气虚元神不足时,可加黄芪16克,巴戟天9克,川断肉9克。去稽豆衣、柏子仁。

（3）补肾壮筋汤(伤科补要方)　熟地12克(砂仁12克拌),当归9克,白芍9克,杜仲9克,川断肉9克,五加皮9克,茯苓9克,川牛膝9克,青皮4.5克。本方为习惯性脱位的主要方药。魏氏用熟地砂仁拌之,以减少熟地滋腻;青皮很少用,多用陈皮以防破气,五加皮味苦难服,可加大枣调和矫味。

（4）祛风活血汤(经验方)　伸筋草9克,独活9克,秦艽4.5克,桑枝9克,威灵仙9克,络石藤9克,油松节9克,海风藤9克,当归9克,川芎9克。本方为我们临床常用方药,可祛风寒湿邪,关节如糊黏紧。疼痛严重加制乳没(各)9克,制川草乌(各)3克。

导引锻炼

颞下颌关节的运动主要有三个方面：一是开口闭口上下活动;二是下颌

左右摆动的侧向运动,三是下颌前后的运动。魏氏根据这些生理功能进行导引锻炼。通过关节的锻炼,以恢复其各种肌肉的配合和精细协调的功能,从而能进行多种多样的运动。

(一) 张合口导引(即开闭口导引)

患者正坐,头部端正双目平视,肩颈部肌肉放松。先调整呼吸,然后使口部,一张一合地上下活动。由轻到重,由小到大张口时要求稍缓,并尽量张至极限,合口时稍快,使上下齿合缝。一张一合,连续 10 次左右。

(二) 错腮导引

姿势要求如前。运用自己的下颌有节奏地左右摆动,摆动时口不能开得过大,由轻到重,连续 10～20 次。

(三) 舔颌导引

姿势要求如前。口稍开,使自己下颌向前伸动,而后自然退回。向前时尽量用力前伸并稍停片刻后退回原位。连续 10 次左右,自觉疲劳时即止。此法对"错节"弹响者有较好效果。

上述导引锻炼法,根据不同症状表现来选择应用,每天 2～3 次,直至功能恢复。

体会

颞下颌关节损伤分脱扭滑错四类,但从性质上亦可分为两大类。

1. 脱与滑 初次脱位与习惯性脱位均属于急性,应当迅速复位。复位后用绷带兜住下颌系于头顶包扎固定,约 1 周,以防再脱。不少患者,尤其是习惯性脱位者,当复位后还未回到家中,便又脱落。所以早期固定很重要。其次,可服一些酸性食物。清代《疡医大全》载有:"时噙乌梅一二枝,茶倾自上。"指关节脱位口含乌梅,很快可得到复位。该方法我们虽在临床上未曾应用,但我们在临床上,总是嘱咐患者,口中应含酸性果品,以使涎水增多,可以起到收敛紧束关窍作用,有助于功能恢复和防止发生再脱。

2. 扭与错 扭伤与错节一般属于慢性,扭伤者早期多为单侧发病,由于颞下颌关节是两侧联动关节,往往影响健侧,在治疗患侧的同时要注意健侧有无影响,或预先手法。似如锁住,开口不利,运用口腔内活动法时,须两侧关节轮流作上下(开闭)活动,这样容易松开,但操作时用力柔和,不能粗暴。

错节(骨错缝)早为现代医学所证实,称为"关节盘、髁状突相对移位"。是由于关节软组织松紧不协调,长期存在后牙缺损,可使髁状突向后移位。手法可使骨正筋柔,恢复原位与功能。

X线摄片对于疼痛严重,长期不愈的患者颇为重要,可以排除其他病变。老年患者常有进行性病变、骨关节炎,X线摄片可显示髁状突、关节结节骨面硬化。

在综合性医疗机构中因为分科较细,颞下颌关节损伤,大多去口腔科治疗,这样,就影响到部分年轻中医对本病治疗技术的认识和了解。中医骨伤科对颞下颌关节损伤疾病还是有很多治疗方法的。现将老中医经验总结交流,甚为必要。当然,颞下颌关节损伤本身还有许多复杂性,还有许多兼夹症,治疗时仍需口腔科会诊。

(原刊于《魏指薪教授诞辰一百周年学术论文集》,第222 -225 页)

36 例膝关节慢性滑膜炎的治疗

膝关节慢性滑膜炎是临床常见疾病,多见于 40 岁以上的成年人。引起本病的病因有多种,临床上以退行性骨关节病引起为多见。本病病程周期较长,目前尚缺乏见效较快的疗法。

本病临床症状以局部肿胀、疼痛为主,检查可见浮髌试验阳性,关节活动时有摩擦音局部皮肤温度稍增高。多数病例屈膝受限,部分病例伸膝受限,10°~20°。X 线摄片检查多数有退行性改变。

滑膜肿胀有两种表现:一是波动感,属滑膜积液;二是僵硬无波动感,属滑膜肥厚。两者治法稍有不同,前者偏重药物,后者偏重手法。

临床资料

1977 年 6 月—1983 年 5 月,共收治 36 例。其中住院 13 例,门诊 23 例;X线摄片排除其他病变;血常规及血沉化验正常,麦氏试验和侧向分离试验正常;发病时间最短 2 个月,最长 10 年之久,平均 6 个月左右;36 例患者中,男 10 例,女 26 例;年龄最小的 16 岁,其中 40~60 岁为发病率最高,占 63.9%。

治疗方法

全部患者均用中药、手法、导引锻炼等综合治疗,经过 2~3 个月治疗无效者,再考虑中西医结合方法(膝关节镜冲洗结合中药内服)治疗。

（一）**外用药物**

1. 滑膜积液　外敷三圣散,1~2 天更换 1 次。

2. 滑膜肥厚　外敷消瘀散,用法如前。

积液或肥厚基本消退后,局部仍有疼痛或粘连,用下肢洗方熏洗。

后期恢复阶段外贴伤膏药类,一般贴于膝关节内外两侧,局部用绷带包扎,或用"护膝"固定。

(二) 内服药物

局部肿胀积液有灼热感者,宜化湿利水,清热解毒。用二妙散加味:炒苍术 6 克,生米仁 12 克,汉防己 9 克,炒黄柏 9 克,土茯苓 9 克,车前子 9 克,川牛膝 9 克,赤小豆 9 克,生地 12 克,赤芍 9 克,丹皮 4.5 克,甘草 3 克。

积液已不明显,局部肿痛或有粘连者,宜活血化瘀、消肿止痛。用四物汤加味:生地 12 克,丹参 9 克,王不留行 9 克,赤芍 9 克,丹皮 4.5 克,延胡索 9 克,当归 9 克,川牛膝 9 克,炙地鳖 4.5 克,川芎 9 克,土茯苓 9 克,生甘草 3 克。做穿刺抽液者,为防止感染,可酌加清热解毒药,如银花、连翘、黑山栀等。疼痛严重,夜间常痛醒者,可加镇痛药,如乳香、没药、青皮等。股四头肌萎缩无力,可加强筋药,如千年健、川断、楮实子等。

在局部辨证的基础上,尚须结合全身辨证用药。

(三) 手法(用于滑膜增厚或粘连)

1. 患者仰卧,先用手指按揉膝关节两侧韧带及肌肉,使之松弛。

2. 用小鱼际肌反复按摩滑膜增厚或粘连部位,力量柔和,必需 15～20 分钟,使组织软化松解。

3. 用掌部自上至下推股四头肌与膝关节两侧,10～20 次。

以上 3 步手法,约需 30 分钟,每周 2～3 次,3～4 周为 1 个疗程。根据症状可以缩短或延长。

(四) 导引锻炼

1. 抬腿屈膝导引　取仰卧位。下肢膝关节伸直逐渐抬高至 90°,然后膝关节屈曲,伸直放平。每天 3 次锻炼,每次抬腿 10～20 次。注意在抬腿时,务使股四头肌用力紧张,而屈曲、伸直放平时要缓慢进行。

2. 和膝导引　取站立位,两足膝并拢,然后使下肢呈半屈曲位,腰部微向前屈,两手心扶住两膝髌骨上面,推动两膝作顺时针和反时针方向环行转动各 5 次,作为 1 节,通常锻炼 2～3 节,每天 2～3 节。环转运动时应慢而柔和,顺势进行,两手扶膝要着实有力,使膝关节周围组织产生运动。

导引锻炼极为重要,可防止股四头肌萎缩,松解膝关节粘连,因此必需每天坚持。

治疗效果

治疗时间最短 15 天,最长为 1 年,平均治疗时间 2 个半月左右。治疗结果,好转 34 例,无效 2 例。在 21～30 岁患者群中,有 2 例确诊为半月板损伤;1 例严重风湿,曾作滑膜切除及抗风湿治疗。

1985 年 6 月,后期随访 15 例,随访时间 2 年以上。其中 13 例浮髌试验阴性,股四头肌与健侧相等,关节活动佳,恢复正常工作和家务劳动。2 例浮髌试验阳性,其中 1 例风湿;1 例两膝创伤性滑膜炎,治疗过程中曾反复发作。

典型病例

【例1】 王某,女,48 岁,工人。两膝关节肿痛已有 2 年,无明显外伤史,自觉踩缝纫机过劳后所致。下楼困难,有一次下车时,由于两膝无力而跌倒在地。经过抽液并注射药物,肿痛不消,而来我科治疗。检查:两膝滑膜肿胀,浮髌试验左侧阳性,右侧弱阳性。伸膝佳,屈膝受限,活动有摩擦音。两髌骨软骨处有压痛,皮温稍增高。

经过 7 周药物治疗,右侧浮髌试验转阴性,左侧仍为阳性。收入病房在麻醉下作关节镜检查,抽出浅黄色液体 15 毫升左右(伴有块状物)。冲洗关节腔,病理检查提示:滑膜炎。棉垫加压包扎,术后继续服用中药消肿止痛,2 周后出院。后经门诊复查,左侧浮髌试验已转阴性,终止治疗。一年半以后随访,浮髌试验左膝仍为阴性,右膝又出现弱阳性。左股四头肌稍有萎缩,行走乏力,其他一般情况佳。

【例2】 俞某,女,54 岁,本院职工。左膝关节肿胀,已有 3 个月,无明显外伤史。自觉多走、疲劳所致,经过理疗等治疗,效果不明显。检查:滑膜肿胀僵硬,浮髌试验阴性,伸膝 10°,屈膝 90°,疼痛,行走不利,大腿肌肉轻度萎缩,诊断:滑膜炎、滑膜增厚。每周 3 次手法,同时外用洗方,经过 3 周治疗,肿胀消退,伸屈活动基本正常,行走无影响,以后未再复发。

【例3】 徐某,男,21 岁。右膝关节外侧半月板损伤。2 年前手术切除,近来发现关节肿痛,行走不利。检查:滑膜肿胀,浮髌试验阳性,皮温稍增高,关节屈伸活动受限,同时伴有腕、踝关节轻度肿痛,类风湿因子阳性。诊断:

右膝创伤性滑膜炎伴有风湿。

在活血消肿的基础上,加祛风散邪之药,内服外用。经过 1 年左右的治疗,症状基本消失。

体会

本病的发生,多属退行性变所引起。30 岁以下的患者应多做检查,以排除半月板损伤或风湿蕴藏。半月板损伤,有时须做手术切除。伴有风湿,或症状较轻的,中药也具有疗效,但治疗时间较长。

退行性变严重,滑膜肿胀消退,疼痛症状即随之减轻,但摩擦音始终存在。女性患者体型过于肥胖,应注意饮食控制,减轻体重,有利于局部症状的消退。否则体重增加,下肢受压则加重退变,影响治疗效果。此类患者膝部宜用"护膝"固定。

本病在治疗过程中,坚持不负重地股四头肌操练,"抬腿屈膝导引"患侧与健侧可变替进行,这样可加强两下肢肌肉力量,又可避免患肢过于疲劳。其他有利于锻炼股四头肌的方法亦可。

经过 3 个月治疗后积液仍不消退,应考虑采取其他措施。局部抽液后加压包扎,应严密消毒防止感染。如具备条件的,可行关节镜检查冲洗。本文中所附病例1,左膝经过冲洗后未再复发肿胀,同时可排除关节内其他疾患。关节镜冲洗较穿刺抽液优越,后者复发率较高,当然还须积累病例。

治疗期间,应注意充分休息,特别是减少上下楼活动。本组有些病例在门诊治疗时肿胀消退缓慢,后经住院治疗肿胀消退迅速,这和休息有关。行走不利的患者,应使用手杖以减少负重时膝关节的压力。

（原刊于《魏指薪教授诞辰一百周年学术论文集》,第226-228 页）

胸椎间盘突出症 1 例临床报道

脊椎间盘突出症，以腰椎为多见，其次为颈椎，而胸椎则极为少见。

中医学认为：腰者，一身之要也。腰椎位居上下半身之间，活动范围大，作用力强；颈椎位居比较固定的胸椎与重量较大的头颅之间，活动幅度也较大。这些部位容易发生急性或慢性椎间盘突出。而胸椎活动范围小，承重力较轻，因此，胸间盘突出少见。作者最近在门诊上见到 1 例胸椎间盘突出症，现将临床表现与治疗经过报道如下，以供同道们参考，并请赐教。

典型病例

【例1】　胡某，女，59 岁，1992 年 8 月 29 日来我科初诊。

主诉：1992 年 8 月 3 日晚餐后突然右胸肋部疼痛，逐渐加重，即至某医院急诊。外科检查：右上腹与肋部压痛，无肌卫及反跳痛，腹部软，未触及包块，皮肤无黄疸。拟诊：胆囊结石、胆绞痛，作对症处理。患者回家 1 小时后疼痛加重，并有阵发性剧痛。第二次去医院外科急诊，因查无结果，请泌尿科会诊。检查记录：痛苦面容，右肾区叩击痛，有尿频，淋漓不尽感，尿检无异常，肾绞痛依据不足，而转内科。内科做 B 型超声波检查，肝胆等未见异常，给予补液后，疼痛稍减，返家休息。8 月 14 日下午又突发剧痛，难以忍受，乱蹦乱跳，甚至在地上打滚，再至医院急诊。内科，胸外科会诊，胸部摄片未见异常。阵发性剧痛不止，内服布桂嗪，留院观察。8 月 15 日神经内科会诊：患者神情，痛苦面容，右乳房下 3 厘米左右压痛，两膝反射亢进，阵发性剧痛不止。拟诊胸椎 6 硬膜外病变，继续留院观察，并发出病危通知。17 日做核磁共振检查，证实为胸椎 6 ～ 7 椎间盘后突症。同时又做 CT 扫描，结果如前。

骨盆牵引,内服镇痛药及维生素 B_1 等,疼痛渐减轻到可以忍受,于 8 月 20 日出院。由于下右胸肋部仍然疼痛,左侧胸肋亦有隐痛,因而来我科就诊。

检查:脉迟缓(患者原有窦性心动过缓、高血压史),舌质红,苔薄腻。胸椎 6～7 有压痛,两侧肌肉比较僵硬,右乳房下压痛,左乳房下亦有轻度压痛。右膝反射亢进,两足跟腱反射迟钝,其他未见明显异常。诊断为胸椎间盘突出症。症为气血阻滞,经络循行不畅而痛。治疗:活血化瘀,通络止痛。检验血沉、血清碱性磷酸酶。再次排除其他病变。

内服方:生地 12 克,丹参 9 克,川芎 9 克,落得打 9 克,地鳖虫 4.5 克,延胡索 9 克,汉防己 9 克,络石藤 9 克,云茯苓 9 克,生米仁 12 克,生白芍 9 克,生甘草 3 克,服 4 帖。

外用腰脊胸腔洗方(魏氏伤科验方):乳没药(各)9 克,秦艽 9 克,当归 12 克,地鳖虫 6 克,落得打 9 克,鸡血藤 9 克,川断 9 克,羌独活(各)12 克,川草乌(各)6 克,干毛姜 9 克,海桐皮 9 克,防风 12 克。煎水局部热敷,早晚 2 次,每次 20～30 分钟,每帖药用 2～3 天。另卧硬板床休息。

9 月 2 日复诊:内服外用中药后,疼痛减轻,胃纳不香,胸脘不畅,大便不爽,脉苔如前,血沉 12 毫米/小时。再理气健脾、活血止痛。

处方:广陈皮 6 克,焦白术 9 克,枳壳 4.5 克,茯苓 9 克,焦楂曲(各)9 克,怀山药 9 克,八月札 9 克,开心果 9 克,谷麦芽(各)9 克,大生地 12 克,川芎 9 克,紫丹参 9 克,生白芍 9 克,延胡索 9 克,熟大黄 4.5 克。

9 月 9 日三诊:连服 7 帖后,自觉胸脘舒畅,胃纳亦佳,大便通畅,疼痛逐渐减轻。原方继续服用 14 帖,外用洗方照常。

10 月 6 日四诊:疼痛基本消失,睡眠不佳,精神稍显烦躁。脉迟缓,苔薄白,久病之后气虚神衰。再益气养心、健和脾胃。

处方:孩儿参 15 克,首乌藤(各)12 克,淮山药 9 克,丹参 9 克,远志肉 6 克,合欢皮 12 克,稽豆衣 12 克,炒枣仁 9 克,柏子仁 4.5 克,北秫米 12 克,生白术 9 克,焦楂曲(各)9 克。嘱服 14 帖。症状消失则不需复诊。

1993 年 5 月 20 日进行随访,患者腰背活动佳,下肢运动正常,跟膝反射正常。

体会

1. 以往认为,胸椎间盘突击症是极少见的,所以在临床上并未引起重视。实际上,不少脊柱退行性变,背痛向胸肋放射,或外伤后背脊疼痛,经久不愈,其中可能有胸椎间盘突出症存在,只是诊断困难而被忽视。随着检查手段的发展,特别是核磁共振与 CT 扫描的广泛应用,提高了诊断水平,今后胸椎间盘突出症病例的发现将会增加,临床应引起注意。

2. 有文献报道,胸椎间盘突出症很少有急性症状,但并不尽然。本例就是急性发作疼痛剧烈,医院发出病危通知,可见病情迫切的程度。本例患者在发病前 11 个月曾有暴力较重的外伤,当时左肱骨上端粉碎骨折。这可能是一个诱发因素,提示我们胸椎退变患者一旦发生较重外伤,应注意检查,观察与休息。

3. 患者开始右胸肋部疼痛,以后左胸肋部亦发生隐痛,同时有肾区叩击痛,现代医学认为是放射性疼痛,呈束带样分布在胸壁或上腰部。中医从经络学说来讲,胸椎 7～8 之间,相当于督脉经的至阳穴,针刺至阳穴可治疗胸肋部疼痛,至阳穴部位病变也可引起胸肋疼痛。从文献中曾述及本病能引起内脏功能紊乱,在本例得到证实。患者除疼痛外,消化系统功能紊乱比较明显,较长时间内胃纳不佳,胸脘不畅,大便不爽。其次是泌尿系统的尿频伴淋漓不尽感。文献又述及本病的程度有轻重,严重病例,脊髓压迫明显,下肢感觉异常,步履无力,或出现病理反射,须及时做出明确诊断和处理。

4. 本病由于少见,临床上尚缺乏经验,但从本例治疗中体会到,如早期卧床,骨盆牵引,避免活动,有可能防止病情加重,不致发生剧痛。

5. 外用腰脊胸腔洗方,可以消除局部肿胀,减轻脊髓压迫,缓解疼痛。患者坚持应用,感到舒服。如果洗方热敷后疼痛加重,或无效果,应停止使用。

6. 内服药共用过 3 张处方,第一张处方,主要针对局部。生地、丹参、川芎、落得打、地鳖虫活血化瘀,防己松弛肌肉,络石藤通络;茯苓、米仁消肿;白芍、延胡索止痛。第二张处方,调理内脏功能紊乱并兼顾局部。方中陈皮、枳壳、八月札、开心果理气宽胸;白术、怀山药、谷麦芽健脾开胃;大黄化瘀通便。此方服用时间较长。第三张处方,益气安神兼调和脾胃。孩儿参、首乌、稽豆衣、丹参等益气养血;枣仁、远志,柏子仁、合欢皮等养心安神;淮山药、生白术、北秫米、焦楂曲健脾和胃,使患者机体功能得以尽早康复。

（原刊于《魏指薪教授诞辰一百周年学术论文集》,第240-241页）

肩关节脱位合并"筋络瘫痪"的中医疗法

（附 4 例疗效观察）

肩关节脱位在临床上是较多见的一种外伤。严重暴力往往可因牵力过激而发生"筋络瘫痪"。关节虽复位但手臂麻木,失去运动能力,经久不能恢复,甚至遗留残疾。

"筋络瘫痪"可能相当于现代医学中所指的"臂丛损伤"。虽然有些臂丛损伤可依靠本身的修补能力而得到恢复,但如果运用中医疗法能促使恢复提前。自 1956～1960 年,我们共治疗 30 例肩关节脱位,其中有 4 例并发"筋络瘫痪"。复位后,关节活动良好,但手臂痿软无力,不能动作。经用中医方法治疗后,其中 2 例完全恢复,一例除握拳欠佳外,其他与健侧相似。1 例肩、肘、腕关节及拇指、示指、中指三指大部分动作恢复,而环指及小指有强直现象,未能恢复功能。

治疗依据与方法

本病治疗一方面根据前人的临床经验,另一方面是根据祖国医学的基础理论。"魏氏伤科"称此症为"筋力失常"或"筋络瘫痪",并认为本症由于在脱位时,筋络遭到损伤而出现筋力失常。从祖国医学的理论来看,《黄帝内经》有"肝主筋""肝之合筋也""七八肝气衰,筋不能动"等记载,明确指出筋与肝有密切的联系。筋为肝之外合,筋伤可内动于肝,肝气不充则筋力不强,关节屈伸无力。清代《沈氏尊生书》云,"若由血不荣筋,瘦弱臂痛"。肝能藏血,血荣则能养筋,故《黄帝内经》云"指受血而能摄"。这说明血与筋的动作是有联系的。根据以上所述,我们对本病的病理机制有如下一些初步认识。

本病是由于损伤所造成的局部筋络损伤。筋伤则内动于肝,肝血受伤,将减弱血的供养。筋络既伤,再加上血不养筋,筋不束骨,于是瘫痪无力。至于骨折问题,4例中虽有2例伴有肱骨大结节骨折,但有2例并无骨折。此外,我们看到很多脱位而伴有肱骨大结节骨折患者,并未发生筋络瘫痪。因此骨折问题,对本症损伤机制和治疗所占位置并不重要。根据上述病理机制,确定下列一些治疗原则。

1. 除严重骨折肿痛显著外,可不需做骨折的处理,以避免长期夹板固定,因为"筋络瘫痪"后,夹板固定对动作的恢复不利。

2. 首先应治疗"筋络损伤",用活血、通络、强筋药物煎水外洗患处,并遍及整个手臂,同时加搽活络药水或搽舒筋活血膏。手宜悬吊胸前,不可放下,否则患臂左右摆动更会加重筋络松弛。

外用洗方举例:

处方:全当归12克,川草乌12克,生虎骨12克,川红花9克,淫羊藿15克,东鹿筋12克,羌独活(各)15克,青防风12克,五加皮12克,山麻黄12克,干鸡脚1双,川续断12克。

用法:煎水外洗患臂,每天2～3次,每次洗20～30分钟,每1剂药可用3天,水少时可随时增加。

3. 在内服药物方面,分初期与后期两个阶段。初期宜舒筋活血,后期宜养血壮筋,直至动作恢复,并应根据患者主诉症状,需做适当加减。

内服方剂举例:

(1) 舒筋活血 处方:伸筋草9克,川木瓜6克,酒桑枝9克,川红花4.5克,制乳没(各)6克,鸡血藤9克,紫丹参9克,路路通6克,落得打9克。

(2) 养血壮筋 处方:大生地12克,南川芎6克,阿胶珠9克,全当归9克,大潞参6克,川断肉9克,杭白芍9克,北黄芪9克,厚杜仲9克。煎汤内服,每天1帖。

4. 在后期,应叮嘱患者用健侧帮助患侧进行抬、举、伸、屈等轻微活动锻炼。

4 病例治疗经过及随访结果

经治疗的4例患者,均作了后期随访,其中时间最长的4年,最短的8个月。兹将治疗及随访经过详述如下。

【例1】 戴某某,女,38 岁,门诊号 3112,X 线摄片号 13312。

治疗经过:1956 年 10 月,患者面向前方倾跌,当时手伸在身后,肩部着地,剧痛不能爬起,右上肢不能动弹,当即来院急诊,经摄片诊断为右肩关节脱臼,肱骨头前左移位,大结节有小骨片分离;并发现手指及关节不能运动,约 3 小时后用中医手法复位,但患肢仍不能动。患者自往其他医院治疗约五十余日,未见好转,复来本院,经用前述外用药方洗搽,并内服养血壮筋之剂20 帖,后手指开始可以活动,以后继续内服、外洗,手臂逐渐恢复动作,历时 5个月,动作完全与健侧相等而结束治疗。

随访情况:3 年后进行了随访,患臂抬举、旋前、旋后、手指对掌活动均正常,肌肉丰满,惟力气较小,不敢提重物,可做较轻工作,如遇阴雨天,肩部有酸痛感。

【例2】 张某,男,39 岁,门诊号 80301,X 线摄片(其他单位所摄)。

治疗经过:1959 年 7 月在 8 尺高的梯子上向右前方梯子连人跌下,右手掌先撑在地上,当时梯子上还有 1 人,就压在患者背上,右手即不能动弹,约10 分钟后疼痛较为显著,肘以下肢有麻木感。在半小时内即至外院手法复位,掌心向上悬吊胸前,但整个手臂及手指仍不能动,只是疼痛减轻,治疗 2 个月(主要是针灸)未见好转,肘以下麻木感亦未减轻(感觉未减退)而转来我院治疗。经用前法即逐渐好转,1 月后右臂即能举过头顶,但自肘以下直到手指掌侧面仍有麻木感,手指仍未能伸直,稍呈拘挛状态,尤以四、五指较为显著,手部肌肉萎缩,以大鱼际处最为显著。治疗 4 个月后可以握拳但不紧,对掌、旋前、旋后接近正常,结束治疗。

随访情况:1 年后进行随访,力气较前增加,手部温度较健侧为寒凉,不能担任握携重物工作,无严重不适感觉。

【例3】 何某某,男,52 岁,门诊号 402621,X 线摄片号 57824。

治疗经过:1989 年 8 月底滑跌受伤,右手向背后旋转,侧面跌下,肩部着地,当时约昏迷数分钟,醒后肩部已不能活动,手部麻木。伤后 6 小时经其他医院手法复位,连续治疗 1 个月并同时作短波电疗;因麻痹毫无改善,第二个月改用针灸约 1 个月,仍未见改善而转来我院治疗。经用上述方法 1 周后,手腕手指即能稍作背屈活动,至 3 个月时手部可举起与肩平,手臂上举可摸到头顶,肘部弯曲手指可抵至肩部,亦可伸直,拇指与示指、中指可对掌,环指及小指不能伸直及握拳,肌肉萎缩,小鱼际部尤为显著。以后效果不明显,因而患者未继续治疗。

随访情况:8 个月后进行随访,动作如前,略有改善,上肢微有肿胀,肢端感觉迟钝,自觉自肘以下仍有麻木感,手臂外旋动作未完全恢复,一般日常生活操作尚可。

【例4】 诸某某,女,57 岁,门诊号 409369,X 线摄片 54484 号。

治疗经过:1959 年 11 月被撞,右肩着地,右臂即不能活动,下臂发麻,经拍片证明右肩关节脱位,肱骨大结节撕脱骨折,复位前桡动脉搏动微弱,约 2 小时后用手法复位,痛即减轻,手臂仍麻木。4 天后转用中医方法治疗,由于骨折比较严重,在前 10 天内曾用长骨药物包扎,以后即采用洗擦方法,内服药物如前,麻痹现象日渐好转。至 1 个月后手指与关节即可活动,惟腕关节稍有肿胀,至 3 个月时,除抬举未完全复原外,手指及腕、肘关节活动均恢复正常,而结束治疗。

随访情况:患者隔 8 个月后,左手桡骨远端又产生骨折,又来就诊,其右手臂动作良好,无麻木感,能用力,惟上举仍受限制。

讨论

肩关节脱位所形成的“筋络瘫痪”,在临床上并不太多见。若遇有这一合并情况,应采取适当的方法治疗,才能迅速恢复上肢功能。

在 4 例患者治疗的过程中,应用上述方药治疗起到明显的作用。4 例患者在未用上述方药之前,症状均不见改善,经内服外用中药后,症状即逐渐开始好转,尤以例 3 较显著;用药后,手指及手腕渐能活动。例 4 由于早期运用中药,恢复时间大为缩短。

早期内服外用药中,不采用化瘀药物,这主要是由于患者并不感到十分疼痛,而且为时不长,主要症状为“筋络瘫痪”。如果应用化瘀药物,恐其破血太甚,反致伤血而影响筋络功能的恢复。选用行血药物,既能消肿止痛,又不伤血。

如果伴有严重骨折,早期应当用药物并作短期固定,以促使肿痛尽早消退,以后即按前法治疗。4 例患者并不因为由于“筋络瘫痪”未作固定而发生再度脱位。4 例患者除例 4 外,其余 3 例治疗至 6～7 个月后,疗效进展就不大。根据 4 例临床治疗印象,如果至 6～7 个月时患者症状仍不消退者,功能就难以恢复。

现代医学治疗本病往往采用支架固定,有其一定优点,惟支架本身比较沉重,不甚舒服,不易为患者所接受。用中医疗法较易为患者所接受。

2 例未完全恢复的患者,后期均有肌肉萎缩的现象,我们认为这是局部气血不荣之故。可考虑在后期运用药物的同时,再加上局部按摩,以协助气血流通。

小结

1. 本文初步介绍了祖国医学对于肩关节脱位合并"筋络瘫痪"的治疗方法,并对内服、外用药物作了处方举例说明。

2. 本文以中医观点简单地讨论了对这一疾病的病理机制及治疗依据。

3. 介绍了 4 个病例治疗经过,应用中医中药治疗本病,有一定的疗效。2 例完全恢复;1 例部分恢复;1 例肩、肘、腕关节及拇指、示指、中指动作恢复,环指、小指有强直现象,未能恢复功能。

（原刊于《伤科论文汇编》第三辑）

颞下颌关节功能紊乱综合征
的中医治疗

颞下颌关节功能紊乱综合征是一种伤科常见病。颞下颌关节为左右联动,具有相当的灵活性,其中包括开合、转动、伸缩、左右摆动等多种功能。颞下颌关节功能紊乱综合征的病因包括:用力不当或咀嚼硬性、韧性食物以致关节组织劳损;风寒湿邪侵淫而致肌筋挛缩;下颌关节髁状突与颞骨下窝之间发生微小的移动,中医称为"错骨缝",现代医学称为"关节盘髁状突相对移位"。发病后患者开口幅度受限,两侧面颊不对称,或出现弹响摩擦音,或有绞锁,关节酸痛,臼齿不能咬紧,言语不够清晰流利。严重者开口困难,不能嚼物,只能进食流质或半流质食物,部分患者病史较长。诊断颞下颌关节功能紊乱综合征应排除其他疾病,如类风湿关节炎多伴有手指小关节疼痛、血沉增快、类风湿因子阳性等;老年病例可能有退行性骨关节炎,X线摄片可显示髁状突及关节结节面硬化。

本病患者以女性体质比较瘦弱者为多。临床表现为面色少华,体倦乏力,脉细软,舌苔薄白,辨证属气血偏虚;若伴有外邪者,魏氏伤科称其为"牙槽风",文献中就有"颊车如糊绷牢,触则痛"的生动描述。

手法治疗

1. 手法治疗步骤 ①用双手拇指伸进患者口腔内按住两侧第3磨牙处,做上下活动10次左右。②一手固定下颌骨,一手以拇指点揉患侧的下关穴和颊车穴,有酸胀得气感,但以患者能够承受为度,每1处穴位点揉10~20次。③以拇指指腹自患侧下关穴开始沿着下颌骨前缘,自上向下按推3~5次,用力要踏实平均,不能轻浮。④最后用手部小鱼际肌按摩下颌关节周围,放松组织。上述 4 步手法作为 1 节,每次 3～4 节,每周 2～3 次,病情轻者需治疗2～3 周,重者需治疗 4～6 周为 1 个疗程。

2. 导引疗法　运用张合口、错腮、舔颌等方法锻炼颞下颌关节,以恢复肌肉、韧带、关节之间的精细协调功能。使颞下颌关节功能稳定而灵活。

3. 自我按摩　①用拇指指腹或腕豆骨按揉下关、颊车穴的痛点。②用拇指自下颌关节沿下颌骨前缘由上而下抹推。③用手部大、小鱼际肌轮流按摩下颌关节周围。④用手心紧贴关节做上下搓揉,使患处产生温热舒适感为度。上述按摩每天 2～3 次,操作时可使用一些润滑油膏,以防皮肤受损。

4. 注意事项　在治疗期间,应注意局部保暖,避免吃硬性食物。

中药治疗

1. 内服中药　气血两虚者用《正体类要》之八珍汤方加味。有外邪者用《伤科补要》之疏风养血汤方加减。

2. 外用中药　魏氏经验方之下颌洗方:落得打 12 克,山慈菇 9 克,伸筋草 12 克,秦艽 9 克,络石藤 18 克,桂枝 9 克,透骨草 12 克,全当归 9 克,乳香 9 克,没药 9 克,川芎 9 克。

(原刊于《中国中西医结合学报》2003 年第 1(4)期,第 258 页)

髋关节脱位

中医学文献记载"髋关节"在中医学中称"胯骨"亦称"大腿根"、"臀盘"、"髀枢",俗称"臀骱"及"大胯大骱",历代对于这一类损伤极其重视,所以在伤科著作中亦均有记载。

在伤科一本较早的著作唐代《仙授理伤续断秘方》中说:"凡胯骨从臀上出者,可用三两人挺定腿拔伸乃用脚捺入。"

元代《世医得效方》说:"脚大腿根出臼,此处身上骨是臼,腿根是杵,或出前或出后,须用一人把住患人身,一人拽脚用手尽力搦归窠或是锉开,又可用软绵绳从脚缚倒吊起,用手整骨节,从上坠下自然归窠。"

明代《疡医准绳》说:"凡臀盘左右跌出骨者,右人左,左人右,用脚踏进,撙捺平正,用药,如跌人内,令患人盘脚,按其肩头,医用膝抵人,虽大痛,一时无妨,整顿平正,用药敷贴,只宜仰卧不可翻卧,大动后,恐成后患。"

其次又对辨证作了以下分析:"凡辨腿胯骨出内外者,如不粘膝,便是出向内,以内捺人平正,如粘膝不能开,便是出外,外以外捺人平正,临机应变。"

清代《伤科补要》中说:"胯骨即髋骨也,又名髁骨,其外向之凹,其形似臼,以纳髀骨上端如杵者也,若出之则难上,因其膀大肉厚,手捏不住故也。必得力大者三四人,使患者侧卧,一人抱住其身一捏膝上拔下,一手擎其骱头送进,一手将大膀曲转,使膝近其腹,再令舒直,其骱有响声者已上,再将所翻之筋向前归之。"

综合上述记载,证实中医学对于髋关节脱位的治疗早已掌握了以下几个环节:

· 髋关节脱位有前脱(内脱)与后脱(外脱)的区别。

- 髋关节复位手法是各式多样的,总之,须二三人以上方可进行。
- 复位后须仔细检查,是否平正。
- 复位后患者宜仰卧,不可翻身大动,否则可能有后遗症发生。
- 复位后应注意筋络归顺。
- 复位后应当用药物敷贴,帮助活血、定痛、舒筋活络。

根据先人的经验及历代民间相传的方法,再采取各家之长,结合临床实践,方奠定目前中医对髋关节复位治疗的形式。

脱位的原因、种类、诊断和治疗

髋关节脱位往往是由于跌仆时,躯体猛烈倾倒,腿部不及支持,扭向一方所致,或系受重量压力,压于腰胯部。这是脱位最常见的发生机制。

脱位有前脱(内脱)与后脱(外脱)两种,前者可再分为前上脱及前下脱,后脱亦可分为后上脱及后下脱。

中医学对疾病的检查是非常科学的。首先置患者于仰卧位,采用望、闻、问、切四个步骤做检查。检查的阳性现象如下:

望诊 向前脱出时,患腿有屈曲畸形,下肢呈外旋状。患者往往用手托住患腿。关节活动消失。向后脱出时,患腿短缩,下肢呈内旋屈曲畸形,不能伸直。

闻诊 根据患者因疼痛而发生的呻吟,可察觉患者有烦躁情绪。

问诊 询问受伤情况、时间、疼痛的范围及程度。

切摸 前上脱臼时,可在耻骨上部摸到股骨头;前下脱臼时,可在坐骨部摸到股骨头;后上脱臼时,可在臀部摸到股骨头;后下脱臼肘,可在坐骨后摸到股骨头。同时髋臼空虚,臀部呈凹陷状。前脱位时,下肢不能内旋;后脱位时,下肢不能外旋,肌肉呈紧张状态。根据上述的四种检查方法,可以确定脱位的性质及其脱出方向。本病以后上脱位者较多。综观上述的诊断方法,中医学是非常科学的。这些都是累积了数千年的经验和观察所获得的结晶。

前脱位—髋关节向前脱位者,可用望、比的方法观察脱出的方向,受伤的轻重;继用摸的方法,用两手轻轻检查上下骨位,测知两骨离开的情况,股骨头离位的方向。如无骨折损伤,用单纯的手法复位即可。

如果年老体弱者,在手法前应先服万应丹,使其筋络舒畅,再将患者平卧于低榻上。

施术人员包括施术者 1 人,助手 4 人。第一助手用两手拉紧患者两肩的腋窝,第二助手拉住健腿的足踝,第三助手用两手捺住髂前上棘稳定骨盆。第四助手用两手轻轻托住患腿的膝腘部,轻轻端正下肢的方位而上提。用腿夹住患者的足踝,准备复位动作。医者一手端住股骨,一手按推突出的股骨头。复位动作是施术者用端、推、按、接的手法操作,而第四助手则用晃、提、拔的手法,使股骨头由逆向顺的方向摇动,施术者和助手应同时按照上述的基本手法操作,待患髋向上弯曲而听到响声时,股骨头乃纳入髋臼。

股骨头入臼以后,应静息片刻。第一、第二、第三助手可离开。患者的健腿亦应弯曲,膝部上耸。第四助手轻轻乃将患腿放下,与健膝并齐观察有无高低。第四助手可离开,施术者乃用两手托住两膝的腘部,轻轻将两腿同时伸直,此较两下肢有否长短。两足如无长短,则髋关节已完全复位。

施术者于是用两手按揉患侧臀部,使髋部的筋络舒畅,外贴伤膏,以坚强其筋骨,使患者休息。

在复位后 2 天内,若关节内部有酸痛,这是脱位后的正常现象。年老体弱者,应内服止痛安神补气汤,少壮者可内服止痛引血归经汤,2 天以后再观察髋关节复原的状况。

复位后的善后处理:先使患者两足并齐站立;如无疼痛,再将两足分开站立,试观其平衡力,同时两腿下蹲,观察髋关节的摩擦力。如仍无疼痛,可令患者慢步行走。继之使患腿独立,健腿抬起,犹如"金鸡独立",以观察髋关节的支持力,如患者仍不感觉疼痛或酸痛,可逐步恢复其劳动。

后脱位—髋关节后脱位的复位治疗是先将患者仰卧于低榻上。施术者 1 人,助手 4 人。第一、第二、第三助手固定患者的方法与前脱位同,第四助手在提起患腿时,手法动作须加注意。因股骨头已插入臀部的肌层内。若手法过轻,则股骨头不能拔离肉层;重则股骨头有折裂可能。故在手法动作中,必须软硬力并施。

施术者一手端住股骨内侧,一手推住股骨头。用端、按、推、接的手法,第四助手则用提、拔、晃的动作。医者与助手同时进行,由逆向顺向髋臼推动,若听到响声,于是得知股骨头已纳入髋臼。

中医治疗髋关节脱位机制的探讨

中医的手法复位有独到之处,不同于西医的手法。根据中医复位的方法与步骤以及按照其解剖机制,分析如下:

1. 躯干的固定 第一助手用两手握住仰卧患者的两腋。这一个步骤主要是固定躯干,使躯干在提拔时不摇动。

2. 牵引健侧踝部 这一个步骤亦是用以固定躯干健侧踝部的牵引,可使身体在复位时保持一直线,不致向两侧摆动。这与第一步骤是极好的平衡牵引。

3. 骨盆的固定 其方法是用两手掌捺住患者之两侧髂前上棘,其主要作用是防止骨盆动摇,因而稳定髋臼。这步骤很重要,因为髋臼稳定后,股骨头才能有更好的复位杠杆作用。在国外医书中亦着重地提出这一步骤。

4. 膝屈成直角位 由第四助手之臀部顶住患者的足背,两手托住腘部,用力向上牵引。这一个步骤主要是使股骨头处在正中位,并且在向上牵引时,可借助手的臀部抵住患者的足背,起固定与杠杆作用,加强两手向上牵引的力量。在这个牵引手法中,提、拔、晃三种手法是合用的,使股骨头能脱离软组织,关节囊不至于嵌入股骨头与附近软组织之间。

5. 向外牵引及向后推入髋臼 施术者以两手托住大小转子,先向外拉,然后轻轻地屈曲大腿至腹壁,并轻轻地内收及加用牵引。最后用左手托住大转子将股骨头推入髋臼。这一手法的特点是很平稳的,根本不见任何突然的抖动,所以意外的损伤如骨折等,就极少发生。

6. 复位后的检查 这很重要,因为可正确地了解复位是否完全。先屈曲两膝至 90°左右,比较两膝之高低是否在一个平面上,此后再伸直两膝,比较足跟是否在一个平面上,同时测验足的旋转活动力是否受限制。

典型病例

石某,男性,40 岁,产业工人,门诊号 167934,住院号 7145。因重物撞击臀部,足外旋外展而引起脱位。当时右髋处于外旋 90°,外展 60°位不能活动,肌肉痉挛。X 线摄片证实为髋关节前脱位。经中医施行复位后,很快就复原。复位后 X 线摄片复位良好。卧床休息 14 天而出院,18 天患者已能行走 4 里路而没有不舒服的感觉,能做各种活动。2 个月后 X 线摄片未见股骨头坏死现象,亦无骨化性肌炎。患者很快就恢复功能与工作。根据西医复位法治疗,必须在麻醉下复位,而中医是不需麻醉;同时西医必须用石膏固定至少 2 个月,因此复原至少要 4～5 个月才能工作,而中医治疗后,仅在短短 2 个月内就完全恢复工作和正常生活。

按语

髋关节脱位的治疗在中医学文献内,很早就有各种不同的方法,国外文献中的牵引法以及目前常用的直位提升法,均在中医学文献内已有记载,而中医的悬吊法,根本未见于国外文献。这一点说明在几百年以前中医就有了很多从实际中获得的,而且合乎科学的知识。这一部分知识亦包括髋关节损伤的机制,分类及脱位的情况,临床上描写患肢的畸形亦是非常生动真实。

治疗中,中医学掌握 3 个基本问题:

1. 躯干的固定　中医特别强调这一步,躯干应有严格的固定,不仅是固定骨盆;同时亦应固定胸部与下肢。在这方面,国外文献所提者远不及中医固定的方法好。显然,严格的固定是复位成功的因素之一。

2. 牵引　这一步骤与西医的方法相同,但中医在实际工作中得到更好的体会,即将助手的臀部抵住足背,用两腿夹住患者的踝部,并用力向上牵引。如此乃大大地增加牵引的力量,并且不会向左右摇摆。这样复位是平稳的,不会引起骨折与其他软组织损伤。

3. 复位　中医是利用两手托住大小转子而复位。如此可以大大缩短复位的杠杆作用。这种复位是直接的,可以减少股骨头的扭转,又可以减少软组织的损伤,这是中医治疗髋关节脱位的独到之处。这是从几百年,甚至几千年的实际经验中获得的良好方法,而且亦是最科学的方法。国外文献内尚未提出这种复位操作法,这更足以说明中医在这方面的科学水平是超过了西医的复位法。

复位后的检查亦是有很高的科学性,如屈膝检查两膝的高低来评定股骨头有无脱位,在国外文献内,仅用于先天性髋关节脱位(Allis 征),但西医在损伤性脱位方面并未提出这种检查方法。又如利用两足跟的水平面来测定两侧下肢之长短,亦是非常科学的。这比用尺测量准确得多。

在复位的机制上,中医的方法是先提升股骨,使股骨头离开闭孔(内脱或前脱),以后再用双手拉出股骨头而直接纳入髋臼,这种方法要比毕盖洛(Bigelw)法好得多,因为它是直接复位,而毕盖洛法是要经过一个旋回后才复位,所以是间接的;同时用中医的方法复位,不论任何步骤都很少会引起手法损伤。

小结

1. 本文复习了中医对于髋关节脱位的古代文献与记载,讨论其分类,临床症状与治疗方法。

2. 本文分析了中医手法的各个步骤,以及各步骤的理论基础。

3. 列举1例髋关节前脱位病例来介绍其治疗经过及预后,说明中医复位的优越性。

4. 最后讨论中医治疗髋关节脱位的优点及其特色。

(原刊于《魏氏伤科李国衡》,第129－134页)

髋关节滑膜炎的中医治疗

髋关节在中医学称为"髀枢",或称为"髋髀",《内经素问·骨空论》云："辅骨上横骨下为楗,侠髋为机。"指出髋为人身机关转轴,下肢则挟扶髋关节以使灵活运动。《医宗金鉴·正骨心法要旨》"环跳者,髋骨外向之,其形似臼,以纳髀骨之上端如杵者也,名曰机,又名髀枢即环跳穴处也。"中老年以上,肝肾不足,筋骨衰退,腰脊退变,常累及髋关节。或因跌打损伤,或蹉垫挂蹬,以致枢机错努,青紫肿痛,不能步履。髋关节为人身最大的关节,受病以后或积有瘀血,或有积液(水气滞留),临床表现髋痛,行走不利。

现代医学对于髋关节软组织疼痛疾病的分类有:髋部滑囊炎、暂时性滑膜炎、梨状肌综合征、臀筋膜劳损等,但与退行性病变或伴有外伤所引起髋痛,活动限制,行动困难症状有显著区别。多数学者认为是髋关节滑膜炎,多为退变或伴有外伤所致。魏氏伤科对本病的治疗,具有独特的疗效。

典型病例

患者,女,70 岁,2001 年 6 月 26 日来我科初诊。

主诉:4 年前曾患左臀部筋膜劳损已治愈。在 1 个月以前跌伤,左侧臀部、膝关节外侧着地,当时症状不明显,过 1 个月后左侧腹股沟部,髋部外上方,膝部外侧及小腿中外侧开始疼痛,行走困难,需别人搀扶,有时行动时突然萎软而疼痛加剧。

检查:左髋关节"4"字试验阳性,髋关节内旋活动限制,20°～30°,并疼痛加重。左侧臀部外围臀大肌压痛,股二头肌中下部压痛。左膝髌骨关节有摩擦音和疼痛感。膝外侧韧带压痛。核磁共振、CT 检查显示左髋关节滑膜炎伴有积液,膝关节亦有少量积液,脉缓、苔薄腻、胃纳较差,从辨病与辨证相结合,我们认为,本病为左髋膝退变再致挫扭伤,髋膝关节血瘀滞留而疼痛,难以步履。

治疗:活血化瘀、消肿止痛。内服方药:全当归9克,紫丹参9克,白芍12克,炙地鳖6克,秦艽6克,延胡索9克,桑枝9克,合欢皮12克,夜交藤12克,甘草3克,大枣五只。外用蒸敷药:羌活30克,当归30克,红花30克,五加皮60克,扦扦活60克,络石藤60克,路路通30克,虎杖根30克,桂枝30克。共研粗末装入布袋内(袋口缝合),先在冷水中浸湿,而后放在锅内隔水蒸热,湿敷患处,每天2次,每次30分钟左右,每1剂药可用2～3天。

同时应用按、摩、推、揉等轻手法,作用于臀腿部软组织疼痛部位,每天1次,在2次热敷中间进行,3天后手法隔日1次。当手法进行至第5次时,疼痛显著改善。至7月5日第6次手法时已可弃杖行走。7月9日第8次手法时左髋屈曲外展幅度明显加大,7月22日第14次手法时疼痛基本消失,行走稳健,关节活动更显灵活。以后手法停止,外用药照常,内服药结合全身症状,辨证处方。8月13日复查,下肢行走灵便,全身症状已不明显,结束治疗。2001年11月2日随访,左髋外展内翻活动略有受限,左髋外侧及腿部压痛不明显,再用舒筋活血消肿药味浸酒外搽,同时做髋关节外展上屈功能锻炼,2002年1月28日复查,关节活动灵活无疼痛,停止用药。

体会

1. 外用蒸敷药,在开始使用时容易发生烫伤,需要特别仔细。下面需衬垫湿毛巾2～3条,并经常察看皮肤颜色深浅调节温度,当温度逐渐下降,所垫的毛巾——抽去,药袋直接敷贴体表。药经过3次左右垫敷后,患者的皮肤抗热耐量增强,同时自身也有所体验,这时就不易烫伤。

热敷部位在药袋温度最高时,敷于臀部外侧环跳穴周围,待温度下降时再移至腹股沟部,使髋关节内外两侧都能得到热敷。如其他部位亦有疼痛,可增加药袋。

2. 手法主要使髋部外侧臀大肌,内收肌和相应的疼痛部位的软组织得到放松,因此手法不可过重。一般可分为两步,第一用双手拇指按、拨肌肉僵硬疼痛部位,而后再按摩、推揉、反复操作,通常每次手法需20～30分钟。

3. 对本病的认识,以前列为"腰髋痛"或"腰痛连腿"或者"劳损"的范畴,由于影像医学的发展,核磁共振可显示关节的滑膜炎症积液,从而对临床诊断进一步明确,近来在门诊中遇到 2 例此类患者,1 例为男性,73 岁,左髋疼痛,"4"字试验阳性,行走疼痛,经核磁共振检查为右髋关节滑膜炎伴积液,经用内服、热敷,很快得到痊愈。另有 1 例为女性,49 岁,也属本病。先是骨科治疗,3 个月未见好转,再来伤科治疗,内服、外敷中药后症状明显好转。我们认为中医中药治疗本病具有明显的疗效,应当引起我们的重视和推广。

4. 本症的病因如前述,其一是随着年龄的增长,关节发生退变,其二是体形肥胖,髋关节负荷过重,或者劳累,或者外伤诱因发生关节疼痛,动作限制,行走困难。因此在治疗期间应当注意充分休息,平地走动必须使用手杖(减少负重的力量,不能上下台阶),这点在治疗过程中十分重要。

5. 在中医文献上有"水气滞留"的记载,这与关节积液有相同之处,古人认为髋关节是人身中大关节,是机关转轴,容易衰退,从而说明本病与关节退变,肝肾不足有密切联系。所以早期应活血化瘀,渗湿消肿。后期当疾病症状消失后则采取补益方药,可以巩固临床疗效并防止再发和延缓关节退变。

6. 局部注意保暖也很重要,在冬季应穿较厚的衣裤,在夏季需穿较厚且有弹性的内裤,以保护骨盆,在较冷的室温环境中不宜多待。本症治疗周期较长,一般需要 2～3 个月,医患应做到心中有数。

小结

本文介绍了髋关节退行性滑膜炎的症状和诊断,并介绍了魏氏伤科运用内服、外敷的方药和手法治疗,同时附典型病例介绍,对临床辨证施治有较好指导推广作用,不到之处希望予指正。

(与李飞跃、奚小冰合著)

(原刊于《跨世纪骨伤杰出人才科技成果荟萃》2004 年,第 153 −154 页)

腕骨（舟状骨）骨折的治疗

诊断和处理方法

1. 腕部损伤后，有无舟状骨骨折的存在，这在肿胀弥漫、疼痛显著的受伤初期，很难确定；此时因局部肿胀，不易摸出，骨折的摩擦声音也不易辨明。兹根据前人经验，结合我们的临床实践，对舟状骨骨折的早期诊断，认为应掌握以下几个环节：①跌扑时腕部掌屈或背屈着地，所受暴力比较大，局部出现肿胀，疼痛颇为显著，腕关节活动受到阻碍；②腕部（阳溪穴）有明显压痛（包括掌侧与背侧），这种压痛持续存在，2 周后仍不减轻和消失；③须与其他病变进行鉴别：最常见的为桡骨下端（科雷氏）骨折、尺桡骨茎突骨折，此类骨折，在旋前旋后活动时有明显限制，压痛点在桡骨或尺骨的下端，或可见到骨折移位的畸形；而舟状骨骨折的压痛是在桡侧腕部，并可做旋前旋后的活动；④X 线摄片检查颇为重要，通常须摄正侧斜位来证明骨折的有无及其折伤的部位；部分舟状骨骨折的病例，早期骨折线常不明显，在 2 周后根据症状可考虑再予 X 线摄片。一般如为单纯筋膜损伤，治疗至 2 周时，疼痛肿胀即迅速消退，活动即逐渐灵活；倘有骨折存在，此种现象进展就此较缓慢，特别在活动时内部疼痛明显。

2. 在治疗方面，我们采取下列步骤进行：

（1）首先用拇、示两指，拇指置于背侧，示指置于掌侧，对舟状骨部位给予按摩，使坚硬肿胀取得放松，并使断端得到复位，然后外敷碎骨丹，下面托硬板一块，上至肘下，下至指掌关节，用绷带包扎连同腕关节加以固定，不要妨碍每一个手指的活动。外敷碎骨丹每周更换 2 次，换药时须保持患处不动。

至 6 周时做 X 线摄片复查,如发现骨已愈合时,就可以去除固定,并停用碎骨丹,改用四肢洗方煎水热敷,再搽舒筋活血膏,约 2 周后加用导引锻炼以至功能恢复。

在固定期间,手宜悬吊胸前,手指可做伸屈活动,但切不要协助健侧操作。在外敷药物的同时,须配合内服药物,如无全身症状,则用成药骨科丹;如有其他症状发现,则宜辨证论治处理。

(2) 导引锻炼

① 滚拳导引:两手握拳,手心相对,锻炼时,两肘向外向上,两拳滚反由里向外前推转滚动,两手心合掌向前伸直为止,此为正滚。反过来,由外向内滚拳,两肘下垂,两拳抱回胸间,由外向里再向外前方推转滚动,此为反滚。如此反正锻炼各 10 次,症状严重者可加倍。切记:锻炼时不可屏气,又不可将握拳放松。

适应证:腕部损伤和骨折愈合后,腕关节筋络收缩或肌肉萎缩上下转动不便。

功用:能使臂部经筋疏通,局部摩擦分化积滞瘀络,能使气血流畅推陈致新,达到粘连分化恢复正常。

② 撑掌导引:两手指相互交叉扣紧,手背反转向内,手心向外,用力前推,推到觉得疼痛或不能再推时,再将手心收转,贴于胸部,此为一次(在推练时,若略有酸楚牵痛,亦无妨);第二次照法类推。腕部有严重强直者,可连续导引 10~20 次,症状较轻者 6~10 次,每天早中晚各锻炼 1 次。

适应证:腕关节局部粘连,连带尺桡骨反转不便。

功用:与上述滚拳导引略有不同,滚拳导引重点在腕关节与手臂范围。撑掌导引,以腕关节尺桡骨关节衔接处为重点,此处大小筋繁多,易于粘连,撑掌导引的锻炼能使腕关节与尺桡骨头局部起到摩擦作用,由摩擦而分化粘连,达到散瘀、推陈致新、畅通血络,使局部恢复正常。

(3) 对陈旧性骨折的处理:腕骨(舟状骨)新伤骨折的处理方法已如上述,但此类骨折由于有些病例早期症状并不十分严重,在诊断上很易疏忽,及至发现骨折,而时间已经拖长,这在治疗上就带来了困难,如超过 2 个月者,作为陈旧性骨折的处理。根据我们的治疗经验,在 3 个月以内者可以达到骨性愈合,如果超过 3 个月就不易愈合,可从增加其力量,及在活动范围、功能方面求得最大程度的恢复。

治疗方法首先对局部用活血化瘀洗方煎水熏洗,每天 3 次,每次 20～30 分钟,在施用洗方时,需用硬板固定,3～7 天后再用碎骨丹外敷。其作用是先使积瘀消散、血脉流通、筋膜滑润,再敷长骨药,骨折易能连接;在 3 个月内的病例,效果是很为明显的。如时间已超过 3 个月者,可将洗方与敷料交叉使用(即洗方用 1 周,碎骨丹用 1 周,轮流使用),下用硬板托平固定。

以上两种方法从开始至 6 周时,X 线摄片复查,骨已连接者,除去固定;如果仍不连接者,则根据断端不同情况分别处理。如断端有部分连接,有延迟愈合趋势者,仍须继续固定;如断端毫无连接,并有吸收现象,势难愈合者,可除去固定,增加导引,加强功能锻炼。锻炼期间,如局部疼痛,可外贴伤膏。

临床资料

从 1956 年 9 月至 1963 年 2 月止,共治疗舟状骨骨折 25 例(广慈医院 18 例,仁济医院 7 例);男 24 例,女 1 例。属新伤骨折者 8 例(舟状骨结节骨折 2 例,其余均属于舟状骨骨折);陈旧性骨折者 17 例;左手 15 例,右手 10 例。

新伤骨折 8 例,均用上法治疗后,愈合时间最短者 25 天,最长者 80 天,平均愈合时间 48 天。陈旧性骨折 17 例中,愈合者 8 例(时间最长者 13 个月,最短者 1.5 月,平均愈合时间 4.8 个月),未能愈合者 9 例;未愈合的原因,由于治疗前时间均在 3 个月至 6 个月甚至 1 年以上,因而难以连接。兹将以上三类情况典型病例附录于后。

【例1】 强某某,男,41 岁;门诊号 2719230,X 线摄片号 75610。

于 1961 年 7 月 29 日跌伤后随即来院门诊,X 线摄片证明为左腕舟状骨骨折,经外敷碎骨丹、内服骨科丹。9 月 2 日 X 线摄片复查,骨折处已达到骨性愈合。

【例2】 姜某某,男,33 岁;门诊号 62497560,X 线摄片号 151598。

于 1962 年 10 月 12 日跌伤,跌倒时掌屈腕部着地,随即来院门诊,当时诊断腕部挫伤,至 12 月 13 日局部症状仍不改善,X 线摄片检查证明左手腕舟骨骨折,经用外敷碎骨丹及局部固定后,于 2 月 23 日经 X 线摄片复查,骨已愈合。

【例3】 葛某某,男,34 岁;门诊号 80556,X 线摄片号 26266。

于 1966 年 9 月来院门诊,据称左手腕损伤已有 6 个月,曾经其他医院治疗,诊断为左腕舟状骨骨折,因屡治不愈,故来本院治疗;经用固定并内服外敷前述药物治疗后,断端虽有改善,但仍不连接。

以上 3 例,会进行随访复查,例 1 完全恢复正常;例 2 腕关节背屈与掌屈活动较健侧稍差,握力两侧相等,无酸痛等现象;例 3 腕关节掌屈、背屈活动亦稍差,但有酸痛,局部怕风寒,握力健侧为 21 千克,患侧为 18 千克,两侧相差 1/7。

讨论

近代医学治疗舟状骨骨折,通常以石膏固定,一般需经 12 周才拆除石膏,由于石膏的长期固定,腕骨往往会出现脱钙现象,在去除固定后,腕关节强直比较严重,还需要超过相当时间的理疗和体疗才能恢复功能。中医治疗,如系新伤骨折,由于药物的运用,一般只固定 6～7 周,骨折即可愈合,固定的时间比较短,腕关节的强直现象亦比较轻,再加外洗和导引锻炼,功能恢复得快,疗程可以缩短。就固定部位来讲,中医疗法只固定腕关节,5 个手指均允伸屈活动,因固定范围比较小,故患者比较舒适。

碎骨丹对于骨折愈合的作用,从临床资料中可以看出,如例 1 早期运用了碎骨丹,早期即可得到愈合;例 2 在未用碎骨丹时,2 个多月的时间在 X 线摄片上显示:骨折处毫无骨痂形成,经用碎骨丹及硬板固定后,2 个月后 X 线摄片复查,显示已达到骨性愈合。

内服药物在治疗上也是重要的一个环节,但必须与外敷药物密切配合;早期如有全身症状,宜辨证论治,如果没有全身症状则用成药骨科丹,如久服之后有口干、大便干燥等现象者,可用万应丹几天,待症状好转后,仍用骨科丹。

骨折愈合后,中医的导引方法,能促使气血流通,舒筋活络,对功能恢复是有一定帮助的;从临床上我们可以看到,骨折一旦愈合,开始运用导引时,其功能很快就能复原。

对陈旧性骨折,以洗方与敷料交叉应用,既能化瘀又能生新,既防止了因经常用洗方而可能对骨折生长不利,又改善了经常运用敷料致毛窍闭塞药力不能吸收之弊,两者相互运用,更能收到良好效果。

陈旧性舟状骨折,由于时间过长,断端不能愈合者,运用中药外洗及敷贴并加以导引锻炼,对改善症状、增加握力及灵活性,也有良好的帮助。

腕部严重损伤,在尚未确定有无舟状骨骨折的早期,运用前述硬板固定亦非常重要;如有骨折,当然是需要固定,即使无骨折,对软组织损伤亦有所帮助。

小结

本文介绍了腕骨(舟状骨)骨折中医的治疗方法,内容包括手法按摩整复、夹板固定、内服外敷药物以及导引锻炼。

本文介绍了 25 例舟状骨骨折的治疗结果,其中新伤骨折 8 例,陈旧性骨折 17 例;治疗后,愈合者 16 例,未愈合者 9 例。未愈合的原因,主要是时间拖得过长,未能及时治疗。愈合的病例功能与健侧相同,未愈合的病例局部有酸痛,怕风寒,握力减退,相当于健侧的 1/7。

用中药外敷碎骨丹、内服骨科丹及硬板固定,对于舟状骨骨折有明显的疗效。以目前情况来说,它具有方法简便、疗效高,患者也比较接受;是一种较好的治疗方法。

由于病例还不多,均根据 X 线摄片所显示的情况进行总结,而对大部分病例未能随访;今后尚须积累资料,以便进一步分析。

(与魏指薪、施家忠合著)

(原刊于《上海中医药杂志》1964 年,第 19 −21 页)

肩关节周围炎的手法治疗

肩关节周围炎,中医称为"漏肩风",患者大多系中年以上,为风寒湿邪侵入,经络阻滞而致。发病后肩部疼痛,尤其夜间疼痛加重,严重的痛如针刺影响睡眠,关节活动受到轻重不同的限制,穿衣、梳头等日常生活亦发生困难。本病如果采用中医手法治疗,结合外用和内服药物,同时再配合功能锻炼,往往能取得良好效果。

治疗方法

(一) 手法

一般为六步手法。

1. 平抬外展 一手压住患者肩部勿使其肩部耸起,一手握住患者的手腕部逐步用力将患臂外展抬高,当抬到一定高度时并在此位置上做向前向后活动约6次(图1)。

2. 轮肩 一手固定患者肩关节,一手握住患者手腕部,使患肩向前向后轮转活动,前后两个方向各转动3~5次(图2)。

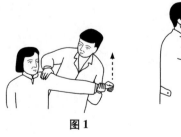
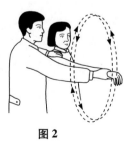

图1   图2

3. 旋后推肩 患者手臂旋向身后,肘部屈曲,并逐步地将患者手臂从身后向上抬高,使患侧肩部处于紧张牵拉状态,而后术者用示指点揉患者肩前部位各个疼痛点,最后再用掌根自肩前侧外侧由上而下推5～10次(图3)。

4. 上举 一手固定患者肩部,一手握住前臂,将患者手臂尽量举高,同时运用肘部托住患者上臂一紧一松地用力逐渐使患肢增高到最大的限度(图4)。

5. 内收摇肩 将患侧手部放到对侧肩部,一手托住患者肘部缓缓用力向健侧方向牵拉,另一手固定患侧肩部同时用拇指点揉患侧肩前和肩后的疼痛点(图5)。

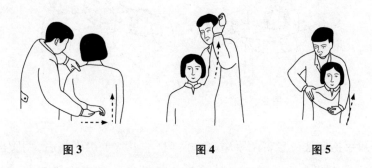

图3   图4   图5

6. 拉肩摇膀 使患者手臂伸直外展,术者一手固定患者肩部,一手握住患者之手慢慢拔伸使外展角度增高,并同时向前向后两个方向摇转各5～10次,肩部再用拇指和掌根点揉及按揉肩部与上臂疼痛点(图6)。

以上六步手法做完后作为一节,连做三节作为一次手法。这是治疗肩关节周围炎的基本手法,一般患者均采用此六步手法即可,但遇有不同症状尚须辨证地来加用手法。

如果肩关节外旋活动有限制,可在每次手法后加用一节扩胸手法。

7. 扩胸法 患者两手手指交叉放于颈部,两肘分开外展,术者用两手托住患者肘部,腹部抵住患者背部,拉患者两肘向后做扩胸动作,连续拉10次左右(图7)。如果肩关节内收活动有明显限制,可在每次手法后加用一节双手抱肩法。

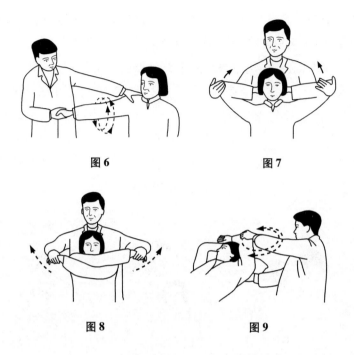

图6　　　　　　　　　　图7

图8　　　　　　　　　　图9

8. 双手抱肩法　患者两手臂紧抱两肩,术者立于患者身后,用腹部顶住患者背部,紧握患者两手腕用力向后牵拉,力量由小到大连续 10 次左右(图8)。大部分患者均采取坐位应用上述手法,如病情较重或体弱耐痛力差,在坐位手法时不能忍受,这要影响治疗效果,可于每次手法后加用仰卧位轮肩手法 1～3 节。

9. 仰卧位轮肩法　患者仰卧,术者一手握住患者肘部,一手固定肩部,使患者肩部顺时针方向轮转和逆时针方向轮转各 10 次左右,力量由轻而重,范围由小到大。同时肩部再用手指点揉疼痛点。最后将患臂伸直,在卧位上做上举活动 5～10 次(图9)。

上述手法每周进行 2 次,每次 15～20 分钟,8～12 次(4～6 周)为 1 个疗程,疗效好的手法次数可以减少,严重病例或疗效较差的手法次数则适当增加。

(二) 药物

外用洗方:落得打 12 克,伸筋草 12 克,桑寄生 9 克,当归 9 克,红花 4.5克,桂枝 9 克,草乌 9 克,独活 9 克。

以上药味放在大锅内(或旧面盆)加以煮沸,用毛巾 2 条轮流热敷肩部,早晚 2 次,每次约 20 分钟,每 1 剂药可用 2~3 天,而后更换新药。

内服药物:无明显虚症只是局部疼痛宜散瘀止痛,可服三黄宝蜡丸,口服 2 次,每次半粒至 1 粒。如全身伴有虚症而又局部疼痛,宜祛风活血止痛兼益气血,可服祛风活血丸,口服 2 次,每次 1 粒。一般疼痛不严重病例可不服药。

(三) 导引锻炼

我们在临床上经常所用的锻炼方法有以下四步。

1. 上举　两手互握伸肘,两上肢同时上举放下连续 10 次,动作应由低到高不断增加幅度(图 10)。

2. 横抬　手臂伸直,两侧同时做外展和内收活动,连续 10 次左右,范围可逐渐增大(图 11)。

3. 摇膀　肘关节伸直握紧拳头,轮转肩部,范围由小到大,轮转时要注意肩部放松,要手和前臂用力不可屏气,顺时针方向和逆时针方向各 10 次左右(图 12)。

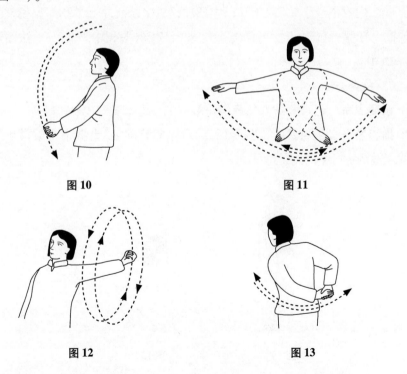

图 10　　　　　　　　　　　图 11

图 12　　　　　　　　　　　图 13

4. 反扯　将患侧手臂放到身后,用健侧之手握住患手,来回向健侧牵拉约 10 次左右,扯拉时不断提高患肩向后活动的长度和高度(图 13)。

以上四步锻炼方法均在站立位置上进行,全部练完后作为一次活动量,每天早晚 2 次不间断地锻炼,初期或疼痛严重时可酌情而行。

临床资料

(一) 病例选择

完全由于肩关节周围炎所引起的肩关节粘连,无明显外伤史。分轻、中、重三种不同类型:

重:前屈上举 110° 以下,拇指摸脊至腰 3 以下,外展 45° 以下,内收 25° 以下。

中:前屈上举 145° 以下,拇指摸脊至胸 12 以下,外展 70° 以下,内收 25° 左右。

轻:关节功能限制,但前屈上举不低于 145°,拇指摸脊不低于胸 12,外展不低于 70°,内收不少于 25° 以上。以上四项检查中以前屈上举和拇指摸脊为主要依据。轻型可依靠药物与功能锻炼来治疗,重型和中型作为手法治疗对象。

(二) 检查方法

1. 前屈上举　足跟和背部紧靠墙壁站立的位置来做测定(图 14)。

2. 拇指摸脊　将患臂内旋到身后,手背贴靠背部,以大拇指指端摸到脊柱部位来做测定(图 15)。

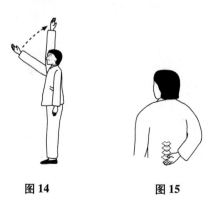

图 14　　　　　图 15

3. 外展 患者取坐位,两肩放在同样高低水平位置,两上肢同时外展来测定患侧外展高度。

4. 内收 肘关节屈曲,手放到对侧肩部,患侧肘部能达到胸部中线即作为45°(图5)。

以上均为被动检查,疗效标准亦按被动检查所测定出的最高幅度为准,手法前检查测定1次,以后每经过四步手法做检查测定1次。

(四) 30 例患者治疗结果

在30例患者中,男16例,女14例,年龄最小的39岁,最大的68岁,平均年龄52.5岁。病程最长的24个月,最短的1个月。左肩关节19例(其中男11例,女8例),右肩关节10例(其中男5例,女5例),双侧肩关节1例(女)。

治疗效果

优:共15例,男9例,女6例,左肩8例,右肩6例,双肩1例。手法4次的7例,5次的1例,6次的3例,8次的4例,平均手法次数为6.2次。病程最长的22个月,最短的1个月。

良:共7例,男4例,女3例,左肩5例,右肩2例。手法8次的1例,10次的2例,12次的3例,17次的1例(12次已达到良的标准,患者要求再继续几次),平均手法次数为11.6次。病程最长的24个月。

好转:共8例,男3例,女5例,右肩2例。手法3次的1例,9次的1例,12次的1例,16次的4例,20次的1例,平均手法次数为13.5次。病程最长的13个月,最短的2个月。此8例患者当中因病未能治完全疗程的2例,另有5例在增加手法次数和延长疗程后于结束时达到良的标准,只有1例拇指摸脊仅到腰椎1,尚不能达到胸椎。

无效:共0例。总的看来,疗效与病情关系较密切,与年龄和病程的关系不明显。

体会

从30例患者疗效来看均有不同程度的效果,没有1例无效,说明伤科手法治疗本病能够促使粘连松解。

在治疗过程中除手法外,功能锻炼是一个重要环节,我们从15例疗效优的患者可以看到,其中 9 例坚持每天锻炼。在 25 例随访患者中,完全恢复正常的 10 例患者,其中 8 例是坚持长期锻炼的,有 1 例患者对于功能锻炼谈了自己的切身体会,认为伤科手法在很大程度上属于被动运动,既然经过这样手法后症状获得减轻,则应该积极配合主动运动的功能锻炼,则能起到更好的疗效。由于他主动配合.关节疼痛迅速减轻,功能也恢复得较好。又如 8 例原属于良的,3 例原属于优的,因为未能坚持功能锻炼,所以有退步。

说明坚持功能锻炼,可以提高和巩固疗效。锻炼方法不一定拘泥于一种方法,可以多种多样,但必须认真对待,能够使全身微汗则更好。

病程的长短对疗效的影响不大,在疗效优的病例中,最长的有 22 个月,最短的只有 1 个月。

药物的应用以外洗方为主,如果疼痛严重或者正虚、邪实,可考虑辨证施用内服药物。

附:疗效标准

优:疼痛逐渐减轻,8 次手法后,夜间疼痛基本消失或全消失,前屈上举达到 160°左右,拇指摸脊可以到胸椎 10 以上,外展 80°以上,内收 45°以上。

良:疼痛逐渐减轻,12 次手法后,夜间疼痛基本消失前屈上举超过 145°,拇指摸脊可达胸椎 12 以上,外展 70°以上,内收能达到 45°。

好转:12 次手法后,疼痛有所减轻,活动范围有改善而未能达到"良"的标准,尚须增加手法次数和延长疗程。

无效:手法后疼痛不见减轻,关节活动全无改善。

(与魏指薪合著)

(原刊于《上海中医药杂志》1979 年,第 24 —26 页)

中医中药治疗踝关节扭伤
42 例临床分析

踝关节扭伤为一常见的关节损伤,以往采取抽液、局部固定、抬高患肢等措施,疗程一般较长,自用中医手法加外敷药以来,据临床观察,有消肿快、功能恢复早、从而缩短疗程等优点,现介绍如下。

1. 一般资料　本组 42 例中,男性 20 例,女性 22 例。年龄最小为 11 岁,最大 63 岁。发生在左足者 18 例,右足者 24 例。

2. 损伤机制与损伤类型　本病往往发生于行走不慎,踏于凹陷不平之地面,或下楼时突然踏空,或跳跃时足部着地不稳,致使足部突然发生内翻或跖屈内翻。本组 42 例中,内翻位有 38 例(其中合并跖屈者 6 例),外翻位 1 例,背伸损伤 2 例,余 1 例不详。由于踝关节极度扭曲,导致韧带牵扯、移位,甚至断裂,软组织撕裂或嵌顿,从而发生局部渗液与血肿形成。

3. 肿胀情况　本组以足容量测定法观察患足肿胀情况,42 例中损伤较严重者共 16 例,肿胀均较剧,容量均超过健侧 100 毫升以上,其中 5 例比健侧多 108～209 毫升。另 16 例容量增加在 50～100 毫升。余 10 例肿胀略轻,不超过 50 毫升,属轻扭伤。

4. 治疗方法与疗效　本组用手法加外敷消肿散治疗者 27 例,单用外敷消肿散治疗者 10 例。前者痊愈 21 例(77.8%),基本痊愈 5 例(18.5%),好转 1 例(3.7%);后者痊愈 6 例(40%),基本痊愈 8 例(53.37%),好转 1 例(6.7%)。以手法加外敷药治疗的疗效较好。

附：

1. 手法操作 ①以患者左足为例,术者立于患者足侧。左手握住足前部,右手拇指徐徐按揉患处来回顺筋数次。②左手将足作极度内翻以拔拉筋络,右手仍轻揉患处。③再将足部恢复至直角位,端正足部。④将足极度背伸,右手仍按定伤处,左手握住前足部。⑤紧接上步,突然用力使足跖屈,此一动作应迅速而正确。此时可闻轻微"咯啦"声,将足回复至中立位后准备敷药。手法完毕后,踝关节中立位,伤处外敷消肿散,绷带包扎。

2. 消肿散 芙蓉叶、赤小豆、麦硝粉,按10∶3∶1比例,共为末,饴糖调之。

3. 测肿方法 踝关节的周径是通过内、外踝尖及跟骨结节三点的连线为测量的标准。足容量测定法是用特制玻璃缸盛水一定量,先以健足置入容器内,开放水龙头使因足置入后外溢之水流出,计其量,表明健足容量。同法,同量水,再置入患足依法使水外溢计量,为患足之容量,两者即可获差额,即使增加之容量,也即是肿胀的程度。

（与吕裕生、过邦辅合著）

（原刊于《中医杂志》1981 年第 10 期,第 31 页）

手法治疗腰椎间盘脱出症的体会

　　腰椎间盘脱出症是引起腰腿痛的常见原因之一,1992 年以来,我们采用全麻下重手法(三步八法)推拿治疗、治疗患者近千人,一般有效率在 85% 以上。目前这种疗法在不少地区广泛应用,由于对采用这种方法的指征掌握不严,进行重手法推拿次数过多,结果使某些患者病情反而加重。根据对有些病例的手术探查,发现黄韧带增厚,神经根粘连等情况。现将我院于 1979 年 5 月至 1979 年 12 月间收治外院推拿治疗无效者进行手术的 24 例加以探讨。

临床资料

　　病期 1 年以内者 7 例,1~2 年者 6 例,2~3 年者 2 例,3~4 年者 2 例,5~10 年者 7 例。性别:男性 18 例,女性 6 例。年龄 20~30 岁 5 例,30~40 岁 9 例,40 岁以上者 10 例。

表 1　手术后诊断分类

病变类型	例　数
单纯腰椎间盘脱出症	6
腰椎间盘脱出 + 椎管狭窄	10
椎间盘脱出 + 神经根管狭窄	4
椎间盘脱出椎管 + 神经根管狭窄	2
椎管椎管 + 神经根管狭窄	1
单纯椎管狭窄症	1

手术探查表明,单纯的腰椎间盘脱出症经过长期推拿而无效者,多数并发椎管狭窄或神经根管狭窄以及马尾或神经根的粘连。其中有一部分病例可能是由于反复进行重手法推拿,马尾、神经根、黄韧带以及周围的软组织反复遭受刺激,局部产生水肿和粘连,纤维组织增生(表1)。

表2　推拿和黄韧带增厚及神经根粘连的关系

手术探查 推拿方法	黄韧带厚度(毫米)			神经根粘连程度			例数
	4～5	6～7	8以上	轻	中	重	
多次麻醉下重推拿	2	2	6	0	3	7	10
多次无麻醉下重推拿	1	2	1	1	2	1	4
轻手法推拿	8	2	0	6	2	2	10
总　　计	11	6	7	7	7	10	24

从表2可以看出,黄韧带厚度8毫米以上的7例中有6例(占85%),神经根粘连较严重的10例中有7例(70%)属于多次麻醉下重手法推拿治疗者,轻手法推拿者此种情况较少。

讨论

1. 全麻下重手法推拿(三步八法)治疗腰椎间盘脱出症确实有一定的疗效,它有疗效高,复发率低,疗程短等特点,但中医对手法的应用历来都重视施法必须得宜,所谓得宜即轻重要适当,要恰到好处。过轻则达不到正骨理筋的目的,过重则产生新的损伤,更切忌粗暴。所以《医宗金鉴·正骨心法要旨》中早就指出:"但伤有轻重,而手法各有所宜,其愈可之迟速,及遗留残疾与否,皆关乎手法之所施得宜,或失其宜,或未尽其法也。"尤其是患者在全麻下接受治疗,肌肉处于完全松弛状态,暂时失去其保护功能,若用力不当或过于粗暴,或反复进行推拿,不但可能造成脊柱周围软组织损伤,而且还可以造成椎管内组织和神经根的水肿,致使黄韧带和神经根粘连,有些髓核和硬膜或神经根紧紧地粘连在一起,手术时造成分离困难。正常黄韧带的厚度一般为2～3毫米,多数学者认为40岁以上的人有不同程度的退变,皱折和增厚,但是Arthur在107例椎管内病变未经手法治疗,手术探查时黄韧带平均厚度为2毫米,超过3毫米者甚少。而本组手术探者发现黄韧带的厚度均在4毫米以上,平均厚度为5.8毫米,增厚最严重者竟达10毫米。我们认为黄韧带增厚的原因和多次手法推拿有一定的关系。对于症状严重,复发2次以上,中央型脱出或疑有椎管狭窄症者均应谨慎应用。因此,我们认为重手法推拿一般只做1次,最多不超过2次,而且轻手法也应控制在3～6个月之内。

病例:周某某,男性,43岁,农民,安徽颍上县人,住院号237399。因患腰椎间盘脱出症在当地反复进行推拿治疗1年左右,每次手法后疼痛明显加重,并有触电样向下肢放射痛。手术探查发现腰4、5间盘脱出,而且黄韧带增厚至7毫米,硬膜有压迹,同时神经根明显增加,腰4神经根直径左侧为8毫米,右侧9毫米,腰5神经根左侧为7毫米,右侧8为8毫米,神经根变为青紫色嵌在神经根管内,做腰4、5椎板切除神经根管扩大和神经根粘连松解,术后症状明显改善。

2. 腰椎间盘脱出症主要是脱出的髓核压迫或刺激马尾神经根所产生的临床症状。在各种手法中,我们体会到斜板是重要的手法之一。在斜板时往往可以听到"咔咔"的爆裂声,但它并不是椎间盘摩擦声,其声响犹如掌指关节强力屈曲时所发生的声音相仿。这种爆裂声的出现,只能说明手法进行顺利,不代表手法成功,唯一手法成功的标准是疼痛迅速消失,运动增加和肌肉痉挛解除。

许多学者在手术时进行观察,发觉脊柱在旋转时神经根和椎间盘看不到有明显的活动,但椎板分离可达5毫米,黄韧带下方纤维和上关节囊有明显的牵引,同时椎间关节大幅度的活动,可使椎间孔的形状改变,我们在尸体实验中证实,这就使神经根所处的区域有较大的余地,使局部的压迫得以缓解,同时也可解除神经根周围的粘连,使疼痛得以缓解或消失。

中医对手法要求甚严,素有:"……法之所施,使患者不知其苦,方称为手法也"。这就需要巧用力,所谓"巧力"就是针对性强,在患者尚未感到痛苦时,组织即能得到复位。而现在的手法趋势越来越重,这样椎间盘尚未复位,反而导致新的损伤。例如:戈某某,女性,24岁,因腰椎间盘脱出症在某地推拿治疗,由于暴力牵引而引起坐骨神经牵拉伤,右下肢部分肌力减退。所以,我们认为人力牵引既不容易控制牵引重量,反而容易造成神经牵拉伤。1976年我们改用机械牵引,一般牵引重量占自身体重的50%,牵引时间3分钟,这样既克服了上述的缺点,又提高了疗效。

3. 近年来,随着对腰椎间盘脱出症的认识不断加深,保守疗法不断改进,从而使疗效逐渐提高,但仍有15%～20%的患者需手术治疗。除较大的中央型脱出已被大多数学者公认不宜手法治疗以外,我们在实践中体会到,在X线平片上髓核脱出相应部位的椎体后缘有较明显的骨质增生呈鹦鹉嘴状者,或椎管内有钙化和骨化阴影者,说明脱出的椎间盘已钙化,并游离于椎管内,大都和周围软组织及神经根有较致密的粘连,推拿很难改变其位置或使其还纳。此外,健侧直腿抬高而在患侧发生明显神经性疼痛者,一般髓核脱出在神经根的前内方,并且较大、神经根的张力也大,而脱出往往超过中线,以上这些情况,推拿治疗效果均不够满意,应考虑手术治疗。

4. 本组24例探查结果,单纯的腰椎间盘脱出症仅6例,占27%,绝大多数的病例均合并椎管狭窄,神经根管狭窄或神经根粘连,共16例占72%以上,所以手术时不仅要摘除脱出的髓核,同时还要探查马尾和神经根在髓核摘除后是否仍有受压现象,假如硬膜有像气球样膨出现象,需做半椎板或全椎板切除减压。若神经根的张力较高或有粘连时,也要进行神经根管扩大和神经根粘连松解。术后应早期活动,以防止神经根粘连。术后第一天开始训练直腿抬高。若开窗摘除髓核,术后2～3天即可在室内行走。若全椎板切除术,术后第三天可下地在床边立几分钟,7～10天可开始在室内行走。在一般情况下,不常规做脊椎融合术,但凡伴有关节突切除过多、脊柱不稳定,或日后需做重体力劳动者,才考虑同时作脊柱融合术。

（与祝波合著）

（原刊于《上海第二医科大学学报》1981年,第242 −244页）

伤科背法的临床应用

　　伤科手法中的"背法"，是治疗"闪腰岔气"的常用方法之一。腰部有些疾病，如腰部扭伤、腰部垫膜损伤（腰椎间盘突出症）所引起的腰部疼痛，肌肉痉挛，行动困难，在治疗上大都采用"背法"，常能获得较满意的疗效。我所叶衍庆教授对于"背法"非常重视，认为可以治疗脊柱小关节功能紊乱所致的腰背痛，通过了许多病例的临床证明有效，并对其作用机制作了初步探讨。我们现从中医角度及魏指薪老中医关于"背法"在临床上具体应用经验，结合本人的一些实践体会，作一次介绍，借以交流经验，使伤科"背法"进一步得到继承和发扬。

"背法"的操作步骤

　　"背法"在实际操作中，可分为四个步骤：

　　第一，使患者站立，如果患者疼痛不能支持时，可以由助手扶持。助手面对面地站在患者前面，双手又托住患者的两侧腋部，先使患者站稳，而后助手两手用力尽量向上提拔，使患者的腰部得到最大程度的挺直（图1）。

　　第二，医者背对背地站在患者的身后，两肘弯曲由下而上挽住患者的两肘，医者的背臀部紧贴患者的背臀部，而后，身向前俯，膝关节微屈，缓缓地将患者背起。当立起后应叮嘱患者不要屏气，使自己的全身肌肉放松（图2）。

　　第三，这一步是进行正骨理筋的复位步骤，医者再向前俯，两肘和背脊用力将患者背起后（必须使患者双足离开地面）。医者两膝仍然保持屈曲，先将患者身体从自己背上逐渐下滑，下滑到患者腰部紧对着医者尾骶部，这是开始关键的操作：

1. 医者左右晃动尾骶部,使患者的腰部和肢体能够得到轻轻地左右摆动,此时患者有疼痛感。

2. 医者必须掌握时机,迅速而有力地使自己原来屈曲的两膝突然向后挺直,在挺直的同时注意自己尾骶部向上对准作者的腰部做颠簸震坠动作,有些患者此时腰部可能有组织移动感觉,其骨节与软组织即可达到复位。这一步方法在伤科传统上称为"挺颠震坠"法。如一次未能挺震好可再重复1次(图3)。

第四,"挺颠震坠"后,使患者双足落地,慢慢站起,同时助手向上托扶患者腋部,患者两足分开(与肩宽相等)医者用双手拇指摸触伤处,观察腰部两侧是否平衡,而后根据不同病情再用拇指按摩其伤处,最后用拇指按摩腰部两侧肾俞,手掌和其余手指捧住患者腰部周围,助手向上提拔,医者将患者腰部向左向右来去各轮转3次(图4)。

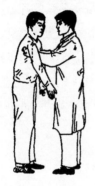

图1 助手扶持用力上提

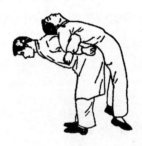

图2 医者站立将患者轻轻背起来

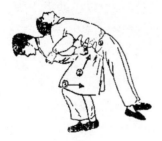

图3

① 左右晃动患者腰部

② 尾骶部用力上顶患者腰部

③ 膝部突然向后过伸

两者同时操作

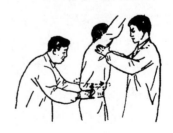

图4 助手上提、医者向右、
　　　向左轮转腰部

以上四步手法在应用时,应先向患者说明,以解除其顾虑并取得合作,特别是第三步手法,应在患者全身肌肉放松的情况下连贯操作,才能取得效果,一般患者一次手法即可达到治疗目的,症状仍明显者,可在第 2 天或第 3 天再重复一次手法。手法成功的患者,立即能做腰部活动,疼痛也立见缓解或消失,严重病例,在手法后可配合中药煎水外洗,或外搽伤筋药水和外贴伤膏药等,以至症状全部消失。

"背法"的适应证和禁忌证

适应证:腰部新旧扭伤,腰椎间盘突出症,腰椎小关节功能紊乱,腰椎肥大急性发作,腰椎屈曲,后伸活动限制等症。

禁忌证:年老体弱,骨质疏松,风湿结凝骨节伴有背偻强直畸形、炎症、肿瘤、脊柱滑脱等症。

"背法"的治疗作用

魏指薪老中医对于"背法"的治疗作用,有其独特的看法,我们在继承整理的过程中有以下一些体会:

当人体某一部位遭受损伤时,往往要发生不同程度的组织损伤和经络气血的阻滞。"背法"对脊柱产生牵拉、过伸、上下震动、旋转和左右摇动等各种动作,通过这些动作,可以起到正骨理筋"拨乱反正"的作用,从而取得"骨正筋柔,气血以流"的效用。

人体各部是不可分割的一个整体,局部的损伤会影响到全身的气血不和。因此在手法应用上经常有"以左引右,以右引左;以上引下,以下引上"的指导方法,"背法"结束对所加用的第四步手法,按摩腰部两侧,并转动整个腰部,其目的就是使全身上下气血贯通,有利于局部损伤的修复,也是在局部手法时应结合整体情况,适当加用有利于整体的手法,才能取得更好的效果。

伤科手法在临床应用上,常现肢体活动限制的方向作用选择手法的依据,以腰部为例,前屈活动限制者,可多选用前屈的手法,后伸活动限制者,可多采用后伸的手法,"背法"是一种后伸幅度较大的手法。腰痛患者如后伸活动受到限制,大都要采用此法《灵枢·经筋篇》中讲"故阳病者,腰反折不能俯,阴病者不能仰",腰部过伸可舒足少阴经筋,经络气血得以通畅,舒筋通络后,症状即缓解或消失。

典型病例

【例1】 黄某某,女,24 岁,门诊号 1082。初诊日期：1977 年 12 月 12 日。

病情：患者腰痛已有 3 周,无明显外伤史,11 月 19 日因痛剧曾来我科急诊,当时除腰痛外,不能站立及行走,经过局部封闭,症状稍有改善,但腰痛始终不止,行动不便,而来门诊治疗。

检查和治疗经过：腰椎有轻度后突畸形,活动限制,尤其是后伸活动有明显限制。腰椎 5 左侧小关节处有局限性压痛。直腿抬举正常,无神经症状。我们认为此系无意中闪挫、腰椎 5 与左侧小关节滑膜嵌顿可能。采用"背法"治疗,术后患者立即腰部后伸活动好转,疼痛减轻。同时用中药煎水局部热敷。12 月 15 日第二次复诊时,患者经过治疗后,腰痛明显改善,能作轻度后伸活动。12 月 22 日第三次复诊时,腰痛消失,后伸活动基本正常,停止随访。

【例2】 陈某某,男,46 岁,门诊号 66041。初诊日期：1978 年 7 月 1 日。

病情：患者于 1978 年 6 月 24 日弯腰时扭伤,当时腰痛,能行走。早晨扭伤,晚间腰痛逐渐加重,不能行走,于 6 月 25 日来我科急诊。经局部封闭和服三七片与去痛片后效果仍不显著,疼痛不能行走,至 7 月 1 日症状加剧,完全不能行动,而来门诊。

检查和治疗经过：以往无腰痛史,腰椎 4～5 间压痛,右腰骶部压痛,伸屈活动均有限制,诊为腰部扭伤,痛在腰骶部,故用"背法"治疗,当即疼痛减轻,原来六天不能行动,立即可以自己行动,配合中药煎水局部热敷。7 月 5 日第二次复诊时腰痛显著减轻,至 7 月 11 日第三次复诊时,腰部感觉轻松,一天来能自己行动,腰椎 4～5 棘间仍有轻度疼痛和压痛外,腰部仍感无力,其他无明显不适,再外贴伤膏,并作适当休息即可。

【例3】 高某某,男,24 岁,门诊号 70。初诊日期：1978 年 7 月 11 日。

病情：患者于 6 月 23 日腰部扭伤,6 月 30 日疼痛加重不能活动,而来我科急诊,诊断腰扭伤,以后经过两次门诊药物治疗,最后检查,腰部侧突,活动限制。直腿抬举左 80°,右 50°,右跟腱反射迟钝,腰椎 4～5 右侧有压痛,诊断为腰椎间盘突出症。

检查和治疗经过：7 月 2 日检查患者腰侧弯明显,腰部活动限制,右直腿抬举 50°。认为腰椎间盘突出症可能,经用"背法"后,腰部侧弯立即消失,嘱其卧床休息 3 天,14 天复查视站立时腰椎侧弯消失,弯腰时仍存在,右直腿抬举已达 70°。行走时腰可挺直,两腿能抬起迈步,但不能多坐,腰部活动仍有限制。再一次"背法"以后用药物治疗。

以上为有比较完整记录的 3 例有效病例。我们将这一疗法的具体应用步骤,以及它的适应证和禁忌证,提出交流,并对这一疗法的作用提出一些看法,请同仁们批评指正。

（原刊于《基层医刊》1981 年,第 24 -25 页）

运用魏氏伤科手法治疗陈旧性
肘关节脱位

关节脱位如果超过3周未得到复位,即属于陈旧性脱位。这对闭合下复位就带来困难,尤其是肘关节脱位由于出血多,溢于肌筋,血瘀凝聚,更难复位。现将运用著名中医伤科专家魏指薪的手法治疗该病的临床资料分述如下。

治疗方法

1. 先外用"化瘀洗方"局部熏洗浸泡,每天2～3次,每次30分钟,连用1～2天。

2. 在外用洗方的同时,嘱患者尽可能地将患侧肘关节做伸屈和前臂旋前、旋后反复地活动,以松解关节周围的粘连,为施行手法创造有利的条件。

3. 完成手法整复前的准备工作:在静脉或臂丛麻醉下,使肘关节做伸展、旋前旋后活动,同时在肘关节屈曲的位置上,一手托住肘部,一手握住前臂,以正反时针方向左右摇动,范围由小到大,进一步使粘连和瘢痕组织得到松解。这时往往可听到粘连撕裂的声音。

4. 手法复位:

(1) 肘关节得到充分松解以后,令患者取仰卧位,手臂外展旋后,第一助手下蹲双指交叉抱住患者上臂下段(局部衬以棉垫)用力向下牵拉;第二助手站在高处双手握住腕上尺桡骨下端用力向上拔伸,两助手相反方向持续用力。

(2) 在助手牵引下,医者用双手拇指向上顶推患者尺骨鹰嘴,其余手指将肱骨下端向下压住。此时,外观畸形逐渐消失,关节重叠也已拉开。即嘱第二助手将患者肘关节逐渐加大屈曲幅度,当超过 90°时,肘关节畸形消失,肘后三角关系恢复正常,即表示已经复位。

5. 复位后应做 X 线摄片复查。证实确已复位时,再用石膏托屈曲位固定。约 1 周后去除石膏,采用颈腕吊带,续用"化瘀洗方",同时开始功能锻炼。

临床资料

10 例患者中,后脱位 9 例,后脱位伴桡侧脱位 1 例。男 4 例,女 6 例。年龄最大 53 岁,最小 18 岁。脱出时间最长者 69 天,最短者 26 天。左右肘各 5 例,手法复位时 5 例获得成功,3 例假性复位,2 例失败。

所谓"假性复位"是指在手法复位后,局部畸形改善,伸屈幅度明显增加,但经 X 线摄片证明还未复位,失败病例,指局部症状既未改善也未复位的患者。

【例1】 顾某某,在第 69 天时复位成功,在这以前曾经过 2 次复位,在粘连基本松解、关节重叠亦有所松动情况下,但因手法上没有经验,而未能成功。总结经验、改进操作后,在第 3 次复位时获得成功。

【例7】 仇某某,在复位时发生尺骨鹰嘴骨折。这是抗牵引力量不够,未能将脱位重叠拉开,就急于屈肘所造成的。

随访情况

10 例患者中,随访 6 例,情况见表 1、表 2。

表 1 随访

病例	肘关节外形	关节活动度				前臂周径公分		上臂周径公分		有否神经症状
		旋前	旋后	伸	屈	健侧	患侧	健侧	患侧	
4	有畸形	70°	正常	120°	正常	21	21	22	20	右手尺神经麻木
5	肘内翻,肘后三角消失	正常	正常	145°	95°	23	21	26.5	25	无
6	无	正常	正常	175°	正常	25	23.5	26	25	无
7	有畸形	正常	45°	143°	90°	25	25	26	25	无
8	无	70°	正常	170°	正常	26.5	26	28	25	无
10	无	85°	正常	170°	正常	26	26	28	28	无

注:前臂、上臂周径测量,以肘上、肘下 10 厘米为准。

表2　随访

病例	疼痛	损伤后至恢复工作时间	X线片复查	随访时间	备注
4	有轻度疼痛过劳后加剧	5个月	桡骨小头外侧、肱骨内上髁骨质增生	14年1个月	失败后去外院手术切开复位,目前肘关节伸时无力
5	劳累后有疼痛	5个月	肱骨内上髁有萎缩,未见骨关节炎	13年9个月	假性复位,尺骨鹰嘴与桡骨小头有凸出畸形
6	无疼痛	3个月后开始轻工作	未见明显骨关节变化	12年9个月	复位成功
7	无疼痛	3个月	有损伤性关节炎增生	12年9个月	原有尺骨鹰嘴骨折。假性复位
8	重劳动及天气转变时轻度疼痛	4个月	骨膜下血肿骨化比以前增加	2年7个月	复位成功
10	在一年中有2次用劲后有疼痛	6周	骨膜下血肿骨化无加重	1年3个月	复位成功

体会

1. 我们认为陈旧性肘关节脱位的复位难度虽大,但手法复位的成功还是很有希望。一般认为陈旧性肘关节脱位超过3周,就有切开复位的指征;若伴有损伤后骨膜下血肿骨化(过去称骨化性肌炎)者,那就必须手术切开复位,但根据我们所治的10例中,手法闭合复位成功了5例,从损伤至复位的时间26～69天,平均为39.4天。尤其是例8、例10两例,经专科医生检查,认为伴有骨膜下血肿骨化,必须手术切开复位,可也同样用手法得到了复位。

2. 我们认为手法复位困难的关键在于损伤日久,血瘀凝聚,肌筋粘连,拘挛僵硬。如能松解其粘连,消散其瘀结,复位就可能成功。所以在复位前必须按上述治疗方法以松解关节周围的粘连,为复位创造有利的条件。如在自动和被动活动中,关节活动功能没有一定程度的改善,复位成功可能性就少。

3. 手法复位时,必须在两助手持续对抗牵引下进行,医者尽力压住肱骨下端,两拇指反复重推尺骨鹰嘴,使肘后粘连分离,拉开重叠移位,屈肘复位,这是手法的关键。切忌粗暴、用力过猛,急于求成。不待粘连松解到一定的程度就猛然屈曲,这不但不能达到复位的目的,反而会产生新的损伤,第 7 例就是这样的失败的病例。

4. 复位后的早期功能锻炼也是很重要的。一般在采用石膏托固定 1 周后改用三角巾悬吊,同时开始时关节功能锻炼和外用"化瘀洗方"熏洗。有条件的加些理疗,这对防止产生新的粘连,恢复关节功能也很为重要。

5. 随访 3 例复位未成功的病例,我们看到"假性复位"的功能和劳动力并不比切开复位过差,因此,认为闭合手法不论成功与否,将关节与其周围的粘连松解的程度与关节功能恢复的程度成正比;对于临床上以手法为主治疗陈旧性肘关节脱位也是可取的。

（与黄盛坤、李舸合著）

（原刊于《上海中医药杂志》1982 年第 12 期,第 8 -9 页）

麻醉下重手法推拿治疗腰椎间盘突出症 735 例远期疗效观察

腰椎间盘突出是引起坐骨神经痛的重要原因之一,从 1972 年以来,我们共收治该病患者 865 例。其中采用麻醉下重手法推拿治疗者 735 例,取得较满意的效果,现报告如下。

临床资料

(一) 一般资料

735 例中,男 521 例,女 214 例。年龄在 19～30 岁者 265 例,31～40 岁者 320 例,41～50 岁者 132 例,50 岁以上者 18 例。病程 3～6 个月者 241 例,6～12 个月者 175 例,1～3 年者 105 例,3～5 年者 83 例,5～10 年者 75 例,10 年以上者 56 例。

(二) 临床表现

直腿高举在 60° 以下者 632 例,占 86%。拉塞克征阳性者 616 例,占 83%。健侧抬高时患侧疼痛者 234 例,占 32%。脊柱侧突畸形者 662 例,占 90%。下肢感觉异常者 543 例,占 74%。腱反射减弱或消失者 507 例,占 69%。下肢肌力减弱者 528 例,占 72%。腰骶部有明显放射性压痛者 572 例,占 78%。两侧坐骨神经痛者 69 例,占 9%,腰部有明显损伤史者 389 例,占 53%。

对于诊断困难或疑有脊柱骨折、结核、肿瘤等患者,进行腰椎 X 线摄片检查。本组 735 例中,521 例行腰椎正、侧位 X 线摄片,其 X 线阳性表现有:腰椎生理前凸变小或消失者 469 例,腰椎侧突畸形者 452 例,腰椎间隙变狭窄者

156 例,腰椎椎体前缘骨质增生者 232 例,后缘骨质增生者 54 例,椎管内有钙化阴影者 24 例。脊髓造影 82 例,其中提示为单例型突出者 57 例,中央型突出者 7 例。其他类型突出者 6 例,未见明显突出者 12 例。

治疗方法

(一)麻醉方法

采用静脉或硬膜外麻醉。①静脉麻醉:硫苯妥钠 500～750 毫克加入肌安松 4～6 毫克,静脉注射。②硬膜外麻醉:穿刺部位在腰 1～2 或腰 2～3 之间均可,导管向上插入 2 厘米。先注入 2% 利多卡因 5 毫升,5 分钟后若无全脊椎麻醉症状出现,即可注入利多卡因 1 毫克 +地塞米松 1 毫克 +0.9% 氯化钠 3 毫升。

(二)推拿方法

推拿前首先用热敷床将腰部用中药热敷 20～30 分钟(自动控制,恒温70℃左右)。解除肌肉痉挛。手法在三个体位,分八个步骤进行(简称三步八法)。

1. 仰卧位 ①拔伸牵引:采用上海仪表厂生产的 QY 型自动牵引床施行胸腹对抗牵引 3 分钟,重量为自身体重的 1/2～2/3。根据患者的不同情况还可以使腰部屈曲或过伸。②屈髋旋转:医者一手握住患者踝关节,另一手按住患者膝关节前部,使患侧髋膝关节极度屈曲,同时逐步由内收位转为外展位,最后使下肢伸直。范围要逐渐扩大,先做患侧,再做健侧。连续 3 遍。③悬足压膝:助手牵拉健侧踝关节,医者一手按住患侧膝关节前部,另一手握住患侧踝关节、使髋、膝关节极度屈曲,尔后使膝关节伸直,并逐渐抬高下肢,一般不超过 70°,不可使用暴力,最后极度背屈踝关节。连续 3 遍。④屈腰抱膝:患者双侧髋、膝关节极度幅曲,医者一手臂放于双膝关节前部用力向下压,使膝关节前部贴紧胸壁,另一手放于尾骶部用力向上扳,使腰骶部极度屈曲。连续 10 次。⑤矫正侧突:助手按住胸腰部固定,医者两手分别握住患者两踝关节用力向脊柱侧突方向摆动 10～20 次。

2. 侧卧位 ①斜扳扭腰:患侧向上,下肢微剧。健侧伸直,助手牵拉踝关节。医者一手扳拉患者肩前部,另一手推至髂嵴,使脊柱呈相反方向扭转,到一定角度要突然发力,可以听到"咔哒"响声。然后一手按于肩后,另一手扳住髂嵴,两手再做反方向推拉。对侧同样进行。②提腿后扳:两助手分别牵拉腋下和踝部做对抗牵引,患侧向上,医者一手握住患者踝关节,另一手按住腰骶部,两手同时用力,一推一拉,使腰部极度后伸,提拉 30 次,最后突然用力 3 次。对侧同样进行。

3. 俯卧位 俯卧抖腰:患者胸前和骨盆前面各垫 2 只枕头,使腹部腾空,一助手牵拉腋下,另一助手牵拉两踝部做对抗牵引,医者双手叠掌按在患者腰骶部,向下按压并抖动 30 次,切忌用力过猛。

经上述方法治疗后患者需绝对卧床休息 3～7 天。每周推拿 1 次。若推拿 1 次即有明显好转,可不再做第 2 次,疗程一般不超过 2 次。对于复发患者,若症状不严重,仍可采用上法治疗,但对于复发 2 次以上者可考虑手术治疗。

疗效观察

(一) 疗效标准

1. 痊愈 症状和体征完全消失,恢复原来工作者。

2. 好转 症状和体征基本消失,恢复原来工作后偶有疼痛者。

3. 无效 症状和体征部分消失或无明显改善,需减轻工作或休息者。

(二) 治疗结果

随访 528 例(随访时间 6 个月至 9 年 3 个月,平均 3 年 2 个月)中,痊愈 358 例,占 68%;好转 100 例,占 19%;无效 70 例,占 13%。痊愈病例中,治愈时间最短者 6 周,最长者 6 个月,平均 2 个半月。

典型病例

【例1】 陈某,男,41 岁。1976 年 8 月患腰椎间盘突出症,在其他医院曾做牵引推拿,内服中西药等治疗无明显好转,于同年 10 月来我院就诊。当时腰椎向右侧突,直腿举高左 80°、右 30°,拉塞克征阳性,右小腿和足背外侧感觉迟钝,右伸拇长肌肌力 4 级,腰 4～5 棘突右侧 1 厘米处有明显放射性压痛点。X 线摄片表现:腰椎向后侧突,生理前凸消失,腰 4～5 椎体前缘轻度骨质增生伴椎间隙狭窄。诊断为腰 4～5 椎间盘突出症。于 10 月 27 日在全麻下做重手法推拿治疗。1 周后疼痛明显减轻,直腿高举左 80°,右 70°,6 周后症状基本消失。8周后恢复工作。1982年10月随访,症状完全消失,6年内无复发。

【例2】 郭某,男,35岁,工人。1978年8月24日在劳动中腰部扭伤,疼痛逐渐加重,咳嗽或喷嚏时左下肢有明显触电样疼痛,不能站立。在其他医院做推拿、理疗、牵引和中药内服、外敷等治疗而无效。于1979年4月用担架送到我院诊治。当时患者只能屈曲侧卧在床上,不能下地,直腿高举左20°、右40°,左足底外侧感觉减退,左踝反射消失,腰5、骶1棘突左侧有明显放射性压痛。X线摄片表现:腰椎侧突、生理前凸消失,腰5～骶1间隙狭窄。诊断腰5、骶1椎间盘突出症。于4月15日在硬膜外麻醉下做重手法推拿治疗。1周后疼痛有改善并能平卧及下地慢步。于4月23日作第二次重手法推拿治疗,6周后疼痛明显减轻,腰椎侧突接近消失,直腿高举左60°、右70°。3个月后症状完全消失并恢复原来工作。1982年10月随访,3年内症状无复发。

体会

麻醉下重手法推拿治疗腰椎间盘突出症具有疗效好、疗程短、复发率低等优点。在整套手法中,前六步手法可以解除腰、臀、膝部的肌肉痉挛及软组织和神经根的粘连。牵引还可以使椎间隙增宽,恢复后纵韧带的张力,期望为髓核还纳创造条件。其中尤其是斜扳扭腰,是治疗腰部损伤的重要手法之一,在操作过程中往往可以听到"咔哒"的响声,但这并不是椎间盘的摩擦声,其响声犹如掌指关节强烈屈曲所发出的弹响声一样,这种响声的出现只说明手法进行顺利,并不代表手法成功。作者在新鲜尸体上做模拟试验,发现神经根与椎间盘的关系并无显著变化,但椎板分离可达5毫米左右,黄韧带下方纤维和上关节囊有明显牵引,同时椎间关节有大幅度活动,可使椎间孔的形态发生改变,这就使神经根所处的区域相对增加。这样可以解除神经根粘连,使局部的压迫得以缓解,疼痛消失。最后二步手法使腰部极度后伸,试图利用杠杆的作用和向前的推动力促使髓核还纳。

重手法推拿时患者在麻醉下进行,肌肉完全处于松弛状态,暂时失去其保护机制,若用力不当或过于粗暴,可能造成软组织损伤或神经根水肿,促使纤维组织增生,黄韧带增厚和神经根粘连,造成手术困难。作者对推拿无效的24例患者进行手术探查,发现黄韧带的厚度均在8毫米以上,最厚者竟达

13 毫米。伴有严重神经根粘连者达 75% 。由此可以推测其病理变化和重手法推拿有一定的关系。所以此法一般只做 1 次,最多不超过 2 次。

作者在实践中体会到,除较大的中央型突出不宜重手法推拿治疗外,在 X 线摄片上髓核突出相应部位椎体后缘有较明显的骨质增生,或椎管内有钙化阴影者,说明突出的髓核已钙化并游离于椎管内,手术时发现大多和周围软组织及神经根有较致密的粘连。分离困难。所以推拿很难使其还纳或改变位置。此外,Fajersztain 试验阳性患者,椎间盘大多突出在神经根的前内方,并且较大,往往超过中线,神经根的张力也大,很少活动余地。上述患者推拿效果大多不满意,故应考虑手术治疗。

若伴有椎管狭窄或出现马尾神经综合征应及时手术治疗。单纯性椎间盘突出者,一般采用椎板开窗法摘除髓核,即使中央型突出者,双侧开窗并不困难。这样可以保持脊柱的稳定性,早期活动,防止粘连。但是,若伴有椎管狭窄者则必须全椎板切除,彻底减压。若关节突切除过多,脊柱失去其稳定性,或日后需做重体力劳动者,则必须同时做脊柱融合术。

如果患者同时伴有结核病、心脏病、肾脏病和骨质疏松症等疾患,则禁忌推拿治疗。

(与祝波合著)

(原刊于《广西中医药杂志》1983 年第 6(4)期,第 17 −19 页)

颈椎病的综合治疗

我们采用综合保守疗法治疗了 68 例颈椎病患者,报告如下。

临床资料

本组 68 例,男性 42 例,女性 26 例。年龄在 20～64 岁,其中 40 岁以下者 8 例,41～50 岁 30 例,51～60 岁 22 例,60 岁以上者 8 例。病期 3～6 个月者 19 例,7～12 个月者 9 例: 1～2 年者 12 例, 2～3 年者 9 例,3 年以上者 19 例。

本组临床表现:颈肩部疼痛牵引上肢者 61 例,呕吐者 11 例,头痛、头晕者 28 例,颈部活动障碍者 53 例,颈部肌痉挛者 57 例,斜方肌、头夹肌、提肩胛肌、菱形肌压痛者 65 例,上肢感觉减退者 30 例,肱二头肌、三头肌腱反射减弱或消失者 26 例,椎间孔压缩试验阳性者 36 例,臂丛牵拉试验阳性者 34 例,有外伤史者 14 例,病理反射阳性者 6 例。

X 线摄片表现:颈椎生理弧度变直或消失者 35 例,椎间隙狭窄者 33 例,椎体骨质增生,椎间孔变小者 21 例,颈椎极度前屈和后伸、椎体移位超过后缘连线 2 毫米以上者 11 例,颈椎椎管矢径在 11 毫米以下者 3 例。

随访 54 例,随访时间 12 个月至 3 年 1 个月,平均随访时间 1 年 5 个月。

治疗结果:症状和体征完全或基本消失,恢复原来工作,1 年以上没有复发者 35 例(65%)。主要症状和体征基本消失,恢复原来工作,6 个月以上没有复发者 15 例(28%)。主要症状无改善者 4 例(7%)。

治疗方法

1. 手法　患者取坐位。①首先拿肩井和点揉肩中俞,用拇指和其余 4 指拿捏肩井数次,并用手指及掌根部按揉肩中俞数次,如此可使气血流畅,肩部肌肉放松。②提阳:医者两手分别置于患者枕骨两侧,轻轻上提,然后将头部轻轻转动,左右各3次,通常转动幅度不超过45°,手法要轻揉稳健,不可造成新的损伤。③搓揉颈肌:医者立于患者背后,两手示指、中指置于颈部两侧,用双手搓揉两侧项肌、前斜角肌、斜方肌和提肩胛肌等,用力要适当,先自上而下,再自下而上,反复搓揉10～20次,在压痛点处可适当加重力量。④点揉经穴:医者立于患者前面,先用拇指点按患者合谷,尔后再点按双侧缺盆穴,同时还点揉肩后天宗穴,一般点揉10次左右,可使经络气血贯通,减少颈部疼痛和手指麻木,如果头痛可点按风池、风府。以上手法连续3遍,通常每周2次,每4周为1个疗程。

2. 辨证施治　从临床看,本病属虚症者较多见,以肾阴虚为主,或伴有气血不足。也有虚中夹邪者。少数病例虚症并不明显。肾阴虚者以六味地黄汤主之,若伴有头晕者则以杞菊地黄丸主之。阴虚及阳者以六味地黄汤加仙茅、仙灵脾。气血不足者可用枸杞子、女贞子、桑椹子、功劳子等,或者用八珍汤加味。若伴有外邪,可根据风、寒、湿的不同表现,选用羌活胜湿汤、麻桂温经汤、防己茯苓散等方药。如果虚症并不明显,而局部有严重疼痛,可选用理气活血化瘀方药。此外,还必须结合全身情况,常见的如头晕、头痛、耳鸣、健忘、心悸、不寐、纳呆、胸闷、尿频、乏力等,作随症加减。

3. 中药蒸敷　用祛风活血、通络止痛的中草药装在布袋里,放于锅内蒸热后置于颈椎部热敷30分钟,可用2只布袋交替使用,每天1～2次。

4. 颈椎牵引　患者先取坐位,采用QYC自动牵引装置牵引,颈部前屈15°～20°,重量为自身体重的15%～20%,每次持续牵引2分钟,间隔10秒钟,牵引总时间为30分钟。然后再做仰卧位床头牵引,颈椎仍保持前屈15°～20°,重量为自身体重的5%～7%,每天4～6小时。如果患者感觉良好,可以适当增加重量。

5. 颈托　为了巩固疗效,在手法或牵引后应立即使用颈托保护颈部,症状消失后2～3周方可去除。

6. 颈枕　睡觉时,为了保持颈部良好的姿势,可使用颈枕,颈枕长46厘米,直径18厘米,里面装满富有弹性的聚酯纤维,或者鸭绒、碎海绵等。仰卧时保持颈部前屈15°,侧卧时颈部保持中立位,防止侧屈。体格魁伟者可在颈枕下放一个普通的枕头。颈枕不但舒适、方便,而且有一定的固定作用,可防止颈部过度的屈伸和旋转,解除肌肉痉挛,减少神经根的刺激。

讨论

据有关文献报道,颈椎病保守治疗有效率在 59.5%~80%。而治愈率较低,在 3.5%~47.98%。作者采用综合治疗方法,有效率 93%,其中痊愈率 65%,好转率 28%,证明除极少数患者需手术治疗外,大多数经保守治疗可痊愈或好转。

Smith. G. Wetal 采用重力牵引观察到青年患者的颈椎间隙仅有轻度的分离,对有椎间盘退化的患者牵引重量虽然加重到 34 千克,间隙仍不能扩大或仅有轻度扩大。Ruth Jacksoncd 颈椎牵引 7 千克,椎间隙无明显变化,加重到 11 千克,椎间隙和椎间孔可看到明显增宽,16 千克时,间隙变宽更加显著。本组牵引后间隙有显著的增宽。摄片和测量方法:X 线机球管和颈椎的距离为 140 厘米,牵引前后各拍摄颈椎侧位片一张,然后测量椎体前下缘到下位椎体前上缘以及椎体后下缘到下位椎体后上缘之间的距离,并加以对比,测量结果:椎体前唇间距离牵引后增加;颈 3~4 为 0.682 毫米,颈 4~5 为 0.734 毫米,颈 5~6 为 0.889 毫米,颈 6~7 为 1.112 毫米。椎体后唇间距离牵引后增加;颈 3~4 为 0.892 毫米,颈 4~5 为 0.817 毫米,颈 5~6 为 0.714 毫米,颈 6~7 为 1.007 毫米。T 值均在 2.08~3.87,说明牵引前后椎体间隙有显著变化,这在治疗颈椎病中有一定价值。

牵引可以纠正椎体的半脱位和后关节紊乱,通常应在颈部前屈 15° 施行,因为前屈 15° 牵引力直接落在钩椎关节上,可使椎管和椎间孔相对增大,从而使脊髓和神经根所处的有效间隙增加。同时牵引还有限制颈椎活动,促使局部水肿吸收,纠正椎动脉扭曲,改善脑部血液供应等作用,所以牵引可以解除压迫,缓解疼痛,使症状消失。对前屈不稳定患者,应在中立位牵引,因为本病多见于中年以上,由于退行性变化,颈部的椎间盘和黄韧带失去弹性,若牵引重量过重,容易撕裂软组织,形成水肿或血肿,甚至造成脊髓或神经根牵拉伤,使病情加重,所以一般不可超过自身体重的 20%。

Ncdeh 认为坐式牵引疗效高,牵引 15 分钟,重量 15 千克,每天 1 次,治愈率 60%,好转率 15%。本组除了应用较大重量的牵引以外,还坚持小重量的维持牵引和其他治疗,所以疗效更好。

（与祝波、叶晨阳、马承全、金伟明、杨元宪、胡大佑、朱香亭合著）

（原刊于《上海中医药杂志》1984 年,第 9 – 10 页）

魏氏手法治疗腱鞘囊肿 102 例

腱鞘囊肿系指发生于肌腱或关节附近的、大小不一的、圆形或椭圆形的、内含胶性液体的囊性肿块。中医伤科传统上称为"筋结块"或"筋疣"。其发生常与劳损、风湿等因素有关。目前大多数学者认为，本病系结缔组织胶样变性的结果。笔者以魏指薪教授伤科手法为主，间或配合局部穿刺疗法，治疗该病 102 例，疗效颇佳。

治疗方法

手法操作术者双手拇指重叠，揿定囊肿近端或远端边缘，然后用力向远端或近端推挤，囊肿即随之消散（图 1）；如囊壁较厚而不能单用手法奏效时，可先以 1% 普鲁卡因 3～5 毫升与醋酸泼尼松 0.5 毫升混合，注入囊肿内，并以斜刺法刺破囊壁四周，随后再施以上述手法即可消散（图 2）。

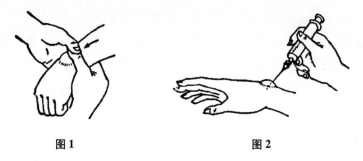

图 1   图 2

疗效观察

102 例均系门诊患者。男性 56 例，女性 46 例。15 岁以内者 11 例，余均为成人。职业以体力劳动者居多。发病部位以腕部居首，占 57 例，其次为踝关节周围及足背部计 18 例,附丽于掌指关节附近屈指肌腱腱鞘上的 12 例,膝关节周围的 15 例。发病时间长短不一,最长的达 10 年,最短的仅 4 天。

以魏氏伤科手法为主进行治疗,经 1 次获得临床治愈的 79 例,2～3 次治愈的 21 例,无效 2 例(腕背侧及附丽于屈指肌腱腱鞘上的囊肿各 1 例),总治愈率达 98.04%。

体会西医骨科对腱鞘囊肿的处理,一般主张先在局部垫以硬物,随后用皮榔头之类猛击之,以使其消散;如无效,则采用手术切除之。此等疗法虽有一定效果,但患者痛苦较大,复发机会亦多。运用伤科手法为主进行治疗,法简效捷,易于掌握,虽亦有复发者,但经重复 1～2 次治疗,一般均能获得临床治愈,因而认为有推广应用之价值。

腘窝囊肿又称 Baker's 囊肿,多与膝关节相通。迄今为止西医仍以手术切除作为惟一疗法,笔者试以手法配合穿刺法治疗 8 例,均获临床治愈,且未见复发。例数虽少,但这一初步的成功经验,为中西医结合治疗本病开拓了新的途径。本病与腘动脉瘤在外观形状上颇相类似,但后者扪之有搏动感,听诊时有与心脏收缩期一致的间断性吹风样杂音,其远端肢体常有缺血现象,穿刺可见血性液体。术前须将两者严格鉴别,以免贻误病情。

腱鞘囊肿经手法推散后,应在局部进行加压包扎固定 5～7 天,这对于防止复发有一定作用。此外,如配合穿刺疗法时,忌行直刺和深刺,以免损伤血管或神经:同时应注意无菌概念和掌握其禁忌征。

(与狄任农合著)

(原刊于《上海中医药杂志》1984 年第 3 期,第 23 页)

屈肘旋伸导引法治疗"网球肘"

"网球肘"又称为"肱骨外上髁炎",中医称为"肘外侧伤筋",是临床上常见而又多发的一种损伤。一般采用外洗方,伤膏以及局部用普鲁卡因加可的松封闭治疗。大部分患者经治疗后症状可获得缓解或得到痊愈,但也有一部分患者治疗无效或者反复发作,影响工作和生活。

魏指薪教授对于此病,除了重视手法治疗以外,同时注意结合导引锻炼治疗(所采用的即是屈肘旋伸导引法)。也有一些居住外地病例,往返就诊很不方便则采用导引锻炼治疗为主,结合外用药物得到了满意效果。为了扩大本病治疗方法,特作介绍如下。

屈肘旋伸导引法的具体应用

1. 患者站立位或坐位均可,两上臂前屈至90°的直角体位,并保持这个体位。双拳握紧有力地由旋前位转向旋后位(图1)。

2. 在旋后位的位置上,立即再屈肘旋前(图2)。

3. 当屈肘旋前到极度时随即用猛力使前臂迅速伸直,但应注意在伸直时必须用力使肘部产生伸弹一下,不少患者在伸弹时肘部会发生"咔"的声音,这种声音很重要,可衡量用力轻重是否恰到好处(图3)。

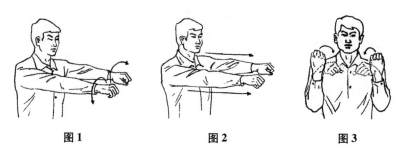

图1   图2   图3

以上三步动作做完后作为一节,连做五节以上作为一次导引的总量,每天须练3次,不要间断才有效果(但"咔"的声音每次只出现1次)。

本病一般有两种病理变化,一种是压痛点在肱骨外上髁部,此为骨膜炎性病变,另一种压痛点在伸腕肌起点处,此为肌腱劳损以后局部渗出粘连所致。两者均可采用导引治疗,后者效果较明显。

外用药物

1. 外用洗方　伸筋草12克,透骨草12克,当归9克,红花9克,扦扦活15克,羌独活(各)11克,川椒目9克,威灵仙9克,丹参12克,乳没药(各)9克。

以上药味加水煮沸后熏洗患处,每天早晚2次,每1剂药可用2～3天而后更换新药。

2. 活血消肿膏　当归15克,红花9克,地鳖虫9克,生地12克,乳没药(各)9克,桂枝9克,徐长卿12克,防风9克,海桐皮12克。

以上药味用麻油0.5千克,煎熬去渣(以生地煎枯为度),再加黄蜡4两与药油调拌烊化,待冷却后即成软膏(可以用于许多患者)。

用法:外洗方熏洗后再用此油膏涂于局部,用掌心反复摩擦,每次需10分钟以上。

以上两种外用药均有活血化瘀消肿定痛的功效。

典型病例

【例1】　徐某某,男,工人,门诊号41485。

主诉:右肘酸痛已有数月,无明显外伤史,曾经局部封闭等治疗后未见明显好转而来门诊治疗。

检查诊断:右肘关节肿胀不明显,伸屈及旋前、旋后活动佳,桡侧腕伸肌起点处有明显压痛,诊断"右网球肘"(肌腱损伤型)。

处理:患者10月份开始用导引锻炼另加外洗方,每次锻炼时出现"咔"声即感局部松弛、活动舒适。经过2个多月导引锻炼后自觉疼痛不明显,桡侧腕伸肌起点附近压痛已不明显,治疗前扫地、拿水瓶等日常生活受影响,治疗后日常生活和劳动已自如。

【例2】 顾某某,男,48 岁,门诊号 15312。

主诉:右肘酸痛已有半年,曾在国外做局部封闭症状已有改善,但在旅行中拎重物以后,症状又反复加重,又经局封和理疗等效果不佳。而来找魏指薪老医师治疗。

检查诊断:右肘肱骨外上髁有明显压痛,外形未见肿胀异常,关节活动佳,不能旋转用力,不能拎重物。诊断为"网球肘"(肱骨外上髁炎)

处理:外涂活血消肿膏,用手心局部摩擦,每天 3 次,每次 10 分钟,用药后即采用屈肘旋伸导引法反复锻炼。1 个半月后症状基本消失。继续锻炼 4 个月后随访,已经痊愈。

体会

1. 网球肘(肱骨外上髁炎)为临床上常见疾病,应用氢化可的松加普鲁卡因局封,有较好疗效,但有不少患者有反复发作现象,也有一部分患者效果不显著或不愿接受局封治疗。有一部分患者采用伤科或推拿治疗,疗效较佳,但手法治疗必须多次。有些患者由于种种原因很难坚持,因而影响效果。本文介绍的导引方法,不需经常门诊。只要每天坚持自我锻炼,按时外用药物,其疗效比较明显。同时方便易行。尤其是慢性而又顽固的病例。由于工作关系不能正常就医的患者,此方法就更为适合。

2. 导引锻炼加外用药物必须每天坚持进行,不能间断,否则影响效果。在锻炼过程中,可能出现局部疼痛反而加重或运动时有疼痛感,这是正常反应,可以继续锻炼,当练到一定程度时疼痛即可减轻,症状就会逐渐缓解以至消失。当然,任何疗法都不是尽善尽美,也有部分患者经过长期导引锻炼,外用药物后效果较差,可改用其他方法治疗。

(与李念群合著)

(原刊于《骨伤科通讯》1985 年,第 25 −27 页)

旋转手法治疗肩关节粘连

肩关节粘连是中老年人的常见病,它主要是由于肩关节囊挛缩和关节周围软组织退变、非感染性炎症和损伤后组织变性所引起,作者采用以旋转手法为主治疗。随访31例患者。其中随访时间最长者30个月,最短者1个月,平均16个月。结果,优秀者16例,其中手法4次者7例,5次者2例,6次者3例,8次者4例,平均6.2次;良好者7例,其中手法8次者1例,10次者2例,12次者4例,平均11.6次;好转者8例,其中手法3次者1例,9次者1例,12次者6例。

治疗方法为准备和松解手法两部分。准备手法有臂部外展、上举、旋后推肩等。主要作用是解除肩部周围肌肉痉挛、减轻疼痛等。松解手法是患者臂部外展,以肩部为圆心,以肱骨干为半径短杠杆旋转和以上肢为半径长杠杆的旋转运动。因为肩关节粘连的主要病理变化是关节囊挛缩和肩袖的粘连,臂部外展时不但可以最大限度地拉开关节囊,而且使肩周围肌群处于相对平衡状态,旋转时使其肌群有节奏地、协调一致地交替进行收缩和松弛运动,从而使关节囊挛缩和肩袖粘连得以松解。

手法后患者主动地操练对其功能恢复是至关重要的,好像处于静态的物体,必须克服其静点才能运动,所以患者必须在被动松解的基础上坚持操练,方能巩固和提高疗效。

手法操作必须轻柔,活动范围由小到大,逐渐增加,以避免引起新的损伤或外科颈骨折。

（与祝波合著）

（原刊于《骨伤科通讯》1986年,第569页）

中医药治疗类风湿关节炎临床研究

类风湿关节炎,中医属"痹症"范围,是较常见的一种非特异性的关节病变,为病程起伏不定,病因尚未完全了解的全身性慢性疾病。

临床上具有多发性、对称性的关节痛肿,可急性发作,或自行缓解,并反复交替出现。女性发病多于男性。后期可出现关节畸形或强直,病情乃趋静止。

我们研究的方向是:尚未出现后期症状或已出现后期症状,使其加速静止过程为目的。

本病的病因,目前国内外学者意见尚未一致,有的认为自身免疫引起,有的认为感染引起。我们主要以中医理论,参照古代文献记载的临床表现与治疗原则,并结合几年来临床经验,进行总结。认为类风湿关节炎属于中医"湿热痹"、"骨痹"。《内经·痹论》曰"风寒湿三气杂至合而为痹"。故凡风寒湿邪侵袭人体肌表、经络、骨节,致使气血循行不利,易引起肢体筋骨、肌肉、关节等组织肿胀、疼痛、酸麻、重著、屈伸不利等症状。痹症的发生与气候、生活环境、个人抗病能力等因素有关。在人体气血亏损,阳气不振,腠理空虚,卫阳不固的情况下而受病,这和自身免疫与感染引起的含义基本相同。体表组织内联于脏腑,痹症延久不愈,引起脏腑病变,可出现:心悸、气短、水肿、消瘦、乏力、纳差、多汗、面色苍白等全身症状。还易感风寒,出现热症,多是风湿寒邪郁而化热所致。

病例选择标准

为方便诊断,以现代医学方法为选择标准,凡下列 10 项症状和检查中有

7 项者,为典型病例,有 5 项为确定病例。

10 项症状和检查:晨僵,至少在 1 年内活动时有疼痛和压痛;至少在 1 个关节肿胀 6 周;至少还有另 1 个关节对称性关节肿胀;可能出现皮下结节;典型类风湿关节炎 X 线变化;乳胶试验阳性;黏蛋白固着不良;血沉增快。

临床观察指标:有否晨僵病史,关节活动情况和活动丧失时间,休息时是否疼痛,是否用过激素。关节肿胀部位、程度,关节活动幅度,肌肉萎缩或运动障碍程度,有否结节,出现或消失时间。功能测定三级:Ⅰ级:有关节功能障碍(早期);Ⅱ级:关节功能障碍有轻度变形(中期);Ⅲ级:关节畸形,功能丧失(晚期)。化验检查:血沉,乳胶试验,血、尿常规,抗"O",黏蛋白,免疫功能测定。

疗效标准:显效:自觉症状与功能明显改善,晨僵消失,疼痛及肿胀消失,化验检查正常,X 线无变化;好转:自觉症状好转,偶尔有疼痛,肿胀消失,化验基本正常(偶尔有一个指标偏高,但乳胶试验必须阴性);无效:自觉症状无改善,功能丧失,发展成畸形,化验指标均无变化或更增高。

分型及辨证施治

寒型　形寒恶冷,面色皎白,怕风自汗,肢体关节拘急肿痛,脉弦紧,苔薄白。主要是阳气亏损,风寒湿邪侵袭肌表,故形寒恶冷,怕风自汗。寒湿之邪流注关节经络,故肢体拘急痛剧。脉苔均为阴寒之邪内盛之象。治当以祛风散寒、扶正固表,拟方乌头汤合八珍汤加减。

热型　潮热,自汗盗汗,肌肉萎缩,口渴,脉细数,舌质红少苔。体虚复感风湿郁而化热,热盛伤阳,阴虚则内热故午后潮热,口渴欲饮。风湿热邪搏结关节,络脉阻滞不通,故关节红肿热痛,活动不利。内热炽盛,阴液亏损,肌肉失于濡养而肌萎,苔脉也为阴虚内热之象。此型多见于中、晚期患者,治宜滋阴清热通络化湿,方取增液汤合蠲痹汤加减。

中间型　关节掣痛,日轻夜重,寒热之征象不明显,舌苔薄白,脉弦。此型风寒湿邪侵袭关节,白天活动增加,瘀阻症状随活动稍减。夜间活动减少,风寒湿遇阴,瘀阻症状明显加剧。由于寒热之象不明显,称中间型。治当舒筋活血理气止痛。取验方:金雀根 30 克,徐长卿 15 克,虎杖 15 克,蜈蚣 6 克,茯苓皮 15 克,毛冬青 15 克,乌梢蛇 20 克,青陈皮(各)10 克,木贼草 15

克,制川草乌(各)10克,雷公藤15克,豨莶草15克,丹参10克,川芎10克。以上各型辨证施治与辨病相结合,适当运用热敷,外用洗方(魏氏四肢洗方),但急性期少用或慎用。亦可用舒筋活络药水外擦(魏氏验方),同时结合手法(魏氏相应各部位手法),但必须注意手法要柔轻。因大部分患者骨质疏松,由于滑膜、肌肉、韧带相应受累,故手法具有一定效果。也可辅以理疗。辨病用药不外"昆明山海棠"、"雷公藤片"、"303 祛风酒"、"豨莶丸"、"大活络丹"等。

40 例疗效观察

发病时间 1~12 年,以 2 年为最多。发病年龄与性别:女 26 例,男 14 例。年龄 30~50 岁为占大多数,约 60%;3 个月内近期控制疗效,显效 35 人,占 88%,好转 12%。X 线检查均无变化。

典型病例

【例1】 患者,女,47 岁,退休工人。去年 1 月右踝关节肿痛,逐渐发展两手指及腕关节,肿胀晨僵明显,手指伸屈受限,压痛,肤温不高,面色无华,消瘦,乏力,气促,自汗怕冷,不能行走,苔薄质淡,脉细弦。X 线摄片示双手腕骨质疏松,右示指、中指指间关节骨质不平,间隙变窄,腕骨存在囊腔样变化。踝关节普遍骨质疏松。血沉:53 毫米/小时,抗"O":625 单位,黏蛋白:100 毫克,乳胶试验:阳性,诊为类风湿关节炎。中医辨证:手足肿痛,关节屈伸不利,面色无华,气短乏力,苔脉均属病久体虚,卫阳不固,阳虚则自汗,阳气不能外达而形寒,寒邪凝滞关节则屈伸不利,此为寒型,治以温经散寒,助阳益气,拟乌头汤合八珍汤加减。治疗 1 个月后诸症均减,关节肿退,行走自便,面色转华,舌质红,苔薄,脉细数。寒邪经温化转热,治疗改六味地黄汤合八珍汤加减,另嘱服雷公藤片,昆明山海棠片。至 2 个月后乳胶试验:阴性,血沉:22 毫米/小时,抗"O":500 单位,黏蛋白:60 毫克,继续用昆明山海棠、六味地黄丸、雷公藤等,患者无痛苦停访。

【例2】 患者,女,35 岁,工人。2 年前,双手关节肿痛,晨起关节僵硬,腕关节活动伸屈受限伴肿胀,曾服用激素 3 个月未效,转我科改服中药。血沉:26 毫米/小时,抗"O":500 单位,黏蛋白:228 毫克,乳胶试验:阳性。X 线摄片示：双腕腕骨有囊腔样改变,间隙变窄,骨质疏松。关节肿痛,口渴,大便不畅,舌苔黄腻,脉弦细数。此为热型,见症阳有余阴不足,内有蕴热,郁阻络脉,气血失畅,关节肿痛。内热灼烁,耗伤津液,口干便秘。治以清热养阴,祛风通络。方用增液汤加蠲痹汤。治2个月后,诸症悉减,复查乳胶试验阴性,血沉：3毫米/小时,抗"O"：500单位,黏蛋白：84毫克。关节肿痛基本消失,惟关节屈伸不利,再用昆明山海棠片、雷公藤片、六味地黄丸内服,辅以手法治疗,收效,停止随访。

以上两型内加虫类、蛇类药物,根据是痹症日久不愈,气血滞于经络,古书曰:"初病在气,久病在血","初病在经,久病在络"。故用虫类药物搜剔络道,并取得一定效果。

讨论

本病往往采用激素药物,长期服用产生面部水肿、阴虚内热等副作用,或并发股骨头无菌性坏死等症。尤其激素停服以后症状又趋严重。而中药可长期服用,无明显副作用和并发症,疗效持久。本病在病情严重或急性发作期间,可以服用激素,但只是暂时措施,一旦症状缓解即减量或停服。原则是对于在接受中医药治疗前,已长期服用激素,不能立即中止,应在服用中草药后,根据药物发挥作用再逐渐减少或停服,否则症状加重。增加患者痛苦。本症的观察除检验血液等以外,晨僵是重要指标,晨起僵硬的改善或消失,表明病的好转与稳定,否则病情仍未得到控制。在临床上必须辨证与辨病相结合,除内服药外,可用各种辅助疗以促进病情稳定和功能的改善。

（黄盛坤　叶庆荣著　李国衡指导）

（原刊于《天津中医药学报》1987年第8期,第9-10页）

旋转手法治疗肩关节粘连 30 例

肩关节粘连是中老年人的常见病,主要由于肩关节囊、周围软组织退行性变化和损伤后组织变性而引起。笔者以旋转手法为主治疗,疗效较满意,现将随访的 30 例报道如下。

临床资料

患者共 30 例,其中男 16 例,女 14 例;年龄 39～68 岁,平均 52.5 岁;病程最长者 24 个月,最短者 3 个月,平均 11 个月;左肩 20 例,右肩 11 例,其中 1 例为双侧粘连,共 31 个肩关节。

治疗方法

1. 外展外旋 医者一手按住患者肩部,勿使肩胛耸起,另一手握住手腕,将患臂徐徐外展外旋,当外展到一定高度时,保持其在外展外旋的位置上,将患臂前后摇摆 6 次。

2. 内旋后伸 医者使患者臂部内旋并后伸向背后,肘关节屈曲,拇指向上,使患臂在背后上抬到适当的高度,臂部处于紧张牵拉状态,尔后,用拇指点揉肩前、后部各疼痛点,并用掌根自上而下推 5～10 次。

3. 屈肘旋肩 医者一手按住患者肩部,另一手握住肘部,患者肘关节屈曲 90°,臂部尽量外展。这时以肩关节为圆心,以肱骨干为半径,使肩关节做被动的旋转活动,活动范围由小到大,逐渐增加,先由前下方向后上方旋转 10 次,再由前上方向后下方旋转 10 次。

4. 外展外旋 医者一手固定肩部,另一手握住患者手腕,患者肘关节伸直,臂部尽量外展,这时医者以患肩为圆心,以上肢为半径,进行长杠杆的旋转活动,先向前旋转 10 次,再向后旋转 10 次,其旋转范围一定要超过患者主动活动范围。

5. 外旋上举　医者一手固定患者肩部,另一手握住前臂,将患臂一紧一松地用力外旋上举,逐渐使臂部抬到最高度 5～10 次。

每次治疗采用以上手法,均做一遍即可,隔天 1 次,直到肩关节活动正常为止。

治疗效果

疗效评定标准:参考 Cave～Rowe 标准(Cave EF,et al . Capsular repair for recurrent dislocation of the shoulder: pathological findings and operative technic surgery. Clinical Orthopaedics of North America 1947;27: 1289)。

近期疗效:手法结束时,30 侧(31 个肩关节)中功能恢复优者 15 例(16 个肩关节),占 50%,其中手法 4 次者 7 个关节,5 次者 2 个,6 次者 3 个,8 次者 4 个,平均 5.5 次;良者 7 例,占 23.3%,其中手法 8 次者 1 例,10 次者 2 例,12 次者 4 例,平均 10.9 次;尚可者 8 例,占 26.7%,手法 3 次者 1 例,9 次者 1 例,12 次者 6 例。

远期疗效:随访 29 例,时间最长者 30 个月,最短者 11 个月,平均 16 个月。其中功能恢复优者 12 例,良者 7 例,尚可者 8 例,差者 2 例。

体会

旋转手法治疗肩关节粘连主要分为两个步骤,第一步是准备手法,其中包括外旋外展、内旋后伸、点揉推肩等。希望能通过这些手法减轻疼痛,解除肩部周围肌肉的痉挛,为第二步手法创造条件。第二步肩部旋转和外旋上举是解除肩关节粘连的主要手法。因为臂部外展位使周围的肌群尽可能地达到相对平衡状态,旋转时使肩部的肌群协调一致,有节奏地交替进行被动活动,从而使肌群被拉张,同时在这种体位旋转肩关节,可以把挛缩和粘连的关节囊最大限度地拉开,肩袖粘连得以松解。通常情况下,应先进行由前下方向后上方的短杠杆旋转活动,因其活动范围较小,患者疼痛较轻,可以忍受。另外,肩关节粘连的患者其臂部上举均有障碍,只有把关节囊前沿的粘连松解以后才能使其上举,而肩部后伸旋转能达到此目的。肩部旋转时依次使关节囊的前缘、外缘和后缘获得松解,然后再进行由前上方向后下方的长杠杆旋转活动。这样既可以把关节囊前缘尽可能的松解,又将肩关节皱褶充分地拉开,肩关节的活动得以恢复。我们体会,如果只做肩关节外展外旋、内旋后伸等手法,而不做肩部的旋转手法则收效甚微,因为这些手法只能解除肩部的肌肉痉挛,而对挛缩的关节囊并无松解作用。相反,如果不做外展外旋手法,单独进行肩关节的旋转手法,则大部分患者均有一定的效果。因为旋转手法主要是肱骨头在关节囊内的活动,当旋转活动时,臂部交替处于内旋、外旋,外展和上举等体位,如此,不仅可以松解关节囊的粘连,而且还有解除肌肉痉挛和拉张肌纤维的作用。所以肩关节旋转手法是治疗肩关节粘连最主要和必不可少的手法。

冻结的肩关节如果经过较长时间的功能锻炼、理疗和体疗等治疗仍未改善者,说明关节囊的挛缩和肌肉僵硬比较严重,不能自愈,必须通过手法治疗,使其关节的冻结稍有所松动,每次手法都必须使肩关节的活动范围有所增加,尔后在此基础上坚持功能锻炼,才能尽快恢复肌肉的正常生理弹性和关节功能。所以有些患者只是经过3～4次手法治疗,并配合积极的功能锻炼,在短期内肩关节功能即恢复正常。

肩关节活动障碍只是一种常见的临床症状,手法是较为有效的治疗方法之一,但其发病原因较为复杂,并非所有肩关节活动障碍均可进行手法治疗,所以手法必须注意以下事项:①必须明确诊断,对于骨肿瘤、肩关节结核、化脓性感染和类风湿关节炎引起的关节僵硬,应当绝对禁止手法治疗。②手法必须坚持被动活动尽可能的超过主动活动的范围,但其疼痛要控制在患者可以忍受的程度,又要坚持由轻到重、活动范围由小到大、循序渐进的原则,不可操之过急,否则可能造成关节囊和肌纤维的撕裂或反应性水肿,从而导致纤维组织增生和更严重的粘连。③病程较长的患者,大多有继发性骨质疏松或有老年性骨质疏松,所以手法时必须避免粗暴动作,以防止引起肱骨外科颈或肱骨干骨折。

(与祝波合著)

(原刊于《中西医结合杂志》1988年第8(5)期,第291 -292页)

腰椎后关节滑膜嵌顿的治疗

腰椎后关节滑膜嵌顿是引起急性腰痛的常见病因,作者于 1986 年 12 月至 1987 年 3 月间共诊治 23 例,一般经过一次手法治疗,疼痛就明显缓解。

临床资料

23 例中,男 17 例,女 6 例;年龄最小 27 岁,最大 68 岁,多数为青壮年。其中因姿势歪斜闪挫 16 例,搬重物迸伤 7 例。痛位在腰 5、骶 1 者 20 例,痛位在腰 3~4 者 3 例。多数患者于疼痛剧烈的当天就诊,仅 5 例在发病 2~4 天内就诊。

诊断依据

①有旋转扭伤史;②强迫体位,腰部呈前屈状,前屈活动尚可,但不能过甚,而后伸活动则明显受限;③腰痛多见于腰骶部,咳嗽时加剧,浅表压痛不明显;④直腿抬高突然放下时,疼痛明显;⑤腰部 X 线摄片阴性。

治疗方法

以站立位魏氏背法和侧卧位旋转斜扳法为主,辅以热敷床中药热敷,外贴狗皮膏加丁桂散,内服复方四物汤糖浆。

1. 魏氏背法 取本法治疗 18 例。患者取与医者背向站立位。医者用两肘由上而下挽住患者两肘部,将患者背起。医者先两膝屈曲,运用自己尾骨部力量抵住患者腰部,左右摆动,而后迅将两膝猛烈挺直,使患者腰部产生颠簸震动。这时,患者腰骶部在过伸牵张过程中,嵌顿的滑膜能得以复位。复位后患者腰椎过伸运动立即改善。少数效果不明显者,还可配合侧卧位旋转斜扳法复位。

2. 旋转斜扳法 取本法治疗5例。患者侧卧位,面向医者;医者一手在其肩部往后推,另一手在臀部往前搬,两手协调,反向牵引,即可发生"格答"一声而取效。

治疗效果

经上述手法后,全部患者强迫前屈体位得以纠正,后伸运动明显改善。其中5天内完全恢复者19例,10天内完全恢复者4例。

典型病例

陈某某,女,42岁,门诊号78503。就诊日期:1987年3月28日。晨起前俯位操持家务时,不慎闪伤下腰部,当即不能动弹,尤其不能做背伸活动。检查:脊柱正中,脊柱运动:前俯60°、后仰0,左右侧弯15°,疼痛部位在腰5、骶1,体表压痛不明显,双侧直腿抬高放下时腰部剧痛。苔薄,脉滑。诊断为腰椎后关节滑膜嵌顿。施以魏氏反背法复位。当即背伸活动恢复正常。脊椎运动:前俯80°,后仰20°,左右侧弯20°。手法后给复方四物汤2瓶,予蒸敷方2帖,做热敷,以巩固疗效。

体会

反背法以青壮年患者为治疗对象。对体弱多病(包括心脏病、高血压、老年性骨质疏松征)者慎用;对怀孕者和疑有肿瘤、结核患者思用;对症状严重不能站立或年高的患者可先予热敷床中药热敷,然后再进行手法整复,使手法复位顺利进行。

(杨元宪 诸福度著 李国衡指导)

(原刊于《上海中医药杂志》1988年,第22页)

中西医结合治疗腰椎椎管狭窄症

腰椎椎管狭窄症至今尚无确切的定义,作者认为该疾病系指腰椎间盘突出或某种原因引起腰椎椎管或神经根管某一节段局限性狭窄,导致马尾或神经根受到压迫或刺激所产生的临床症候群。此症多见于中老年人,大多有较长时间的腰痛病史,可伴有坐骨神经痛,极少数患者只有坐骨神经痛而腰痛并不明显,但这种疼痛与单纯的坐骨神经痛可以鉴别。

本组收治该病患者 126 例,其中 46 例采用中西医结合治疗,取得较满意的效果,现报告如下。

临床资料

本组 46 例,男 32 例,女 14 例。年龄在 22～67 岁,其中 50 岁以上者 28 例。病程 6 个月~1 年者 11 例,1～3 年者 13 例,2～3 年者 8 例,3～5 年者 6 例,5 年以上者 8 例。阳性体征有腰痛、间歇性跛行 40 例,腰部后伸时症状加重 42 例,下肢感觉异常 32 例,肌力在 4 级以下 12 例,腱反射减弱或消失 7 例,直腿抬高在 60°以下 14 例。脊髓造影 11 例,其中阳性 8 例。肌电图检查 39 例,阳性 32 例。本组患者卧床后症状减轻者 21 例。所有患者均拍摄腰椎正侧位 X 线摄片,绝大部分患者有不同程度的退行性脊柱炎。

治疗方法

(一) 腰部热敷

1. 热敷床热敷　该床系电动自动控制装置,底部有一水箱,内装活血化瘀、祛风止痛等中药和水。加热后薰蒸腰部,一般温度控制在 70℃左右,每天热敷 1 次,每次 30 分钟。

2. 中药蒸敷 药物同前,将其放入布袋内,放在普通蒸笼里蒸,待水开 20 分钟后取出,一置于患者腰部,每天 1 次,每次 30 分钟。

(二) 拔伸牵引

1. 自动控制 间歇性胸腹对抗牵引。患者腰部稍前屈,牵引重量为自身体重的 50%～70%,每次 20 分钟,每牵引 2 分钟后放松 15 秒钟,每天 1 次。

2. 骨盆牵引 重量为自身体重的 10%～15%,每天不少于 4 小时。以上热敷和牵引可同时进行。

(三) 推拿手法

常用的手法有拇指弹拨、斜板扭腰、悬足压膝、点穴按揉、摇髋旋转、提腿点揉等。隔天施行 1 次。

(四) 内服中药

根据患者不同症状,辨证施治。可选用祛风通络、活血化瘀、补益肝肾、强健筋骨等中药治疗。每 6 周为 1 疗程,然后休息 1～2 个月,若痊愈则结束治疗,如果症状改善不明显可再继续 1 个疗程,若 2 个疗程以后效果不显著,且症状严重,则考虑手术治疗。

治疗效果

本组患者得到随访者 36 例,随访时间 6 个月～2 年 3 个月,平均 10 个月。治疗结果:所有症状全部或基本消失,下肢肌力在 4 级以上,恢复原来工作,半年以上无复发者 19 例(50.2%)。症状基本消失或主要症状消失,下肢肌力较前有进步,虽然恢复原来工作,但偶有疼痛或暂时需要减轻工作者 12 例(33.3%)。主要症状无明显改变 5 例(16.5%)。

体会

以往多数学者认为,该病一旦确诊,如果症状较轻,仅需休息,不必特殊处理,若症状严重则必须手术治疗,且强调禁止推拿,以避免病情加重。作者根据患者的不同类型,选择性进行以推拿法为主的综合治疗,取得了较满意的效果,从而证明只要严格掌握指征,手法运用合理得当,配合牵引和中药等方法,本组多数患者获治愈或好转,而且无 1 例患者因为施行保守治疗使症状加重或延误时机而影响手术治疗效果。

在治疗过程中有些患者尽管有比较典型的间歇性跛行和坐骨神经疼痛,如果卧床数日,原有症状明显减轻,说明当脊柱负荷减轻以后,椎管的容积相对增加,使受压的马尾和神经根相应得到缓解,从而证明神经根受压迫、刺激以及与周围软组织粘连的程度尚不严重,经推拿、牵引和中药治疗,能使压迫解除,粘连松解。这种类型的患者经保守治疗以后,多数症状和体征完全或接近完全消失,并恢复原来的工作。有些患者虽然有神经根压迫或刺激症状,然而肌电图并无失神经支配电位出现,临床上也没有明显的肌肉萎缩和肌力减退,说明神经根损害尚在早期阶段,其损害的程度亦较轻,即便有失神经支配电位出现,并有轻度的肌肉萎缩,只要病情相对稳定,保守治疗同样可以取得较好的效果。值得注意的是,极少数患者神经根损害进行性加重,如有些患者虽然疼痛明显减轻甚至消失,但是肌肉萎缩或肌力减退等情况却进行性加重,甚至可出现马鞍区感觉减退,括约肌失控等严重情况,应尽早考虑手术治疗。在治愈的患者中,虽然其症状和体征完全消失,然而肌电图失神经支配电位在较长一段时期内仍然存在,这并不影响患者的生活和工作。年龄较大的患者多数有退行性脊柱炎,但骨质增生现象大多在椎体前缘,后缘较少,即使后缘有轻度的骨质增生,只要长度不超过2毫米,保守治疗仍可使其症状改善。另外,有些患者虽然没有明显的退行性脊柱炎,但其症状的增减与脊柱的前屈、后伸运动有较密切的关系,应摄脊柱动力位 X 线摄片。如果其腰椎椎体后缘生理弧度的连线改变不超过2毫米,说明脊柱的稳定性尚未遭到破坏。对这些患者除上述治疗外,还要强调患者主动做腰背和腹部肌肉锻炼,不但可以增加脊柱的稳定性,还能增强其抗损伤能力。

实践证明,手法治疗确实对某些腰椎椎管狭窄的患者有较好的疗效,但是一定要严格掌握指征,对于年老体弱、有高血压、冠心病、骨质疏松的患者要慎重使用。如果椎体后缘骨刺突入椎管其长度在 2 毫米以上,或者稳定性遭到破坏、椎管内有钙化阴影,均应禁止手法治疗。对手法治疗的患者,也要做到手法稳妥得当,严格禁止重手法和直接对马尾神经有损害的任何手法,以避免刺激软组织而造成水肿、纤维组织增生、黄韧带增厚和神经根粘连,甚至造成马尾或神经根损伤。

(与祝波合著)

(原刊于《上海第二医科大学学报》1989 年,第 249 -250 页)

腕舟状骨陈旧性骨折的中医治疗

腕关节邻近的骨折是骨损伤中较常见的,在青年中多见腕舟状骨骨折。我院伤科1982年对8例陈旧性骨折进行治疗和随访,均获完全愈合。

临床资料

8例均为男性。年龄22～33岁。病程最长者18个月,最短者3个月余。

治疗方法

运用医用装橡皮胶的硬纸板筒或软性三夹板做特殊固定。夹板一块,夹板长22～26厘米、宽22～24厘米,夹板远侧端中央顶部需延伸,长2厘米、宽5厘米,呈"凸"形。固定时夹板近端放置于尺桡骨中上1/3,远端固定至掌指关节,桡侧面夹板完全封闭相连,尺侧面留有约1厘米空档,这样的固定有利于前臂和腕部的血液循环。在固定时将腕关节向尺侧倾斜,促使舟状骨腰部斜形骨折线纠正呈横形骨折线。这样的纠正可明显减少骨折线剪式伤力,促使两断端面紧紧相嵌而有利于骨折的愈合。在固定中同时使用长约0.5厘米、宽约0.3厘米的压力垫放在鼻烟窝面上,这样可促使两断端面平整。

在夹板固定前外敷魏氏断骨丹,每周调换1次,直至X线摄片显示有少量骨痂形成。在固定治疗中需加强肘关节和掌指关节功能活动,以防腕关节粘连强直。

治疗效果

8例经治疗后的X线摄片,经上海市伤骨科研究所读片均为骨痂生长、骨折线模糊、消失。结论是基本愈合。

典型病例

【**例1**】　李某某,男,25 岁,门诊号532474。

患者于1981 年 8 月右手腕撑伤,当时腕部软组织肿胀,虽经一般治疗症状有所好转,但未摄片检查。1982 年 3 月15 日因踢足球右手腕撑伤,16 日就诊,经检查右手腕舟状骨部有明显压痛点,但软组织肿胀不明显,X 线摄片提示右腕舟状骨腰部陈旧性骨折。经外敷药、压力垫、软夹板固定,中药活血化瘀内服,5 月13 日复片提示骨折线稍有模糊。6 月18 日再次复片提示断端面有明显骨痂生长,骨痂已通过骨折线。7 月26 日复片骨折线已消失。

（黄河著　李国衡指导）

（原刊于《上海中医药杂志》1989 年,第 24 页）

推拿手法治疗 50 例肱骨外上髁炎

"肱骨外上髁炎"又名网球肘,为肘部软组织慢性损伤所致。

我们从 1978 年以来,采用四步五法的推拿手法,收治了大部分用过氢化可的松加普鲁卡因局封多次而反复发作的患者 50 例,临床中均以握力器(图1)及持重器(图2)测定治疗前后对照评级,经过了严密的临床观察,收到满意的疗效。

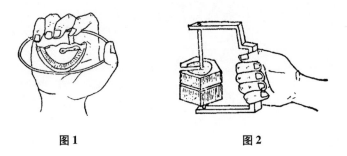

图 1   图 2

手法操作

手法采用四步五法进行操作,具体方法介绍于下:

1. 揉拿理筋法   本法主要是揉拿两法相结合,放松前臂肌群的手法。

操作方法:医者一手托扶患者腕部。另一手拇指、示指、中指由肘部肱骨外上处向下循着伸腕肌及伸指总肌做对称性的揉拿动作,每次往返 10 遍(图3)。

2. 点按剥离法   本法是在放松前臂伸肌群的基础上做前臂伸肌腱附着点局限性的剥离松解粘连手法。

操作方法：医者一手拇指尖点按于肘部伸肌腱附着点处（即肱骨外上髁），另一手握住患者腕掌部，双手同时做反方向的回旋动作 10 次（图 4）。

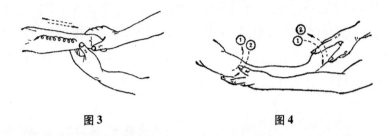

图 3　　　　　　　　　　　　　图 4

3. 分离拔伸法　本法是理筋弛长前臂伸肌腱的中心分离法。

操作方法：医者两手拇指按于患者前臂背面伸肌中部，做两手拇指顺着伸肌作相反方向拔伸动作，每次反复 5 遍（图 5）。

4. 捻旋伸直法　本法在以上三法的基础上所做的前臂极度旋前伸直手法，亦是伸肌腱过伸动作，医者双手动作必须轻快柔和，切忌强硬粗暴。

操作方法：医者一手握住患者腕掌背部，使腕关节掌屈，另一手拇指按于肱骨外上髁处，其余 4 指托扶于肘部外后侧，拇指做轻轻捻动（图 6），相继两手协调使患者前臂渐而极度旋前伸直动作，每次重复 5 遍（图 7）。

以上四步五法操作时，必须相互衔接，前后贯连，四法做完后作为一节量，同样连续 3 节为一次手法的总量。

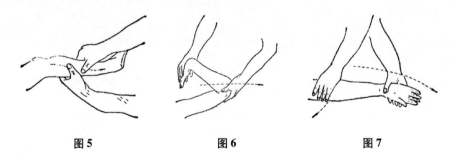

图 5　　　　　　　　　　图 6　　　　　　　　　　图 7

治疗效果

患者 50 例中，男性 24 例、女性 26 例。发病部位右侧为 34 例，左侧为 14 例，双侧为 2 例。这与右肘臂操劳机会多、容易发生劳损有关。患者经手法 4～12 次（隔天 1 次）治疗后，获优者（肘部疼痛基本消失，恢复原来工作）21

例;良者(肘部疼痛基本好转,能胜任原来工作)15 例;好转者(肘部疼痛好转 3/4,工作过久时仍有疼痛)13 例;无效者(肘部疼痛症状无改善)1 例,因第一次施行手法过重而引起肘部肿疼而停止治疗。近期有效率(3 个月门诊随访)达 98%,经 1 年后门诊随访到 32 例,其中原来属于优者 20 例访后完全恢复正常;原来属于良者 12 例,随访恢复正常者 4 例,优者 3 例,良者 4 例,好转者 1 例。经随访可知手法治疗本病的远期疗效也相当满意。

（与史晓裕、诸福度、杨福明合著）

（原刊于《上海中医药杂志》1991 年第 11 期,第 12 −13 页）

魏氏手法治疗桡尺骨远端骨折后
腕关节肿痛和功能障碍

桡尺骨远端骨折是临床上最常见的骨折之一,治疗上多采用麻醉下闭合整复石膏或夹板外固定,以及切开复位螺丝钉或克氏针内固定疗法。不论什么方法,骨折愈合后均会发生不同程度的腕关节肿痛和功能障碍。自 1992 年以来,我们对 40 例按长骨综合分类法分类的患者应用魏指薪教授的手法及导引治疗,观察结果满意,现总结报道如表1。

临床资料

本组 40 例,其中男 8 例,女 32 例,年龄最小者 33 岁,最大者 78 岁,平均62 岁,采用长骨综合分类法,40 例中 A 型 10 例,B 型 6 例,C 型 24 例,经急诊处理,石膏外固定 4～6 周后 X 线摄片复查并评分表测分(表 1)。结果 A 型平均分值为 28 分,B 型平均分值为 23 分,C 型平均分值为 12 分,三者总平均分值为 18 分,患者腕关节肿痛和功能障碍比较明显。

表 1 桡尺骨远端骨折疗效评分表

测定内容与分值(分)			例数	治疗前			治疗后			随访1年		
				A 型 10	B 型 6	C 型 24	A 型 10	B 型 6	C 型 24	A 型 5	B 型 3	C 型 16
疼痛/功能 (50)		无正常	50	0	0	0	5	2	13	5	3	12
		偶有轻痛/轻微受限	40	0	0	0	5	4	8	0	0	4
	中	度/部分受限	20	5	3	7	0	0	3	0	0	0
	严	重/甚至丧失	0	5	3	17	0	0	0	0	0	0

（续表）

测定内容与分值(分)		例数	治疗前			治疗后			随访1年		
			A型 10	B型 6	C型 24	A型 10	B型 6	C型 24	A型 5	B型 3	C型 16
活动度 (25)	正常	25	0	0	0	4	2	14	4	3	13
	范围丧失<30%	20	2	0	0	6	4	6	1	0	3
	功能的最低限度	10	7	5	12	0	0	4	0	0	0
	低于最低限度	0	1	1	12	0	0	0	0	0	0
握力 (20)	正常	20	0	0	0	4	1	10	4	3	14
	丧失15%	16	0	0	0	6	2	8	1	0	1
	丧失<30%	10	5	2	2	0	3	3	0	0	1
	丧失>30%	0	5	4	22	0	0	1	0	0	0
肿胀度 (5)	无	5	1	0	0	4	2	12	5	3	14
	轻度	3	4	2	3	6	4	10	0	0	2
	明显	0	5	4	21	0	0	2	0	0	0

治疗方法

（1）松解手法分为松解桡腕关节粘连手法和松解尺桡下关节粘连手法。①松解桡腕关节粘连手法:患者坐位,术者一手握患者手掌牵拉腕关节,另一手拇指指腹由轻而重反复按摩点揉桡腕关节部位的阳溪、阳池、阳谷穴2分钟,并根据软组织僵硬的部位迂回移动,特别要使较容易僵硬的伸拇长、短肌腱及外展拇长肌腱周围的软组织松解。然后术者双手并列握住患侧腕关节做顺时针和逆时针方向转动各5～10次,动作由小到大,逐渐加大关节转动的幅度。接着术者一手握住患者前臂,另一手拇指、示指两指握住患者腕关节的桡尺两侧,先做桡侧及尺侧的侧向活动各5～10次,再突然向尺侧加大幅度重力一拉,以听到局部发出粘连被撕开的响声为度,此步是手法的关键,最后将腕关节做极度掌屈、背伸活动3～5次。②松解尺桡下关节粘连手法：患者保持原体位,术者一手握住患者桡骨远端,另一手拇指指腹按摩点揉尺桡下关节背侧的外关穴及其远侧的三角纤维软骨部位2分钟。然后用拇指、示指捏住尺骨小头,将它向掌侧及背侧按提,并适当将前臂做旋前和旋后活动。

（2）整理手法患者坐位,掌心向上。术者一手握住患者手指,另一手拇指指腹按揉掌心部的鱼际、劳宫、少府穴,以活血化瘀、消肿止痛,协调手部四组内在肌和屈指肌腱的功能。手法治疗隔天进行 1 次,10 次为 1 个疗程。

（3）导引即患者自我锻炼法,主要有以下几种。①滚掌导引：患者两手握拳,手背相对,置于胸前,然后沿掌指关节由内向外做环形旋转滚动 1 圈,再做相反方向滚 1 圈,重点活动腕关节。如此反复 5～10 次,每天 3 次。②撑掌导引：患者两手 10 指交叉扣紧,两肘屈曲,先将两手掌向内贴于胸前,然后扣紧的手指伸直,两手掌作向下、向外的翻转动作,并且两肘渐渐伸直,使手掌向前方伸出,然后再将两手掌回复胸前。如此反复 5～10 次,每天 3 次。此法主要背伸腕关节、掌指关节及指间关节,牵引挛缩的屈指肌腱。

（4）手法要旨。①应用本法除了要掌握手法步骤,了解手法目的外,还需根据患者骨折损伤的严重程度,骨折的时间,骨折后局部肿胀、疼痛和功能障碍的情况,以及患者体质强弱、耐痛程度、其他并发症等因素而掌握手法的轻重缓急。②整个手法过程中,向尺侧重力牵拉一步是关键。如果第一次没有拉出声音,可再重复 1～2 次。声音出现表示粘连得到松解,患者立即有轻松感,活动范围也随之加大。经过多次手法不再有声音出现,即说明粘连已全部松解。③对刚拆陈石膏后的病例,手法宜轻缓,以免因手法造成再骨折。导引治疗也需遵循这个原则。

治疗效果

（1）疗效评定方法根据患者的主诉和客观检查,以计分的方法进行统计,参考 I Jakim 等作者提出的评分系统进行评分（表 2）,确定疗效的优（85～100 分）、良（70～84 分）、可（60～69 分）、差（60 分）。

表 2 桡尺骨远端骨折疗效统计表

评写标准（分）	疗 效					
	1 序程后（40 例）			随访 1 年（24 例）		
	A	B	C	A	B	C
优（85～100）	5	3	10	5	3	13
良（70～84）	5	3	10	0	0	3
可（60～69）	0	0	4	0	0	0
差（<60）	0	0	0	0	0	0

（2）疗效评定结果治疗 1 个疗程后评定结果是 A 型优 5 例、良 5 例，平均分值为 88 分；B 型优 3 例、良 3 例，平均分值为 82 分；C 型优 10 例、良 10 例、可 4 例，平均分值为 83 分，三型总平均分值为 84 分，较手法治疗前的总平均分值提高了 66 分。经 1 年随访的 24 例，评定结果是 A 型 5 例均优，平均分值为 98 分；B 型 3 例均优，平均分值为 100 分；C 型 16 例，优 13 例、良 3 例，平均分值为 93 分。总平均分值为 95 分。比手法治疗 1 个疗程后提高了 11 分。

（3）数据分析 40 例骨折病例手法前后的比较显示出手法治疗后症状显著减轻，患肢的活动度、握力和肿胀度也有显著的改善。手法前总平均分值仅为 18 分，而手法治疗后提高到 84 分，手法治疗的优良率达 90%。1 年随访24 例，通过导引治疗，总平均分值又提高到 95 分，优良率上升为 100%。

讨论

1. 疗效分析　桡尺骨远端骨折后腕关节肿痛和功能障碍的轻重与原始骨折的严重程度及处理水平有关。运用长骨综合分类法对这类骨折进行分类，对指导治疗及判断预后均有一定的意义。采用改良的评分表，可以较客观地进行疗效评定，它既包括患者的主观感受，又包括患肢的活动度、握力和肿胀度等客观指标，临床易于统计和分析。本组治疗结果分析表明，魏氏手法及导引疗法对治疗桡尺骨远端骨折后腕关节肿痛和功能障碍有显著疗效。其中 26 例骨折线进入腕关节腔的病例，经 1 个疗程的手法治疗后，22 例为优良，4 例为可。22 例获优良者包括 17 例经良好的整复及有效的石膏固定者，5 例因各种原因造成整复或固定失败并导致骨折畸形愈合者。这 5 例经手法治疗后，虽然畸形仍存在，但症状和体征均逐渐改善，只是恢复的时间相对延长。4 例获可者，均为严重的 C 型骨折，都有腕部及手部的严重肿胀、压痛及关节僵硬，X 线摄片显示复位不满意，关节面呈粉碎且不平整，整复后桡骨长度仍未恢复，桡偏角均 <5°，掌倾角均 <0°，其中 2 例继发肩关节粘连，1 例有轻度尺神经卡压症状。1 年随访结果，以上 4 例均有不同程度好转，分值上升到良的水平。

2. 手法作用机制分析　桡骨下端膨大，由松质骨构成，在力学上是弱点，易发生骨折。其背侧有 4 个骨性腱沟，有伸肌腱通过。桡侧面有一骨纤维性腱管，伸拇短肌腱和外展拇长肌腱共同通过此腱管。尺侧面构成桡尺下关节,为前臂旋转活动的枢纽之一。三角纤维软骨又是联系尺骨下端的重要纽带。当桡尺骨远端骨折移位后可发生桡骨下端缩短,成角畸形,桡偏角及掌倾角改变,桡腕关节及桡尺关节的紊乱以及桡骨远端关节面损伤、不平整,而且桡骨远端骨性腱沟也随之错位,在沟中的肌腱也相应扭曲、粘连。以上各种改变如果没有得到纠正就会导致日后腕部的症状和体征。魏氏手法及导引具有舒筋活血、松解粘连、磨造关节的作用。虽然不能改变已成的事实,但可以协调、再造它们之间的关系。特别是向尺侧加大幅度牵拉的手法,可使腕关节粘连松解,同时使腱沟内扭曲、粘连的肌腱也得到松解,从而消除症状和体征,恢复正常的功能。

（与徐敏新、张弘、李飞跃合著）

（原刊于《中医正骨》1993 年第 5(4)期,第 3 -5 页）

手法结合经皮撬拨治疗跟骨波及
跟距关节面骨折 59 例

波及跟距关节面的跟骨骨折,治疗较难。我们于 1986～1995 年,采用手法整复结合经皮撬拨治疗跟距关节面塌陷骨折或全部跟距关节面塌陷骨折,经随访观察,疗效满意。

临床资料

本文 59 例,共 68 个跟骨骨折,其中男性 50 例,女性 9 例。年龄 20～30 岁 10 例,31～40 岁 30 例,41～50 岁 15 例;50 岁以上 4 例。损伤原因: 高处坠落所致有 52 例,余 7 例为交通事故所致。59 例中,12 例为陈旧性骨折(骨折后 14～22 天),47 例为新鲜骨折。左侧跟骨骨折 30 例,右侧跟骨骨折 20 例,双侧跟骨骨折 9 例。59 例患者均为距下关节损伤,跟骨关节面塌陷,其中跟距角 ≤ 0 者 23 例,0～10°者 25 例,10°～20°者 11 例。

治疗方法

(一) 操作方法

1. 手法整复 治疗在腰麻或跟骨阻滞麻醉下进行。患者取俯卧位,屈膝 90°,足底向上。一助手双手握住患肢小腿向下用力牵拉,术者用两手掌根紧贴跟骨两侧,两手四指交叉扣紧,边向上提,边向中部用力挤压,边左右前后摇晃,纠正跟骨体向外侧的膨隆,两大拇指同时沿跟骨结节向上推,以恢复正常之结节关节角。另一助手双手握住前足背,协助术者不断做跖屈、内翻、背伸活动。手法复位的关键是挤压、上推、摇晃、跖屈,内翻、背伸等一连串动作要一气呵成,并反复进行。手法时间以 10～15 分钟为宜。

跟骨后丘部塌陷骨折总伴有不同程度的外侧壁膨隆。当复位完成以后，若在外踝下方能放一指，则表示外侧壁膨隆已纠正，可以看到足跟形态恢复正常解剖状态。

2. 钢针撬拨复位　经上述手法后，若复位良好，则可不做撬拨；若上部和近后关节面仍未达到解剖复位，则需结合撬拨复位。在 X 线电视监护下，将一克氏针从跟骨外侧穿过皮肤向前方略偏内进针，针尖常可插到外侧裂隙，利用杠杆原理将丘部塌陷的骨片撬起，当复位满意后，即用克氏针或克氏钢针在丘部骨折线下面至跗窦底部皮质骨作固定，另一枚克氏针或克氏钢针视骨片情况呈平行或成一定角度交叉打入固定，针可留在皮内或皮肤外面。对稳定性极差的，可将克氏针直接穿过跟骨骨片到距骨。最后在跟骨两侧再做挤压手法，因为撬拨后骨片松动，有可能再膨隆。

（二）术后处理

视整复后骨折稳定情况，采用小腿跖屈位石膏固定或弹力绷带固定。石膏固定，应在跟骨内外两侧垫放纱布，当石膏即将干时，再适当用力挤压跟骨内外侧，以防止骨片再部分膨出。用弹力绷带，由小腿中下 1/3 至足背包扎固定，固定时跟骨内外侧仍需多放些纱布或棉垫加压包扎，既保证整复骨片不再移位，又可防止包扎过紧引起局部压迫产生褥疮。自整复后开始主动活动足趾，待疼痛稍缓解，做踝关节和全足功能活动，促进局部血肿吸收，改善血液循环，防止肌腱和关节的粘连。

疗效标准

根据马元璋治疗跟骨骨折的评价标准，观察跟距角，将整复效果分为 4 段级优，跟距角 >30°；良，跟距角 26°～30°；可，跟距角 21°～25°；差，跟距角 <20°。本文 59 例治疗效果见表 1。

表 1　59 例治疗效果

复位效果（跟距角）	闭合复位	经皮撬拨复位	合　计
优	16	28	44
良	3	7	10
可		3	3
差		2	2

注：治疗效果提示，优良率达 91.5%。

典型病例

【例1】 陈某,女,36 岁。1986 年 7 月 5 日患者抱小孩下楼梯,不慎从 5 级梯上跌下,右足跟先着地,引起局部肿痛,拍片诊断为右跟骨后关节面舌形骨折伴有内外两侧骨突骨折。损伤当天在跟骨局部阻滞麻醉下予以手法整复,术者在跟骨两侧用双手掌边挤压,边摇晃,边用大拇指在跟骨结节部推挤,一助手在小腿部牵引,一助手跖屈、背伸,内翻踝关节,动作反复几次后听到骨折复位音。X 线复查骨折对线对位良好。而后足部弹力绷带固定。随访 4 年,除阴雨天有轻度酸痛外,距下关节活动度正常。

【例2】 李某,男,41 岁。于 1991 年 12 月 16 日患者从约 5 米高处坠落,右足跟先着地,引起局部肿痛。次日来院求诊,X 线摄片诊断为右侧跟骨骨折,右跟骨关节面严重塌陷,跟距角 10°。在麻醉下先手法整复,再用一克氏针在结节部后外侧穿过皮肤和跟骨侧壁的后部裂隙,使钢针位于骨折片下面,向上撬抬复位后,3 枚克氏针固定。术后摄片,跟距角恢复正常。予以弹力绷带固定,随访 3 年,行走自如,无外侧壁膨隆,距下关节面恢复良好。

【例3】 诸某,男,47 岁。患者于 1995 年 3 月 18 日从 2 米高处跳下,左足跟先着地,引起左足跟肿痛,不能站立。摄片诊断为左跟骨关节面舌形塌陷骨折伴结节下部骨折。损伤后 22 天入院,腰麻下予以上述手法整复,在 X 线电视下见外侧壁膨隆已整复后,经皮打入 1 枚克氏针进行撬拨,待关节面平整后用 4 枚钢针固定。X 线摄片显示:骨折整复良好。3 个半月后随访,足跟部疼痛消失,能下地自由活动。

讨论

1. 性别与年龄 跟骨骨折多为男性,且以中青年居多。这主要因为高空作业和一些危险职业中男性多于女性,中青年多于老年人。

2. 治疗效果与损伤程度和时间的关系 跟骨骨折一般公认新鲜比陈旧性疗效好。我们的结果也证实如此,疗效较差或不良的 5 例均系陈旧性骨折。

3. 治疗方法的改进 跟骨波及关节面骨折,治疗困难,说法不一,后期损伤性关节炎发生率高。传统医学对此无手法整复的专门记载,只有夹板固定;现代医学的治疗一般无手法复位,只有牵引复位或单纯打石膏,不做骨折整复。不少学者主张波及关节面的跟骨骨折应切开复位、骨块充填即 Palmar 手术,或早期跟距关节融合术及早期关节融合术,但手术增加创伤及患者痛苦,且骨折部位肌肉等软组织少,皮下组织薄,容易引起皮肤坏死和术后感染等并发症,关节融合术后,难免给日常生活带来不方便。我们对波及跟距关节面,主张进行Palmar手术的跟骨骨折患者,采用改进的上述手法段结合撬拨复位法进行整复,疗效较好。

4. 手法操作原理 手法的目的是纠正外侧壁膨隆和后关节面塌陷。通过牵拉、挤压、推、摇晃等一系列连贯动作,能使塌陷骨片复位,即使是手法不能达到解剖复位,至少可以解决跟骨外侧膨隆。若关节面仍有明显塌陷,再用经皮撬拨复位就简单多了。

术者双手掌根紧贴跟骨内外用力挤压,可将膨出部分骨片挤向中间把塌陷关节面骨片往上挤。通过摇晃,使骨片松动后易推挤,把塌陷关节面抬高,同时使复位后的骨片相互紧密嵌插、稳定。因跟骨局限在一定皮肤张力下的容积内,受到周围皮肤及软组织的保护。大拇指用力向上推跟骨结节,使跟骨结节向上移位,其他四指与拇指相反的力顶住塌陷关节,恢复跟骨关节面,使跟骨结节向上移位,使贝累尔角恢复正常,此类似用克氏针撬拨复位的杠杆原理。跖跗关节在极度跖屈时,从生物力学角度看,骰骨顶住跟骨的跟骰关节,其力必向跟骨部传导,再加上跟骨前端往上挤推的手法,使塌陷骨片上抬,恢复跟距关节角和关节面。

(与李舸、曲克服、杨健、李中伟、张建方合著)

(原刊于《魏指薪教授诞辰一百周年学术论文集》,第 162 −164 页)

魏氏伤科治疗足跟痛 75 例临床报道

足跟痛是临床常见疾病,多见于中老年。临床多见于单侧发病,也可双侧同时发病。晨起下地行走时疼痛明显,稍行走后疼痛减轻,疼痛部位多为足跟底部侧面或足底跖面,局部可伴有皮温增高或肿胀,或足部寒冷感,兼有全身虚症表现。现将应用"魏氏伤科"治疗方法,治疗 75 例足跟痛报道如下。

临床资料

本组 75 例患者中,男 34 例,女 41 例;年龄:最大者 72 岁,最小者 35 岁,平均年龄 50.5 岁,右侧足跟痛 26 例,左侧 39 例,双侧 10 例;足跟跖面偏内侧压痛有 37 例,余为足跟侧面或足跟跖面正中及外侧部压痛;X 线摄片提示:75 例中有跟骨骨刺 53 例。

治疗方法

(一) 手法治疗

足跟部侧面疼痛者,可用搓法,即用两手掌与掌根搓揉足跟部周围约 10 分钟,要求使疼痛僵硬的软组织得到放松。足跟跖面疼痛者可用以下三步手法。①先用拇指点揉足腱膜附着点(及痛点),此步手法需反复操作;②然后用掌根或大小鱼际肌按揉足跟侧面及跖面,同时按推足跟跖面腱膜肌肉组织,使之放松;③最后将足部大小关节活动松解。手法每周进行 2～3 次。

(二) 外用药物

1. 足跟痛洗方(验方) 三棱 9 克,莪术 9 克,当归 9 克,红花 9 克,川牛膝 9 克,透骨草 9 克(或山慈菇 9 克),刘寄奴 12 克,威灵仙 9 克,徐长卿 9 克。

煎水熏洗,每天2次,每次药水中加入米醋50克。每帖药可用2～3天。本方为足跟痛常用外用方。

2. 外用骨刺霜 生川草乌(各)30克,生香附30克,乳没药(各)30克,威灵仙15克,见肿消20克,虎杖20克,透骨草30克,丁香6克,肉桂6克。加工制成冷霜,局部涂搽,每天2～3次。一般在洗方外用后使用。

(三) 内服药物

1. 大活血汤(魏氏伤科秘方) 赤芍9克,紫草茸3克,生地9克,丹参9克,当归9克,路路通9克,川芎6克,苏木3克,泽兰叶9克。本方为足跟痛内服常用方,用于活血消肿。

2. 四物汤加味(验方) 生地12克,赤芍9克,川芎6克,当归9克,川牛膝9克,生米仁9克,知母9克,黄柏9克,甘草3克。本方用于足跟痛湿热下注,局部伴有灼热感。

3. 四妙散加味(验方) 苍术9克,黄柏9克,川牛膝9克,生米仁9克,土茯苓9克,赤小豆9克,车前草9克,白扁豆9克,丝瓜络9克,当归9克,络石藤9克。本方用于足跟痛水湿潴留。全身伴有气虚症状者可加黄芪12克,党参12克。

4. 六味地黄汤加味(验方) 生地12克,萸肉6克,淮山药9克,泽泻6克,茯苓9克,丹皮4.5克,枸杞子9克,女贞子9克,楮实子9克,杭白芍9克,延胡索9克。本方用于足跟部骨质疏松,肾亏精血不足。

(四) 导引锻炼

魏氏伤科通常采用"抬跟震坠法"。步骤如下:

(1) 两侧足跟轻轻抬起,趾跖部负重站立,双手臂向前。

(2) 两足跟缓缓向下落地,使足跟部产生轻轻震荡,同时,双手臂收回。

以上两步动作反复10次左右,每天早晚2次锻炼。

上述治疗方法为本病一般应用手法。外用足跟痛洗方,外搽骨刺霜;内服药则根据不同的病情辨证施治。后期配合应用"抬跟震坠法"导引。

疗效标准和治疗效果

(一) 疗效评定

1. 疗效 显效:压痛消失、肿胀消退,能正常负重行走;有效:压痛、肿胀改善,能负重行走,但不能多行;无效:疼痛、肿胀未能改善。

2. 压痛程度　　＋＋＋：用拇指按压患者足跟部疼痛点,压下后,按压拇指周围皮肤发白时即感疼痛。＋＋：需用较重力量按压方感疼痛。＋：重力按压至深部方感疼痛。

(二) 治疗效果

疗程最长者45.5天,最短者7天,治疗结果:显效28例,有效41例,无效6例,有效率为92%。

讨论

1. 足跟痛的病因　　许振华、王义生提出,跟骨内高压和跟骨内静脉瘀滞是足跟痛的主要原因。李王健认为"跟骨是海绵质骨,髓腔内静脉窦较大,长期站立负重,使跟骨内静脉回流障碍,瘀血、缺氧,毛细血管通透性增加,间质水肿而致疼痛"。许振华经实验证实,骨内压与血流动力学有密切关系,即静脉回流障碍骨内压升高。而现代学者提出的静脉瘀滞类似于中医"血瘀"的病理改变。本文所用足跟痛洗方及骨刺霜从治疗作用上看,正是重在活血化瘀、消肿止痛。足跟痛洗方以三棱、莪术、当归、红花、透甘草等活血化瘀止痛药为主,加用刘寄奴破血行瘀下气;徐长卿消肿止痛;配合威灵仙善走通利之功;牛膝引药下行。在外用足跟痛洗方活血化瘀基础上,临床再选用骨刺霜外用加强止痛功效。方中川草乌经药理研究有"一定的扩张血管和镇痛作用",肉桂也有使"末梢血管扩张"的作用。威灵仙、香附经药理研究证实,有一定的镇痛作用。再加上虎杖活血通络止痛;乳香、没药散瘀止痛;见肿消(野薄荷)消肿。上述药物主要作用活血化瘀、止痛消肿。现代医学实验研究证实,各种活血化瘀的复方和单方都有不同程度和不同方式的改善血液流变学性质的作用。上述药物的作用可能正在于此,其活血化瘀机制,可能与有关学者提出的"有选择地加快血液流动"来纠正足跟骨静脉瘀滞状况,以达到部分或全部解除足跟痛的治疗目的。

2. 足跟痛的辨证施治　　中医文献上称足为"踵",其意为诸体之重,承载全身重量。同时其足少阴肾经上行途中有别络入足跟,又与肾经有关。由于足跟部是负重劳累部位,又和肾经关联,因而中年以后肾气衰退,跟部组织退变易发疼痛。《朱震亨心法》提到"足跟痛,有痰,有血热,血热宜四物汤加黄柏、知母。"《石室秘录》则指出："脚痛之证，最多而最难治，盖脚乃人身之下流，水湿之气一犯，则停留不肯去，须提其气，而水温之气始可散也。"《巢氏医源》提到，"脚跟颓"，其症状"脚跟忽痛，不能着地"。颓者，衰退也。综上所述，古代医家对足跟痛的病因涉及痰、血热、水湿、肾亏及精血不足等，说明足跟痛不仅是实证，也有虚症。因其不仅仅是局部病变，且与全身有一定联系，在治疗上除了外治法，还应根据不同情况辨证内治，临床可取得较好疗效。

3. 跟骨骨刺与足跟痛的关系　有文章报道足跟痛与骨刺无关，亦有文章认为，足跟骨骨刺尖对局部周围的神经、血管、肌腱组织产生压迫和刺激，引起不同程度的疼痛不适。在本文 75 例病例中，有跟骨骨刺的 53 例和无跟骨骨刺的 22 例中具有中等度以上疼痛的（压痛＋＋～＋＋＋），前者为 36 例，后者为 14 例，其中等程度以上疼痛发生率分别是 68% 和 64%，两者对比无显著差别。所以笔者同意多因并存观点，足跟痛并非完全由跟骨骨刺引起。

4. 足跟跖面压痛部位　本组 75 例中，足跟跖面偏内侧压痛者为 37 例。其机制可能与局部解剖结构有关。跟骨跖侧面有 3 个结节：前结节、外侧结节及内侧结节。前两者范围小，不负重，内侧结节较大，接触地面，承负体重，内侧结节浅层有坚强的跖腱膜附着其中，深层又有趾短屈肌，拇展肌等附着。随着人体体重压力作用及行走等跖腱膜对内侧结节的牵拉影响，使跟骨内侧结节上的跖腱膜附着处产生慢性损伤，而引起足部局部疼痛。

（李飞跃著　李国衡指导）

（原刊于《魏指薪教授诞辰一百周年学术论文集》，第 219－221 页）

小儿股骨干骨折的中西医治疗

　　祖国医学对骨折的治疗具有悠久的历史。清代《医宗金鉴》对股骨(亦称大楗骨)骨折治疗曾作了较详细的说明,其中指出:"法以两手按摩碎骨,推拿复位,再以指顶按其伤处,无错落之骨,用竹帘裹之","三日开帘视之,若有不平处,再捻筋结,合其舒平,贴万灵膏,仍以竹帘裹之。"在上述理论指导下,上海第二医学院附属仁济医院于 1956 年 6 月至 1960 年 6 月治疗小儿骨折 174 例,其中 110 例获得随访。在这 110 例中,用夹板固定治疗者 58 例,用石膏固定和牵引等治疗者 52 例。现就不同疗法的效果进行探讨。

临床资料

　　在进行随访的 110 例中,男孩占 57 例,女孩占 53 例。年龄最小者为 8 个月,最大者为 12 岁(12 岁以上者属成人)。1～5 岁的发病率最高,有 83 例,占 76%。骨折发生于上 1/3 者有 8 例,占 7.2%;中 1/3 者有 78 例,占 70.9%;下 1/3 者有 24 例,占 21.9%。左侧为 56 例,右侧为 54 例。骨折线以横形骨折较多,有 53 例,其次是斜形骨折有 21 例,螺旋形骨折有 20 例,青枝骨折有 16 例。

治疗方法

　　1. 夹板固定　患儿仰卧床上,一助手持住骨盆,另一助手以两手分别握住膝上部,及小腿下端做对抗牵引。医者立于患侧,将骨折端向上、下、内、外,按锹平复位。复位后,敷上碎骨丹,外用 3 块软夹板置于外、内和后侧,用布带 3 根进行结扎。一般先扎中央 1 根,次扎两端。结扎应松紧适宜。在患肢后方,用硬板一块包扎,长度自臀部以下起至下腿止。患腿两侧置长形沙袋两条,借以固定患肢,防止搏动。一般每隔 3 天换药 1 次,直至骨折愈合。愈合后,如关节动作不灵活,或局部仍有肿胀现象,可用四肢洗方热敷,佐以活络药水或舒筋活血膏,直至功能恢复。

2. 牵引加石膏　5 岁以下的儿童采用 Bryant 双腿悬垂牵引法。5 岁以上者则采用 Russell 牵引。为了提高病床周转率,我们在皮肤牵引 2 周后,改用髋人字形石膏固定。2～3 周后拆除石膏。

3. 石膏固定　骨折复位后,立即采用髋人字形石膏固定法 3～4 周后拆除石膏。

4. 持续牵引　采用持续皮肤牵引,直至骨折愈合,一般需 3～4 周。

随访结果

本组 110 例小儿股骨干骨折的最长随访时同为 4 年,最短者 1 年,平均随访期为 2 年 4 个月。疗效评定:①优良—无任何症状和功能障碍;②尚佳—能一般行走,但不能快跑或参加体育活动;③不良—行走时仍有困难,偶尔间有疼痛或触痛,局部有畸形,妨碍正常生活。

1. 夹板固定组用单施夹板固定者共 68 例。固定时间最短者为 7 天,最长者为 56 天,平均固定时间为 26.1 天。除 4 例在治疗完毕后尚未达到行走年龄外,平均行走功能恢复时间为 32 天。根据随访疗效评定,优良者 5 例(96.5%),尚佳者 2 例(3.5%);无不良病例。患肢增长 1 厘米者 23 例,增长 1～2 厘米者 8 例,2 厘米以上者 1 例,两侧相等者 23 例,患肢缩短在 1 厘米以内者 3 例。从 X 线摄片来看,4 例有向外成角畸形;3 例有 5° 以内的外旋畸形。

2. 牵引石膏组本组有 38 例。一般采用为期 2 周的牵引,然后改用髋人字形石膏固定。固定时间最短为 21 天,最长为 68 天,平均时间为 61 天。除 2 例在治疗完毕后,未达到行走年龄外,平均功能恢复时期为 75.5 天。疗效优良者 35 例(92.1%),尚佳者 2 例(5.2%),不良者 1 例(2.7%)。患肢增长 1 厘米以内者 13 例,增长 1～2 厘米者 7 例,2 厘米以上者 3 例,相等者 12 例,缩短 1 厘米以内者 2 例,缩短 1～2 厘米者 1 例。X 线摄片复查结果:4 例尚有 10° 以内的向外成角畸形,1 例有 5° 外旋畸形,另 1 例有 15° 外旋畸形。

3. 石膏固定组本组有 9 例超过复位后立即应用髋人字形石膏固定。固定时间最短者为 28 天,最长者为 68 天,平均时间为 42.5 天,平均功能恢复时间为 60 天。疗效优良者 8 例(88.9%),尚佳者 1 例(11.1%)。患肢增长 1 厘米以内者 2 例,相等者 7 例。X 线摄片复查,有 5 例存在着不同程度的向外或向前成角畸形。

4. 持续牵引本组仅有 6 例应用持续经皮肤牵引的方法治疗。平均固定期为 28 天。除 1 例在治疗完毕后,未达到行走年龄外,其余的平均功能恢复时间为 40 天。随访结果均属优良。患肢增长 1～2 厘米以内者 1 例,相等者 4 例,无 1 例有任何畸形。

讨论

小儿股骨干骨折是常见的损伤。由于儿童骨骼的生长能力强,因此小儿骨折的治疗与成人不同。不论采用何种治疗方法,骨折都能预期连接,并无骨不连接现象,更无手术复位指征。治疗后,髋与膝关节的功能均能恢复。另一特点是小儿骨骼的塑型能力强,任何轻度畸形均可在生长过程中逐步纠正,本组有 13 例在骨折愈合时仍有 5°～15° 的向外或向前成角畸形,但至 1～3 年后,成角畸形均自行纠正。远端骨片的旋转畸形一般是不能依靠塑型来纠正的,本组有 4 例在骨折连接后仍有 5° 以内的外旋畸形;1 例有 15° 外旋畸形。2～3 年后的随访,仍发现有外旋畸形。

小儿股骨干骨折后患肢股骨会发生过度生长的现象,关于这现象,文献中报告很多。小儿股骨干骨折后,尤其是横形骨折,由于断端处局部血循环的增加,可刺激股骨骨骺的生长,患肢一般可有 1～2 厘米的过度生长。因此,许多学者认为小儿股骨干骨折断端若获得 100% 解剖复位,不但不需要,反而会引起两肢的不等长。因此认为断端的重叠 1～2 厘米是理想的治疗方法,并指出断端的重叠对位要比断端的对位,更容易使骨折愈合而更为坚固。本组 110 例中,有 2 例复位后,断端重叠 3 厘米,随访时发觉患肢增长 0.8 和 1.8 厘米。8 例复位时重叠 2 厘米,而随访时增长 2 厘米者 1 例,增长 1 厘米者 3 例,相等者 4 例。有 43 例复位后断端重叠 1 厘米以内,随访时患肢增长 2.1 厘米者 1 例,增长 1 厘米以内者 16 例,相等者 14 例,缩短 1 厘米以内者 4 例。有 24 例断端获得解剖复位,随访时患肢增长 3 厘米者 1 例,增长 1～2 厘米者 2 例,增长 1 厘米以内者 12 例,相等者 7 例,缩短 1 厘米以内者 2 例。增长情况多见于横形骨折,比斜形和螺旋形骨折更为明显。分析本组的病例,这情况亦与文献相符。

本组内有 52 例是应用现代医学的方法来治疗的,从疗效来看,持续牵引疗效最佳,其次为牵引加石膏,最差者为单纯用石膏固定的病例。石膏对小儿股骨干骨折的固定作用较差,因为小儿下肢较胖,周围软组织较多,骨折端往往在石膏内产生畸形,故我们认为用石膏治疗小儿的股骨干骨折是不适宜的。

在采用夹板治疗小儿股骨干骨折来看,疗效是很显著的。它有下列一些优点。

1. 缩短固定时间(表 1)。

表 1　不同组别的固定时间和功能恢复时间

	夹 板 组	持续牵引组	牵引石膏组	石 膏 组
平均固定时间	26.1 天	27.8 天	61.3 天	42.5 天
平均功能恢复时间	32 天	40 天	75.5 天	60 天

2. 用软夹板固定伤处,患者较为舒适,疼痛亦小,同时可以随时调整,矫正成角畸形,只要稍注意,旋转畸形是可以完全避免的。夹板本身缺乏牵引力,断端可能重叠,我们认为断端重叠 1～2 厘米对儿童来说是合适的。15°以内成角畸形亦可自行纠正。并且夹板取材便利,方法简便,易于掌握。用夹板治疗后,一般患儿可在门诊内治疗,不必住院。本组 58 例中,有 40 例是在门诊治疗的。少数严重移位的病例,住院亦不超过 2 周。

3. 为了确实防止外旋畸形,我们采用直角长角板,自臀部,至足部,使踝关节能处于直角位,既无外旋,又可避免马蹄畸形。根据我们的经验,大多数无严重移位的患者是可用夹板固定的。

小结

本文总结了 110 例采用三种不同方法治疗小儿股骨干骨折的结果,从理论机制和远期疗效来具体地就明中西医综合治疗,应用夹板固定,是一个好的方法。它不仅简单舒适,取材便利,便于门诊治疗,减轻患儿家属负担,同时足以控制严重的不良后果因素,愈合和功能恢复时同亦可大为缩短。断端重叠不是一个不良现象,相反地,它可克服在生长过程中所发生的肢体不等长现象。

（与俞昌泰、王惠生合著）

（原刊于《伤科论文汇编》第三辑）

第二部分　治法、方药与特色器械

几种常见扭伤的伤科治法介绍

颈部扭伤

颈部扭伤,习称"落枕",多由睡时枕头高低不适当,或颈项扭转用力过猛而起。主要症状为:颈部酸痛,项强,颈部俯仰或转动不利,甚则有酸痛向两肩或上臂放射等。

诊查要点:主诉以睡醒后忽感颈部牵痛不适者为最多,无跌仆外伤史,颈椎无明显压痛,项根(即第七颈椎)两侧有压痛;如有外邪者,每伴有头昏、头痛、发热等。

手法治疗

(1) 患者坐于凳上,患侧的手臂高举过顶,术者一手轻揉肩颈部,以舒通经络(图1)。

(2) 将患侧的手臂肘部屈曲,从其腋下斜向后拉出,使肩部肌肉放松(图2)。

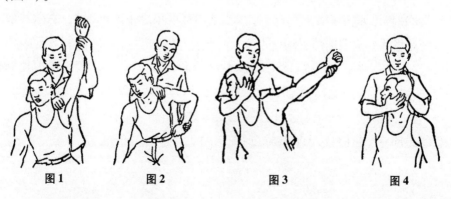

图1　　　　图2　　　　　　图3　　　　　　图4

（3）再迅速使患侧的手臂高举过头，患者头向健侧转；术者用手固定高举过头的患臂，另一手的示指、中指两指，置于患者伤侧的耳朵前后两旁，手心托住下颌骨，术者胸腹前挺，使患者的头部抵于术者的胸前，固定患者之头转向健侧的姿态。然后再将患侧高举的手臂徐缓而有力地向后放下（图3）。此时患者往往感到痛处有颇大的牵引力。

（4）术者用以固定下颌骨的手保持原位，另一手揿住患者的头角（如左侧扭伤者，右手托其下颌骨，左手揿头角；右侧扭伤者，左手托其下颌骨，右手揿头角）。术者一面与患者谈话，以分散其注意力，一面用适当的力量猛然使关节向健侧旋转，此时可听到"咯答"声，手法即告完成（图4）。

经上四步手法之后，一般来说，症状即可得到缓解，颈部旋转的幅度也较前增加；但也有少数仍未见改善，可继续加用下述手法：

（1）术者一手揿住患者的项根，一手揿后头部，嘱患者两眼向下看，头部缓缓晃动，最后向下一揿（图5）。

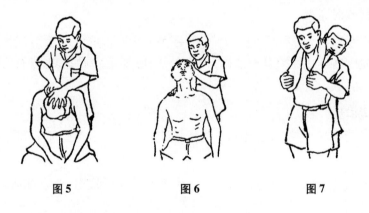

图5　　　　　　　　图6　　　　　　　　图7

（2）再迅速使患者头部向上，术者揿住其项根之手不动，另一手揿其前额，使患者头部缓缓向后晃动（图6）。

（3）患者将双手合拢，置于颈部，双手握紧，头部抬起。术者两手握住患者的两肘，用力向下连续挤、揿3次，然后放下（图7），手法即告完成。

有下列情况者，不宜使用上述手法：①颈椎有压痛，可能有骨折或半脱位者；②颈部有严重僵直，无旋转幅度者。

腰部扭伤

腰部扭伤,多由挑、抬或搬重物时,两侧用力不平衡所致。扭伤严重者,症状立即出现,呈急性;扭伤较轻者,多呈慢性。

主要症状为:腰部不能挺直,轻者尚可勉强行走,重者完全不能行动,腰部有痉挛性疼痛,往往于咳嗽时发作,疼痛多固定于一定的位置,转侧起坐皆感困难。

诊查要点:由于急性扭伤症状随即出现,诊断亦无困难。先应问明有无跌仆,以前有无腰痛史,痛在腰部左侧还是右侧、或正中偏左、正中偏右。检查腰部骨骼是否平正,两侧的筋肉部分有无压痛,有无肿胀(本症均无肿胀);并摸揿痛点所在,以确定损伤部位。一般常见的压痛点有 4 个位置,即左侧压痛点、右侧压痛点、正中偏左压痛点、正中偏右压痛点。

手法治疗

1. 督脉经手法 在施手法前,患者须俯卧位上,两腿伸直,待其俯卧平舒后,术者 1 人,与助手 2 人,可按下述步骤,施行手法。

(1) 助手 2 人,1 人托住患者的两足,1 人握住患者的两腋部,2 人向两端拉紧;术者用两手拇指,从患者脊椎两旁按揉,顺流而下,经腰椎两侧、两环跳、两膝后、两小腿肚处,须停留按揉 3 转,使气血流动;然后再回至腰部,用手按定患处(图 8)。

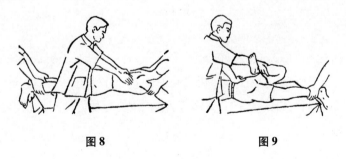

图 8 图 9

(2) 当手回到腰部时,按照伤的部位,如伤在右侧、或正中偏右者,术者用左手揿住患部,以右手拔其右足;如伤在左侧、或正中偏左者,术者用右手揿住患部,以左手拔其左足;两手应密切配合,一手向下揿紧,另一手将患侧的腿尽量向上提,然后用力一晃一拉,听到或感到患者腰部有"咯嗒"声,即将腿放平(图9)。这种"咯答"声,显示手法已成功。

(3) 腿放平后,仍须继续按揉3遍,每遍包括3个动作:①术者用两手拇指从背至小腿肚顺流而下按揉(图10)。②术者以一手垫于下面,另一手频击手背,从脊柱正中顺次向下,击至腰部(相当于第三腰椎)时,连击3下(图11)。

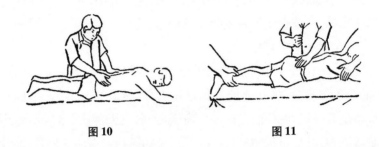

图10　　　　　　　　　图11

术者以平掌从背部的胸椎两侧,顺流而下推拿至腰部,连续3次,推至足跟部1次,两侧相同。推时手须揿紧皮肉,缓缓平推,向下移动(图12)。

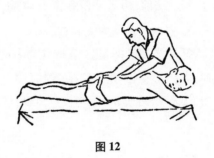

图12

上述手法终了后,请患者离床,不要翻身,脚先着地,上身缓缓抬起,并将自己的两手撑于腰部,用力撑紧,两目向前平看。多数患者,至此即可行动起坐;但有少数患者,或因有宿伤、体弱等其他原因,行动仍需别人扶持。

2. 背法

(1) 患者直立,如无支持力不能直立者,可由助手扶持;助手立于患者面前,双手托患者两腋窝,尽量将患者腰部向上拔直。

(2) 术者与患者背对背而立,术者两肘弯曲下向上扣住患者的两肘弯,并屈膝10°~20°,准备将患者背起的姿势;这时术者臀部应紧贴在患者的臀部,而后俯腰用力将患者背起。

（3）将患者背起后，术者两膝屈曲，然后将患者臀部逐步下移，使其腰部紧对术者的尾骶部；此时患者有明显的酸痛感，术者急速将两膝猛然挺直，在挺直时并使尾骶部紧对患者腰部，做颠波震动。我们称此法为"挺颠坠震"法。

（4）经"挺颠坠震"法后，使患者双足落地，助手托好患者腋窝，使患者立稳，两腿分开与肩宽度相等，术者转身用手触摸患者的痛处，并用两拇指点揉患者肾俞穴，手掌和其余4指抱住两侧软肋部，助手向上提拔，不可放松，术者将患者腰部左右摇转，一边3次。

经"背法"后，如症状已不明显者，平趴休息，如腰部仍有牵制不舒者，再采用叠挤手法辅助治疗。

3. 叠挤法　患者下蹲，两手置于膝前，术者立于其后，两膝抵住患者腰部，一手揿其右肩，一手拉其左膝；然后再以一手揿其左肩，一手拉其右膝，如此两侧做轻轻晃动。而后用两手揿患者两肩，抵紧腰部，并嘱患者挺胸向前平视，术者揿其肩部，先做两侧一紧一松揿按。而后再两手同时用力，并嘱患者放松，术者突然用力向下揿按3次，再使患者站立。此时，患者就可觉得腰部轻松，并能行动。

有以下情况者，不宜使用本法：①腰椎有明显疼痛，可能有骨折存在者；②素有轻重不同的腰强直者；③妇女在怀孕期内，以及年高气血虚弱者。

（原刊于《上海中医药杂志》1966年，第171－174页）

著名伤科专家魏指薪的外洗方药整理

中药煎汤局部热敷,是中医伤科治疗各种损伤最常用的外治法之一。早在《素问·阴阳应象大论》中说:"其有邪者,渍形以为汗。"所谓"渍形",就是用热汤洗浴治病。以后在《医宗金鉴·正骨心法要旨》、《伤科汇纂》、《伤科补要》等著作中均有中药外洗方剂及其使用方法、适应证等详细记载,并逐渐形成了一套有效的治疗方法。

近代伤科名家魏指薪老中医非常重视应用中药煎汤熏洗的外治法。此法,对骨折、脱位、软组织损伤后的组织修复确有显著的效果。现将魏老医师临床常用外洗方剂作一整理,以供参考。

常用外洗方剂

(一) 不同的损伤部位选用不同的方剂

1. 头部洗方 干荷叶半张,滁菊花、夏枯草、川藁本各 9 克,川升麻 6 克,辛夷桃 6 克,香白芷 9 克,川抚芎 9 克,干藕节 4 只,川甘松 9 克,蔓荆子 9 克,落得打 12 克。

功效:清阳开窍、逐瘀通络、解郁止痛、利气醒脑、引血归经。

主治:头部外伤后头胀、头痛、头昏,或血瘀不散、局部肿胀疼痛等症,对风邪所致头痛也有作用。

2. 颈项洗方 兔儿伞 12 克,川桂枝 9 克,刘寄奴 12 克,五灵脂 9 克,伸筋草 12 克,左秦艽 12 克,川红花 9 克,老苏木 6 克,桑寄生 12 克,紫藤枝 9 克,大小蓟(各)9 克,乳没药(各)9 克。

功效:舒筋通络、化瘀止痛、养血荣筋、滑润筋膜。

主治：落枕、颈部扭伤、颈项歪斜致转动不便,局部肌筋肿胀疼痛,或颈项部挫伤后积血成瘀、疼痛难思,或颈椎病引起的颈项板滞、疼痛等症。

3. 口喉洗方 连翘壳18克,山豆根12克,川黄连3克,紫地丁9克,大射干9克,薄荷叶9克,生甘草3克,山僵蚕6克,二宝花12克,甜桔梗6克,苦瓜蒂9克,红枣皮6克。

功效：清热解毒、消炎退肿、祛风凉血、生津止痛。

主治：口腔刺伤、牙肉破烂、舌腮咬伤、局部溃烂、咽喉肿痛等症。

4. 上肢洗方 川桂枝12克,冬桑枝12克,土地狗9克,干地龙9克,地鳖虫6克,大独活12克,西秦艽12克,紫藤枝12克,山麻黄12克,嫩钩藤12克,鸡血藤12克。

功效：活血荣筋、通络止痛、温经止痉、祛寒化邪。

主治：上肢骱扭筋伤、关节涩滞、肌肉疼痛、肢体麻木、筋络挛缩。

5. 下肢洗方 川牛膝12克,伸筋草12克,生虎骨9克,老鹳草12克,海桐皮12克,桑寄生12克,川木瓜9克,川羌活12克,川当归12克。

功效：疏通经络、滑润筋膜、祛风散寒、活血止痛通络。

主治：下肢跌打损伤或外受风寒、麻木不仁、关节筋缩、活动限制、步履无力等症。

6. 四肢洗方 冬桑枝9克,川桂枝9克,川牛膝12克,川红花6克,川木瓜6克,川萆薢9克,落得打9克,大当归9克,补骨脂9克,羌独活(各)9克。

功效：利关节、温经通络、活血祛风。

主治：四肢骨骼筋络损伤、肿胀疼痛、关节动作不利。

7. 腰背胸腔洗方 乳没药(各)9克,落得打9克,川草乌(各)6克,左秦艽9克,鸡血藤9克,干毛姜9克,川当归12克,川断条9克,海桐皮9克,地鳖虫6克,羌独活(各)12克,小防风12克。

功效：活血、化瘀、止痛。

主治：跌打损伤、血瘀阻滞、肿胀坚硬、疼痛不止。

8. 睾囊损伤洗方 落得打9克,紫荆皮12克,乳没药(各)9克,当归尾12克,马鞭草12克,生甘草6克,地鳖虫9克,羌独活(各)12克,川红花9克。

功效：活血、消肿、止痛。

主治：睾丸(囊)损伤,肿胀青紫瘀肿。

（二）不同病情选用不同的方剂

9. 舒筋活血洗方 伸筋草9克,川红花6克,海桐皮9克,左秦艽9克,兔儿伞6克,大当归9克,山钩藤9克,大独活9克,乳没药(各)6克。

功效：舒筋、活血、止痛。

主治：关节损伤,血络不活、酸痛等症。

10. 化瘀洗方 刘寄奴12克,大小蓟(各)12克,川大黄6克,川萆薢12克,川红花6克,羌独活(各)12克,冬桑枝9克,地鳖虫6克,川芎9克。

功效：化瘀、破积。

主治：一切跌打损伤,积血成瘀、血络不活、筋缩作痛等症。

11. 祛毒消风洗方 金银花9克,蝉衣9克,白僵蚕9克,紫地丁9克,红藤枝66厘米,薄荷叶6克,蒲公英9克,千里光6克,生甘草9克,黄白菊(各)9克,山钩藤9克。

功效：祛毒、消风、止痛。

主治：一切外损,皮肤腐烂等症。

12. 活血强筋洗方 全当归12克,川断条9克,淫羊藿12克,羌独活(各)12克,生虎骨9克,楮实子12克,五加皮12克,东鹿筋9克,威灵仙9克。

功效：活血、强筋、祛风。

主治：伤筋,筋力失常,萎软无力。

外洗方药的用法

方剂配制后装入布袋内(不包也可)置于锅或盆内,加水5千克左右(水要超过药2～3倍),用火熬沸后,放在伤部下面熏蘸,伤部周围用毛巾或旧布盖严,以免热气散溢。待水温降至不敛烫伤皮肤时,即用药包,或用旧毛巾蘸药水,洗搽伤处及其周围直至水凉为止。每天2～3次,每次30分钟左右。每1帖外用洗药可用2～3天。对于有些部位,例如头部、颈部等熏洗有困难,可用旧毛巾2条在药水中浸湿后轮换湿敷患处。

应用时应注意的问题

外洗方剂的应用,需根据病情,辨证施治,因人而异,酌情加减,方能提高

疗效. 但遇下列对象和情况不宜应用:

(1) 开放性损伤、局部有伤口者。

(2) 皮肤有溃烂者(感染创面专用洗方除外)。

以上情况如用洗方,可能增加感染或伤口溃烂的机会。

(3) 外洗后出现皮肤过敏现象如皮疹红痒者。

(4) 血压过高者(因实践中外洗后有血压增高现象出现)。

(5) 天气炎热季节一般也不宜应用。特别是年老和体质衰弱患者应防止引起中暑。

还须注意:当外洗后,局部组织要保持一定的温度,切忌用凉水或其他凉性的药物外洗或外敷,如需外搽药水或外敷药膏者必须加温。

体会

1. 因中草药本身功效不同,又因处方不同,外洗方药的治疗其作用也各有不同。当趁热熏敷患处,由于温热刺激引起患处皮肤组织和血管扩张,便能促进其血液和淋巴循环,使新陈代谢旺盛,使局部组织营养和整体功能得到改善,从而达到治愈的目的。

2. 对于外洗方过去一般都用于损伤后期,因顾虑早期应用会引起局部血肿患者血肿加重,但从近年来的临床实践中,我们认识到局部损伤出血一般在 24 小时以后停止。所以,损伤早期(在 24 小时以后)也可以应用洗方。没有局部出血的损伤,更可以在早期应用,有利于祛瘀生新,血肿消散,组织得到及早的修复。最近我们对于足部骨折,从伤后第 2 天就开始运用洗方做局部热敷,血肿消退很快,缩短了骨折的临床愈合时间。四肢长骨不稳定骨折,须保持断端稳定方可应用。

3. 应用洗方热敷或蒸熏治疗后,有的患者患处的皮肤会出现片斑状或鱼鳞状的色素沉着,此乃中药渗透肌肤所致,停用后它将逐渐自行消失。

4. 外用洗方目前用法还有不足之处,例如,躯干部分使用不便,冬天水易冷,热敷时间短不够深透。因此,对于用法尚须研究改进。

(与叶晨阳合著)

(原刊于《上海中医药杂志》1981 年第 10 期,第 15 - 16 页)

介绍一种腰酸背痛的外治法
——热敷治疗床

中药煎汤局部热敷,是中医伤科治疗许多损伤最常用的外治法之一,这种治疗方法已有悠久的历史。如内经《素问·阴阳应象大论》说:"其有邪者,渍形以为汗。"这里所说的"渍形",就是用热汤洗浴治病的方法。又如《玉机真脏论》中有汤熨法和浴法的记载。再如《礼记·典礼》中出有"头有疮则沐,身有疡则浴"的说法。由此可知,我国很早以前已经应用中药煎汤外洗治疗疾病。

在历代伤科文献中如清《医宗金鉴·正骨心法要旨》、《伤科汇纂》以及《伤科补要》等著作中都有关于中药外洗方剂以及它的使用方法、作用和临床治疗疾病的种类等都有较详细的记载,已逐渐形成为比较完整而有效的一种治疗方法。

近代伤科名家,尤其是伤科魏指薪教授在治伤过程中,非常重视利用中药煎汤熏洗的外治法。我们在继承和整理过程中,证明这一治疗方法,对软组织损伤或骨折、脱位等在后期功能恢复中确有良好的治疗效果。

中药煎汤熏洗法的种类及应用方法较多,一般患者可以在家里自己按照医嘱处理,但在使用过程中有时未能取得应有的效果,其原因在冬令季节药汤不能保持规定的温度;某些部位如腰背部使用不便;热敷的部位不够广泛,渗透有局限性;热敷时间较短等。为此,对于医院门诊、病房、工矿企业,以及公社卫生院等保健部门,特别是影响劳动生产最常见的腰酸背痛而需用熏洗法治疗的患者,如何来改进热敷方法是很重要的,它直接关系到治疗效果。所以我们设想了并在本院有关部门协助下制作成功了一种热敷治疗床。这种热敷治疗床既可弥补以前不足之处,又能提高治疗效果,从 1963 年起,我们伤科在病房中就应用热敷治疗床治疗腰酸背痛。在 10 多年的临床实践中起到了很好的疗效,深受广大患者的欢迎。

为了进一步推广热敷治疗床的应用,开展伤骨科常见病——腰酸背痛的治疗,提高中西医结合的医疗水平。我们特将热敷治疗床的制作方法和临床应用的点滴体会,介绍于后。

热敷治疗床的药物配制和作用

1. 处方和用量

全当归 24 克,羌独活(各)30 克,银花藤 30 克,川红花 18 克,川桂枝 24 克,伸筋草 30 克,老紫草 18 克,海桐皮 30 克,透骨草 24 克,扦扦活 60 克,络石藤 30 克,川牛膝 18 克。

2. 治疗作用

现根据临床观察,结合有关医学文献的记载,初步探讨如下。

中药煎汤蒸熏是借温度、机械和药物的作用,而对机体产生治疗效能,当利用药汤趁热在皮肤或患处蒸熏时,由于温热刺激,引起皮肤和患部的血管扩张,能促进局部的血液和淋巴循环,使新陈代谢旺盛,改善局部组织营养和整体机能,达到治愈疾病的目的。

除了上述温热的物理作用外,主要还是由于蒸熏时所用的中药还具有以下药理作用:

活血止痛,温经散寒,祛风通络。当软组织损伤(挫伤或扭伤)时因瘀血积聚,常有肿胀、疼痛和关节运动障碍,或者当骨折愈合后常遗留的关节僵硬,肌腱粘连,肌肉萎缩,使关节及肢体功能障碍者。用舒筋活血,通络止痛等的方药蒸熏,能改善患部血液及淋巴循环,疏通经络,消肿散瘀,减轻局部组织的紧张压力;同时能缓解皮肤肌肉,肌腱及韧带的紧张或强直,使关节及肢体活动灵活,功能恢复,对受有风、寒、湿邪,局部疼痛麻木不仁的痹症,可以祛风散邪,疏通经络,使气血调和,症状减轻或消失。

热敷治疗床的用法

(1)先将配制的中药装在纱布袋内缝好或扎好,放在贮药液器内,加入

3/4 的水以后,接通电源将开关电钮拨到升温度煮开。再继续煮 20 分钟左右,然后,将开关电钮再拨到恒温度后可开始使用。

(2) 患者平卧在热敷治疗床上,将需治疗的部位暴露后放在抽掉格板的格栅上面,用保温后的中药汤水蒸熏患处,使蒸气的热量逐渐渗透到患处的肌肤内部中去。

(3) 患者的蒸熏治疗可采取轮流先后使用,由医务人员统一安排次序,一般每天 1～2 次,每次蒸熏的时间为 30 分钟左右,在冬季使用热敷治疗床,患者必须加盖棉毯或棉被,蒸熏完毕后,用干毛巾擦干水渍,免得受寒,引起伤风感冒。在夏季蒸熏后,要避免穿堂风和电风扇对患处的直接吹入。

(4) 贮药液器内的中药一般每隔 2～3 天更换 1 次,以保证药物的治疗作用。

(5) 热敷治疗床使用时须注意事项:贮药液体中必须常保持 3/4 的药液,水少时需随时加水,使用前需先用手指探测温度,是否适中(能有测温器更好)。因为过烫会灼伤皮肤、温度偏低不能达到应有的作用:目前热敷治疗床的恒温度为 50°,在使用中要注意热敷治疗床的周围,特别在电器设备架处有否易燃易爆物品,如被服、酒精、汽油、氧气筒等,如有应及时搬走,热敷治疗床使用结束后要随即将电源关闭,以防发生意外事故。

四、热敷治疗床的适应证和禁忌证

蒸熏治疗虽然对很多伤骨科疾病有良好效果,但并不是所有的本科疾病都可以应用蒸熏疗法,而是有一定适应证和禁忌证的。对某些疾病来说,蒸熏仅是一种辅助疗法。常需要配合应用其他疗法才能见效。

1. 适应证 腰背部肌肉劳损,腰椎肥大性关节炎,腰椎间盘突出症,腰臀部筋膜劳损,脊柱陈旧性损伤(非截瘫),腰背部痹症等各种原因引起的腰酸背痛。

2. 禁忌证 肿瘤、结核、化脓性炎症、孕妇、高血压、诊断不明的腰酸背痛或各种损伤早期局部有内出血现象者,皮肤溃烂、过敏等。

典型病例

【例1】 余某某,男,56 岁,住院号 154995。

主诉：腰部扭伤 6 个月，现感腰部及左腿疼痛。

检查：脊柱平直，腰部前屈明显受限，左腰部骶棘肌明显痉挛，腰骶部棘突有压痛，重按后可引起左腿放射痛，左直腿高举试验 40°，拉氏试验阳性，右直腿高举 70°可引起腰下部疼痛，左足背及小腿前外侧感觉减退，大腿前外侧及小腿后侧感觉也有减退左跟腱反射明显迟钝。诊断为腰椎间盘突出症，腰椎肥大性关节炎。入院后应用热敷治疗床加轻手法，使用 2 次热敷治疗床后患者自感患处轻松、舒适。在做手法时，腰部疼痛较比治疗前减轻，经检查左腰部肌肉痉挛现象有改善，腰部前屈指尖尖端与地面距离 36 厘米。1 个月后，患者的腰腿酸痛较治疗前有很大改善，腰部前屈指尖尖端与地面距离仅 11 厘米，腰肌痉挛已不明显。

【例 2】　李某某，男，47 岁，住院号 161057。

主诉：腰痛反复发作 5 余年，阴雨天及寒冷后症状加剧。

检查：腰部活动受限，右侧腰部肌肉痉挛疼痛，腰椎 4～5 棘间韧带有压痛，X 线摄片腰椎有轻度退行性改变。诊断为右腰部陈旧性扭伤，肌肉扩张伴有风湿侵淫。入院后使用热敷治疗床 5 天后，腰痛减轻，腰部活动有改善。2 个月后腰痛明显改善，腰部压痛点消失，右侧腰骶棘肌已无明显肌痉挛。

【例 3】　汇某某，男，53 岁，住院号 20037。

主诉：右腰腿疼痛反复发作已持续 12 年之久，这次发病已 2 个月。

检查：腰部明显活动受限。腰骶棘肌痉挛，步行艰难，腰椎广泛性压痛，右臀上筋膜痛，右直腿抬举试验 30°。诊断为腰臀部肌肉劳损。经热敷治疗床应用 1 个月后，腰痛明显改善，腰部活动度增加，有直腿抬举 90°。出院后，虽然经常外出，乘车颠簸，但腰部未感疼痛。

体会

1. 据大部分患者反映内服了许多药物往往不能得到理想的功效，而使用热敷治疗床蒸熏后却疗效显著，感到患处轻松舒适，疼痛减轻，活动改善，患者每次要求延长热敷。因而，治疗时可按病者情况，适当延长一些热敷的治疗时间。

2. 热敷治疗床有其独特的治疗效果，它既可单独使用直接达到治疗目的，又可以为手法治疗创造肌肉松弛的有利条件。例如，腰椎间盘突出症在经过热敷治疗床的蒸熏后,缓解了紧张的肌肉,配合手法又能促使粘连松解,起到了"趁热打铁"的作用,可以缩短治愈的时间。

3. 疗程问题,应视病情轻重而定,一般患者以 2～4 周为 1 个疗程,如症状严重,则必须适当延长,才能取得更好的效果。

4. 应用热敷治疗床蒸熏治疗后,有的患者患处的皮肤会出现片斑状或鱼鳞状的色素沉着,此乃中药渗透肌肤所致,这是属于正常现象,停用后将逐渐自行消失。

本文主要介绍热敷治疗床的制作方法和临床运用,并附治验病例 3 则以及谈了几点肤浅体会。我们认为"热敷治疗床,对于腰酸背痛的治疗是很可取的外治方法。可以推广,并在今后的实践中不断加以改进和完善"。

附：热敷治疗床的制作方法

热敷治疗床由下列六个部分组成：①外包漆布的软垫(图 1);②格板(图 2);③格栅(图 3);④贮药液器(图 4);⑤电器设备架(图 5);⑥木床(图 6);热敷治疗床全貌(图 7)。

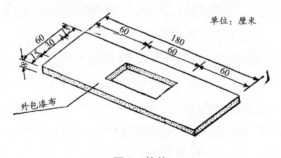

图 1　软垫

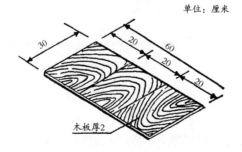

图 2　格板：平铺贮液器上,与格栅调节使用

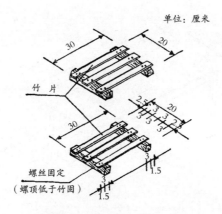

附图3 格栅:与格板调节使用

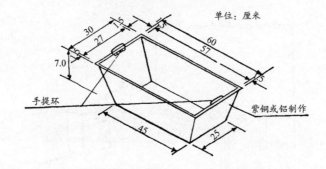

图4 贮药液器:放置药液不可超过存器高度3/4

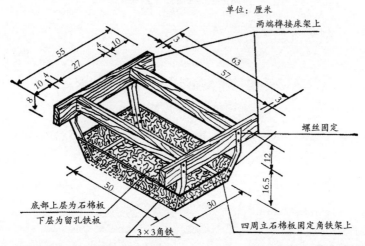

图5 电器设备架:设置长盘电炉两只,共2000W,其中1000W串联(保温),另外1000W并联(升温)

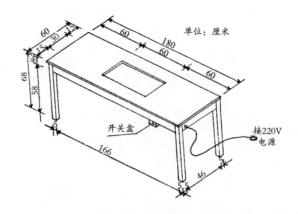

图6　木床:除床面板涂黑色调和漆外,其他涂白色调和漆

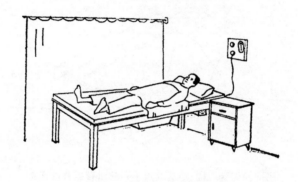

图7　热敷治疗床全貌

（与叶晨阳合著）

（原刊于《基层医刊》1981 年,第 15 -18 页）

热敷治疗床的原理和使用

中药煎汤局部热敷，是中医伤科常用的外治法之一。在历代伤科文献中也有述及，如唐《仙授理伤续断秘方》中就有中药煎汤外洗的专节论述。《正骨心法要旨》、《伤科补要》、《伤科汇纂》等医籍均有中药外洗方剂及使用方法之记载。近代伤科各家，尤其是魏指薪教授十分重视并善用熏洗热敷法。为了更好地使用熏洗热敷疗法，我们设计了"热敷治疗床"，从1963年起，10多年来用于治疗软组织损伤等疾患，效果良好。

热敷治疗床可分为：①木床：当中开个长方形的窗口（图1）；②软垫：用棉布棉花制成，外包漆布或人造革以防潮湿，同样开长方形窗口；③搁板：可分成3块，用木板或竹片制成，盖在窗口上面，使用时可根据疼痛部位的大小抽掉其中1块或2块；④贮药液器：放在窗口下面，内盛中草药和水（图2）；⑤电器设备架：装在贮药液器下面。设置长盘电炉2只，共2000W，其中1000W串联（保温），另外1000W并联（升温）。

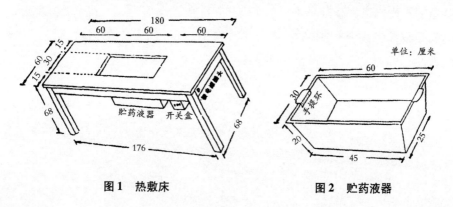

图1　热敷床　　　　　　　　　　图2　贮药液器

药物配制和作用：全当归24克,羌独活(各)30克,银花藤30克,川红花18克,川桂枝24克,伸筋草30克,老紫草18克,海桐皮30克,透骨草24克,扦扦活60克,络石藤30克,川牛膝18克。中药煎汤熏蒸是借温度和药物的作用,对机体产生治疗效能,由于温热刺激,使患处的血管扩张,促进血液和淋巴循环,使新陈代谢旺盛,改善局部组织营养和整体功能,达到治愈疾病的目的。熏蒸所用的中药具有舒筋活血、温经散寒、祛风通络、消炎止痛、化瘀消肿的作用。当软组织损伤时,因瘀血积聚产生肿胀、疼痛和运动障碍:当骨折愈合后常遗留关节僵硬,肌腱粘连,肌肉萎缩,使关节及肢体功能障碍:经熏蒸后,可缓解皮肤、肌肉、肌腱及韧带的紧张或强直,使关节及肢体活动灵活,功能恢复。对感受风、寒、湿邪,致局部疼痛、肌肤麻木不仁的痹症,也可使气血调和,症状减轻或消失.

热敷治疗床的用法：①先将配制的中药,装在纱布袋内扎好,放在贮药液器中,加入3/4的水以后,接通电源,将电钮拨到升温度煮开,再继续煮20分钟左右。然后,将开关电钮再拨到恒温度(约50℃)后可开始使用。②患者将需治疗的部位暴露后,放在抽掉搁板的窗口上面熏蒸。每天1~2次,每次30分钟。贮药液器内的中药每隔3天更换1次。③疗程应视病情轻重而定,一般患者以2~4周为1个疗程。如症状严重,损伤日久则必须适当延长,才能获效。熏蒸后皮肤可出现斑片状色素沉着,乃药力渗透所致,停药后可逐渐消失。

适应证和禁忌证：①适应证:腰背部肌肉劳损、腰椎肥大性关节炎、腰椎间盘突出症、腰臀部筋膜劳损、脊柱陈旧性损伤(非截瘫)、腰背部痹证等各种类型的腰背酸痛。②禁忌证:肿瘤、结核、化脓性炎症、孕妇、高血压、诊断不明的腰酸背痛或各种损伤早期局部有内出血现象者,皮肤溃烂、过敏等病变者。

（与叶晨阳合著）

（原刊于《上海中医药杂志》1981年,第22页）

腰椎退行性病变的成因和辨证施治

老年慢性腰痛疾患,常与腰椎退行性病变有关。一般认为年过四十即可现退行性变化,因病变的部位不同,轻重各异,所以不一定均能发生临床症状,但有这种内因存在,往往通过劳损、扭伤等诱因,骨节与软组织功能活动发生紊乱,致气血凝滞或水肿,即形成腰痛或腰腿痛。中医伤科对本病治疗有一定疗效,现从文献和临床两方面作初步整理,以期交流经验,做好老年病防治工作。

中医对本病的病因认识

《素问·五脏生成篇》云:"肾之合骨也。""上古天真论"云:"女子三七肾气平均,故真牙生而长极","男子三八肾气平均,筋骨劲强,故真牙生而长极"。"脉要精微论"云:"腰者肾之府,转摇不能,肾将惫矣","肾藏精,精生髓,髓充骨"。肾气充沛,骨骼则坚强有力,尤其是与负重的骨骼关节更为密。"五八肾气衰",因而呈现退行性病变,动作开始迟钝,腰肌损伤的机会逐渐增加,这种外伤也会加速退行性病变的进程。脊柱骨节的退变导致组织结构的平衡失调,造成腰酸背痛,并影响到功能活动。

有关腰椎结构与生理病理的认识

腰椎是脊柱的组成部分,《灵枢·骨度篇》将其列入膂骨之内,载有"膂骨以下至尾骶廿一节,长三尺"。清代张志聪注:"膂骨,脊骨也。"从大椎向下至臀裂起始处,包括有胸椎 12 节、腰椎 5 节、骶椎 5 节(尾椎在臀裂起始处以下,故不在内)两者相差一节。至于长三尺,有的学者曾作过考证,他们对 65 人

(平均年龄21岁,体重54.3千克,身高165.7厘米)所测得的平均值是二尺八寸,并认为古代人可能比现代人要高一些,故《内经》所述的节数与长度和现代解剖基本符合,说明了中医对脊柱结构很早已有相当认识。在"骨度篇"中指出了对每一骨节还要"先度其骨节之大小广狭长短的不同",这在临床上有一定的指导意义。大而广者承受应力较大,故在下。小而狭者承受应力较小,放在上。上而易扭,下而易损,为我们提供了病理依据。

脊柱的生理有支撑人体保护内脏的功用。《灵枢·经脉篇》曰:"骨为干,脉为营。"张志聪形容"如藤蔓之营附于木干也"。脊柱更属全身之干,在整体运动中腰部强弱至关重要,强则体轻有力,弱则肢重乏力,不能久坐。故腰者,实为一身之要也。

《医宗金鉴·正骨心法要旨》云:"腰骨,即脊骨之十四椎,十五椎,十六椎间骨也。"相当于腰椎2、3、4节,这个部位是构成生理弧度和活动范围最大的部位,在运动中所负担的力量较大,容易发生损伤和退行性病变。

腰椎退行性病变分类

中医对腰痛分类,隋唐时期分为五类:一曰阳虚不足,少阴肾衰;二曰风痹、风寒湿著腰痛;三曰劳役伤肾;四曰坠堕损伤;五曰寝卧湿地。明清时期分类更为详细,《景岳全书》云:"腰痛之虚证,十居八九……"随着现代医学的发展,局部退行性病变有以下三种常见情况:①腰椎增生性脊椎炎。②腰椎骨质疏松症。③腰椎假性滑脱等。在这些疾病中,尚有轻重程度的不同,或伴有病理性骨折,侧突等畸形,或伴有椎体周围韧带增厚钙化而导致椎管狭窄等病变。

辨证和治疗

(一) 局部辨证

1. 腰椎增生性脊柱炎 一般无明显畸形,严重者则腰椎正常前突弧度消失或增加。腰部活动有不同程度的限制,直腿抬举受限,臀部有牵拉感,下肢感觉无明显改变。腰部酸痛可放射到臀部和下肢相应的部位。病史长而反复发作,局部可发生水肿或粘连,压痛点广泛,常见部位是腰椎两侧的俞穴,居髎穴,环跳穴,骶椎两侧边缘,内收肌起点和髂胫束下部,还有膝关节的周围,小腿的比目鱼肌和腓肠肌等处。后期可能出现下肢肌肉萎缩,行走无力,左右摇摆。X 线摄片:腰椎有广泛增生、改变。

2. 腰椎骨质疏松症　骨质疏松症与中医所讲的"骨痿"颇为相似。《素问·痿论》云:"……肾气热则腰脊不举,骨枯而髓减,发为骨痿。"腰脊不举就是腰部不能挺直过伸,这和骨质疏松症主要特征"同背"畸形腰脊不能挺直是一致的。其原因是"野气热",肾水不足,阳盛阴消,阴液内损所致。近代医学对本病的成因说法尚不一致,但有人认为与性腺内分泌有关,用女性激素治疗有一定的作用,这和中医理论甚为相近。

本病以女性为多见,除"圆背"畸形外,腰背疼痛可传至大腿部,或沿着坐骨神经向下扩散,这种疼痛与体位活动有关,卧床休息可减轻,行走劳累即加重,不能久立久坐。突然弯腰和颠簸震动能引起椎体压缩骨折。如有骨折,局部可有轻微后突,压痛明显,肢体沉重,不能平卧喜欢侧卧,腰部伸屈及旋转活动受限。X 线摄片示腰椎呈骨质疏松。

3. 腰椎假性滑脱　腰部疼痛,向下肢两侧放射,两大腿外侧或后侧有麻木感,不能久立。腰部有前突畸形,前屈活动限制。直腿抬举限制,两下肢一侧或两侧肌肉萎缩,肌力减退。可能出现跛行,或在行走时足底有踩海绵之感。滑脱部大都在腰椎 5 和骶椎 1 及腰椎 4～5 的节段间,局部压痛。椎体向前移位,腰后可凹陷。X 线摄片示腰椎向前滑脱,椎弓峡部正常,椎体可有骨赘增生等改变。

伴有椎弓峡部先天性崩裂或外伤性骨折的由腰椎滑脱为真性滑脱,不属于本文讨论范围。

(二) 全身辨证

腰椎退行性病变,虽有各种不同情况,但病因基本一致,因而全身辨证也基本相同。核心是以肾为主,兼顾其他脏器和气血的变化。一般分以下五种类型。

肾阴虚:腰痛酸软,下肢无力,头晕耳鸣,体倦,小便短赤,口干唇燥,舌质偏红,脉细数。此型临床多见。

肾阳虚:面色㿠白,手足不温,尿频,腰膝怕冷,舌质淡胖,脉沉弱。此型临床比较少见。

脾肾两虚:腰膝酸软,胃纳不香,脘胀,大便坚溏不调,肢体沉艰无力,舌淡苔薄腻,脉软。

肝肾两虚:头晕目眩,视力减退,口苦易怒,健忘,舌红少津,脉弦。

心肾两虚:腰酸,健忘,心悸不寐,多梦,汗出,脉细弱,舌质淡红。

(三)治疗

腰痛虚症占十之八九,特别是腰椎退行性病变。一般采用下列原则:①治标:局部症状严重,或急性发作,功能限制,影响生活和工作。②治本:局部症状不很严重,功能尚可,全身症状明显,主诉较多。③标本同治:局部症状明显,全身症状亦多,两者并重,病程较长,生活工作困难。

"急则治其标,缓则治其本。"局部症状严重则治标,以局部治疗为主,全身症状明显则治本,以整体治疗为主,局部和整体症状并重者则标本同治。治标以外治为主,治本以内治为主,标本同治则内外并重。实践证实这是有效的治疗途径。

外治法:可用督脉经手法料,但有骨质疏松和腰椎假性滑脱者只能轻手法(除去提腿法)。局部蒸敷与外洗方,或热敷床及洗浴方、伤膏药等,并结合导引锻炼。

内治法:肾阴虚者知柏八味丸主之,肾阳虚者附桂八味丸主之,脾肾两虚者六味地黄汤合香砂六君子汤加减,肝肾两虚者补肾固腰汤加减,心肾两虚者六味地黄汤合天王补心丹加减。

典型病例

【例1】 熊某某,男,55岁,住院号:97。

主诉:1974年4月感到腰痛,伴两下肢无力,大腿酸痛感觉减退,行走时两足不能踏平,左右摇摆,步态不稳,上下楼困难,7月份收住入院。

检查:8月份伤科会诊,胸椎轻度后突,腰椎活动限制,直腿抬高在60°左右。腰骶试验有疼痛感,腰部骶棘肌及臀部肌肉有压痛,两大腿前侧知觉减退,跟膝反射活跃,行走时两下肢有牵拉感,左右摇摆,全身症状不明显。X线摄片示胸腰椎广泛增生,诊断为胸腰椎增生性脊柱炎。

治疗经过:以局部治疗为主(因其肝功能不正常),先用"洗浴方",9月开始手法和导引锻炼,每周3次,6周为1个疗程。11月复查,双下肢牵拉感明显改善,全身感到轻松,但腰椎两侧,两下肢内外侧有广泛性压痛点。开始第二个疗程,至 12 月底和神经科共同复查:双下肢牵拉疼痛基本消失,其他压痛点已消失,步态已稳捷,上下楼行动方便,结束治疗。一年后随访,患者一直工作,未见反复。

【例2】　朱某某,女,59 岁,门诊号 75 -133878。

主诉:1977 年 11 月初诊,2 年前感腰背痛,冬季症状加重,不能起床和久坐久立,头晕,耳鸣,记忆力及视力减退。X 线摄片为脊柱骨质疏松,胸椎 7 ～8 轻度楔形改变,经过多种治疗效果不显。

检查:口干,精神萎靡,舌质偏红,苔薄腻,脉细。胸腰椎部轻度后突,胸椎 7～8 有压痛,腰背酸痛活动限制。诊断为脊柱骨质疏松症,胸椎 7～8 病理性压缩骨折。证属肝肾两虚型。

治疗经过:以整体治疗为主,结合腰部肌肉锻炼,内服滋补肝肾方药:生地 12 克,淮山药 9 克,川断 9 克,巴戟天 9 克,枸杞子 9 克,肥知母 6 克,桑寄生 9 克,仙灵脾 9 克,女贞子 9 克,盐黄柏 9 克,补骨脂 9 克,生甘草 3 克。上方随症加减,连服 42 帖,腰背酸痛已明显改善,但口干、头痛,视力模糊,再以六味地黄汤加玉竹、珍珠母、桑椹子、石决明、女贞子等清热平肝,继服 42 帖。至 1978 年 4 月症状基本消失,结束治疗。在内服中药的同时应将药渣捣烂,放在布袋内蒸热做局部热敷。1981 年 4 月随访:冬季腰背仍有些酸痛,但影响不大,平时无明显症状,可单独行走 30 分钟以上,原来曲背弯腰,现能挺直,腰部活动前屈 90°,后伸 25°,左右侧屈 35°。

【例3】　张某某,男,55 岁,门诊号 80 -58689。

主诉:1981 年 1 月初诊,1973 年起腰痛无外伤史,时轻时重,1980 年 5 月加重,向右侧臀部和小腿外侧放射,疲劳后症状加重,右腿跛行无力,晨起疼痛最重,持续 3～4 小时才能缓解,严重时痛得流泪。

检查:腰部无畸形,后伸活动轻度限制,直腿抬举正常,跟膝反射存在,肌力佳,小腿外侧感觉减退,腰椎 4～5 及腰椎 5 与骶椎 1 棘间压痛。脉弦,舌质偏红,口干,肢体无力,健忘,耳鸣。X 线摄片为腰椎增生,腰椎 4～5 滑脱,椎弓狭部正常。症属肾阴虚。

治疗经过:外治与内治并重。局部外敷蒸敷药、伤膏加丁桂散交替使用。亦做腰背肌肉锻炼,同时使用牛皮宽腰带固定腰部。内服滋肾强腰方药,以六味地黄汤加枸杞子、制首乌、制玉竹、制黄精、川牛膝、川断、杜仲等。1981

年 3 月复诊:已服中药 35 帖,腰痛减轻,行走步态平稳,无跛行,继续前法治疗。4 月 8 日复诊:晨起右臀部有轻度疼痛,半小时即消失,起坐已无疼痛,小腿外侧感觉正常,行走正常。1982 年 1 月随访,患者一直坚持工作,未见反复。

以上病例主要是临床症状改善或消失,X 线摄片前后无明显变化。

附方

1. 洗浴方 落得打 30 克,伸筋草 18 克,生葛根 30 克,桑寄生 30 克,徐长卿 30 克,透骨草 30 克,制川草乌(各)12 克,川牛膝 12 克,老鹳草 30 克,羌独活(各)18 克。大锅煎汤,煎二汁,将汤倒入浴缸内,在加水适量,浸泡腰部,每天 1 帖(天热季节用)。

2. 蒸敷方 桂枝 30 克,当归 30 克,红花 30 克,扦扦活 30 克,五加皮 60 克,路路通 30 克,虎杖 30 克。共研细末,装入小布袋内将口缝合,放在锅内隔水蒸热,热敷患处,每天 1 次,每帖药可用 5～7 天(冬季使用)。

3. 补肾固腰汤 生熟地(各)12 克,黄芪精(各)10 克,淮山药 9 克,枸杞子 9 克,厚杜仲 10 克,川断 9 克,巴戟天 9 克,制首乌 9 克,桑寄生 9 克,肥知母 6 克,盐黄柏 6 克,炙甘草 3 克。

(原刊于《山东中医杂志》1982 年第 4 期,第 202 -205 页)

魏指薪老中医治伤经验选介

魏指薪教授是上海市伤骨科研究所副所长,今年(1984年)已有88岁的高龄,积有60多年的临床经验,是上海著名的伤科老中医之一。

魏老将各种损伤归纳为内伤(脏腑气血的损伤)、外伤(各种创伤出血等)、软伤(各种软组织损伤)、硬伤(骨折、脱位、错骨缝等)。在诊断上重视望、比、摸三个方面,并以"摸"为核心。先从望诊上观察患者运动的姿态,获得初步线索,而后以手指细细揣摸,同时与健侧作反复的对比。通过上述三方面的有机结合,从而对病情作出比较正确的诊断。在治疗上他既重视外治,又重视内治,尤其擅长手法,并有一套比较系统的"导引疗法"(功能锻炼方法)。现就两个疾病的诊断及治疗来介绍魏老经验如下。

肋骨骨折

肋骨骨折根据外伤史及伤痛部位,魏老在"摸"诊上极为仔细,先是沿着每一根肋骨,由上至下,从内侧到外侧,再从外侧到内侧,依次摸触。如有明显压痛或摸到响声,都需按照骨折的要求来处理。他常常讲:"X线摄片是重要的、必需的,但不能完全依赖它。有的骨裂或者错骨缝,在X线摄片上由于摄片时的体位关系或其他因素等,往往不能得到正确的反映。"曾有一位患者王某某,女性,在一次车祸中左肋受伤,当时在某医院作X线摄片,未发现明显骨折,但患者疼痛剧烈而找魏老治疗,经摸触检查,认为左侧第5～8肋骨骨折,并嘱其更换体位后再摄片复查。结果证明确有骨折,其中有2根断端错开。魏老对于肋骨骨折凡是有移位的,一般均先采用下列手法复位:

1. 患者两手手指交叉上抱头部,一助手立于患者背后,托住其两侧腋下,轻轻上提,使患者胸肋挺直。

2. 术者两手以捧、提、按压手法使骨折复位,具体步骤是:

(1) 两手指掌弧形捧住患者两肋,慢慢贴紧其肋骨,再一前一后地轻轻携动肋部,一般3～5次。使断端骨片能够松动。

(2) 捧、提之后,一手托住健侧,另一手的手掌平放在骨折部位,由外向内不断用力按压,力量要平均,轻重要适宜,以促使骨折复位。

施手法后患者疼痛立即可减轻,然后外敷碎骨丹(附方1),用宽布单包扎,别针固定,每2～3天更换1次,内服二陈舒肺汤(附方2)加减。一般4周后局部压痛即不明显,局部再使用中药煎水热敷,以至症状消失。

魏老对本病的治疗认为有以下几点必须注意:一是在初诊手法时,如果骨折有严重交叉移位,胸膜和肺被断端刺伤,产生皮下气肿,摸触时有捻发音者,或每一根肋骨双处骨折有反常呼吸活动者,上述手法须慎用或禁用;二是在治疗过程中,患者不宜长时间卧床,应当经常下地行动,以防止和减少肺炎的发生;三是呼吸困难、发绀或休克者,应及时进行有关检查和抢救。

髌上滑囊区血肿

髌上滑囊区血肿有单纯性的或伴有其他组织损伤的不同。单纯血肿系在受伤时膝关节屈曲位,或膝部着地,或屈膝倾跌时足部着地所造成,一般为膝部直接损伤所致。而后者为膝部间接损伤,致使股四头肌在髌骨上面附着处及其延伸都分撕裂,引起出血,髌上滑囊区形成局限性血肿。如果伴有关节其他组织损伤,可同时伴有膝关节内的血肿。血肿形成后,功能即受到明显限制,伸直受阻为10°～20°,屈曲不能超过90°以上,疼痛剧烈不能动弹。膝关节外形髌骨上缘出现新月形肿胀,这是本病的主要特征。经 X 线摄片排除骨折之后,即采用下列手法治疗。

1. 患者仰卧,医者立于患侧,一手拇指、示指两指紧紧按住患膝股骨内髁、外,掌心按住肿胀处,另一手紧紧握住患肢的足跟。

2. 术者两手同时做相反方向用力(即膝部手掌向下挤压,跟部手掌向上提拔,使患者膝关节尽量过伸)。当膝关节已经伸直时,膝部之手不动,跟部之手迅即改握踝上部,立即使膝关节屈曲。屈曲幅度一般要求足跟能触及臀部。以上一伸一屈的手法要求轻快连贯,在1～2秒钟内完成。

在上述手法的过程中,伸直或屈曲时可以听到膝部发出"卜落"血肿挤破声音(如伸直时已出现响声,则屈曲幅度就不宜过太),髌上的新月形肿胀就随之消失,疼痛也立即缓解,伸屈功能活动也大都得到基本恢复。如果肿胀疼痛严重,也可以在较浅的静脉麻醉下进行。

我们曾经采用 30% 的碘油做血肿内造影,可以观察到手法前后血肿所显示的部位、形态、范围以及血肿消散的改变与转归。

手法之后外敷"三圣散"(附方 3),并嘱患者做伸屈活动,再逐渐下地行走。5 ~ 7 天后改用"活血化瘀洗方"(附方 4)。

我们曾用魏老此种手法治疗过单纯性髌上滑囊区血肿 23 例患者。手法后下地行走时间最早的 1 天,最晚的 15 天,平均 4.4 天。如果伴有侧副韧带断裂、髌骨骨裂等其他组织损伤的髌上滑囊区血肿,在不增加新的损伤情况下,也可采用手法治疗。因为手法后血肿能立即消散,疼痛能立即得到缓解,可使患者早日解除痛苦。我们也对伴有关节和其他组织损伤的 12 例患者做了手法,术后最早下地的为 1 天,最晚下地的为 28 天,平均为 9.3 天。

魏老用手法伸屈挤消血肿,不仅用于膝关节,运用于四肢其他关节,其疗效是非常满意的。

魏老对骨折、脱位、软组织损伤甚至内伤,都很重视手法的应用,也很重视辨证内治。以上所举两个病种的诊断和治疗,仅反应魏老治伤经验之一斑,以供同仁参考。

附方

1. 碎骨丹　骨碎补 500 克,白及 210 克,陈皮 500 克,五加皮 500 克,冰片 54 克,地鳖虫 210 克,血竭 210 克,虎骨 60 克,川断 210 克,乳香 500 克,月石 108 克,参三七 500 克,没药 500 克,麝香 15 克。共研细末,冷开水蜂蜜(或饴糖)调成药膏,摊在牛皮纸上,再覆盖一层薄绵纸敷于患处,初期 1 ~ 3 天,后期 3 ~ 7 天,换药 1 次。此方为接骨要药,有活血、止痛、长骨功效,主治跌打损伤、骨折、骨碎。

2. 二陈舒肺汤　陈皮 6 克,白芍 9 克,炙兜铃 9 克,半夏 9 克,炙杷叶 9 克(包),茯苓 9 克,枳壳 1.5 克,泡麦冬 9 克,甘草 3 克。如有瘀血须加活血化瘀药物,常用的有生地、丹参、桃仁、当归、红花等。煎汤内服,每天 1 剂,口服 2

次,本方有行气和中、舒肺止咳功效,主治跌打损伤,内部迸气、胸膈闷痛。

3. 三圣散 芙蓉叶 5000 克,赤小豆 1500 克,麦硝粉 500 克,制备与用法与碎骨丹相同,每隔 1~3 天换药 1 次,本方具有活血消肿,清热血痛功能,主治跌打损伤、局部灼热、肿胀疼痛。

4. 活血化瘀洗方 当归尾 12 克,紫丹参 9 克,苏木 9 克,地鳖虫 9 克,乳没药(各)9 克,泽兰 12 克,老紫草 9 克,刘寄奴 12 克,路路通 9 克。煎水熏洗患处,每天 2~3 次,每 1 剂药可用 2~3 天。本方功擅活血、化瘀,止痛,主治跌打损伤、血瘀阻滞、肿胀灼热疼痛。

(原刊于《中医杂志》1984 年第 9 期,第 11 -12 页)

魏氏伤科的奠基人

——著名中医骨伤科专家魏指薪

魏指薪,男,1896 年生于山东曹县,1984 年因病逝世于上海。

生前曾任上海市伤骨科研究所副所长、名誉所长,上海第二医科大学祖国医学教研组主任、教授,附属瑞金医院中医伤科、中医教研室主任,中华全国中医学会第一届理事,中华全国中医学会上海分会副理事长。在医务界和社会上享有较高的声望,被誉为"上海伤科八大家"之一。

魏老出身于世医之家,幼年就读于私塾,天赋聪颖,刻苦好学。青年时代跟随其父魏西山公学习中医骨伤科,成年后与胞兄魏从龙、堂兄魏从先等一起行医,深受家乡人民信赖。1925 年来到上海,设诊所于南市方浜桥,抗日战争爆发后迁至重庆南路。1955 年在党的关怀和中医政策指引下,他积极筹组参加了联合诊所。1956 年入上海第二医学院,1958 年上海市伤科研究所成立,他和著名骨科专家叶衍庆教授一起,为继承发扬中医药学术开辟了中西医结合研究途径。

魏老家学渊源,兼能虚心学习各家之长,在几十年医疗实践中,不断探索、总结和提高,逐渐形成了"魏氏伤科"学术流派,他的学术思想和医疗经验概括起来有下列几个方面:

1. 损伤分类　将各种损伤分为硬伤、软伤、外伤、内伤四类。硬伤是指各种类型的骨折,关节脱位,骨错缝等症;软伤是指肌腱、韧带、血脉、软骨、关节囊、骨膜等各种软组织损伤;外伤是指皮肉破裂出血、异物穿刺损伤与烫火伤;内伤是指脏腑气血、脑髓损伤等。这种分类方法比较简明,可以很好指导临床实践。

2. 重视手法的运用　魏氏治伤注重手法,认为手法"轻摸皮,重摸骨,不轻不重摸筋肌"。不但能摸触其外,测知其内,而且能拨乱反正,正骨入穴,能使经脉条达,气顺血畅,能发现 X 线摄片上不能显示的损伤。不但能用于各种损伤的诊断和骨折脱位的整复,而且广泛用于软组织损伤以及多种内伤的调治。

魏老要求作为正骨医生要深谙手法,平时刻苦锻炼,不断提高手法的感应性和灵活性。即要掌握常法,又要临症变法,随着病情的进退加减,做到"手随心转,法随病至"。

3. 重视导引疗法　导引疗法即功能锻炼疗法,内容包括活动肢体、动摇筋骨、自身按摩、擎手引气等多种形式。魏氏的导引疗法,是根据明代以后文献记载,并大量吸取民间经验,同时在临床实践中有所创造和不断完善而形成的。

魏老主张各类损伤,都应早期考虑导引锻炼。例如髋关节脱位复位后,一般需作较长时间固定,但他主张固定 2 周后即开始锻炼。

4. 骨折复位与固定　魏老并不强调一次完全复位。他认为骨折初期局部血肿严重,为复位带来困难。待肿胀逐渐消退,肌肉松弛时,对骨折复位比较有利,但必须在伤后 2 周以内,助手牵引下揣摸进行。

在固定方面魏老主张采用软硬夹板相结合。软板是将三合板放在水中浸泡后,3 层分离,而用其中 1 层,硬板是用柳木制成。无移位骨折可考虑单纯用软板,有移位骨折,软板之外再加硬板,这样固定既牢固可靠,又不至于损伤皮肉。

5. 既重外治,又重内治　魏老认为严重损伤大都伴有全身症状,肢体损于外则气血伤于内,外治的同时要结合内治。

外治法中,魏老用得最多是敷贴法和熏洗法,敷贴药如碎骨丹、三圣散。动物实验证明,外敷碎骨丹,2 周内所获得的骨痂相当于单纯用石膏固定 3 周,三圣散能使正常滑膜发生局部充血,白细胞浸润和间质细胞增生非常显著,对消肿止痛、组织损伤修复有很大作用。常用的熏洗药是魏家祖传的四肢洗方。

魏老在内治法上,强调辨证施治,认为损伤内治要在气血之分,虚实寒热之别。他对《证治准绳》引刘宗厚:"察其所伤,有上下轻重浅深之异,经络气血多少之殊,惟宜先逐瘀血,通经络和血止痛,然后调气养血,补益胃气,无不效也"的三期治疗法则颇为推崇,但不拘泥此说,指出如损伤后期,瘀血未净仍须活血化瘀;损伤初期,素质虚弱,虽有局部瘀血,亦应补而行之。况且损伤部位不同,累及脏腑有别,皆当辨证施治。

魏老尤为重视脾胃作用。认为脾胃健运有助于祛瘀生新,统摄全身血液循行于经脉。调补时应先健脾,才能吸取营养物质,充实四肢,不论是损伤初期或是后期恢复阶段都要注意健脾。如行气通滞汤、化滞丹以及香砂六君子汤等都是他常用的经验方药。

6. 骨伤科杂证　魏老对骨伤科杂证的辨证施治颇有研究。如用黑虎丹治疗类风湿性关节炎,用化痰破瘀法治疗胸肋骨骨软骨炎,用手法纠正畸形、夹板固定、药物外洗结合穿平足鞋治疗痉挛性平足,均取得良好疗效。他研制的头晕片、化滞丹、虎骨壮筋丸等,皆为骨伤科要药。

魏老躬亲临床,勤于著述和研究,编写和指导编写了《关节复位法》、《伤科常见疾病治疗法》、《魏指薪治伤手法与导引》等论文与专著,系统地介绍了治伤手法与导引疗法,对伤科学的发展起了一定的推动作用。1984年上海市伤骨科研究所为纪念他编印了《伤科论文汇编第六辑》,收集了有关魏氏伤科的学术论文70余篇。1979～1982年在魏老指导下开展的整理魏氏伤科经验的研究课题,如"祖国医学治疗软组织损伤的理论探索"、"理气活血剂在骨折愈合过程中的生物力学观察"、"魏氏伤科手法临床应用"等受到卫生部和上海市卫生局的奖励。

魏老热爱祖国,关心政治,曾先后选为上海市第三届、第四届人民代表,第五届市政协委员。1962年全国政协召开时被邀为列席代表,受到毛主席及其他党和国家领导人的接见。1956年他加入中国农工民主党,并被选为第七届、第八届中央委员,农工上海市委委员、顾问。

(原刊于《中医正骨》1990年第2(1)期,第42-43页)

经络学说在伤科手法中的指导作用

中医伤科是中医学的一个组成部分。在临床上不论是内伤、外伤的诊断和治疗,经络学说都起着重要的指导作用。

《灵枢·本脏》中说:"经脉者,所以行血气而营阴阳,濡筋骨,利关节者也。"伤科疾病主要是四肢、脊柱等运动器官的损伤。受伤后都要发生不同程度的经络、气血的紊乱,出现各种病理变化。在治疗的目的上,要促使损伤部位"骨正筋柔,气血以流",从而得到功能恢复,又如《灵枢·海论》中说经络是"内属于脏腑,外络于肢节",由于经络的通路,外伤会引起脏腑不和,内伤亦会反映于体表。在临床上所多见的脊柱骨折,虽属外伤,但瘀血内留,气滞血凝,故而出现小腹肿痛,大便秘结的症状。肋胁挫气是内伤气滞在发病后除内部疼痛外,还会出现肋胁体表部位疼痛,伸屈转侧困难。因此,在经络学说基础理论指导下,外伤时要注意腑脏气血内伤的变化,内伤时要注意体表组织的反应。再做出比较全面的诊断和治疗,才能得到应有的疗效。

经络学说在腰痛手法中的具体应用

经络学说在伤科领域里应用范围是很广泛的。人体各部伤科手法的应用也都需要经络学说的指导。现在我们仅从常见的急性损伤腰痛所常用的几种伤科手法,来谈谈如何运用经络学说作诊断和治疗的一些体会,和同仁们共同交流与提高。

腰痛是一种常见的症状,它发生的原因很多。在急性损伤腰痛中患者除腰痛外,根据腰部生理活动的范围,患者大多有前屈限制,后伸困难,侧向运动障碍,旋转活动受阻等各种不同的表现。这种病理表现大多是经络气血阻滞所反映出来的临床症状。

我们知道,十四经脉的背俞穴都集合于足太阳膀胱经上。督脉循行于脊柱正中,为"总督诸阳"。足太阳膀胱经与督脉气血阻滞,经络不通发生腰痛,在临床上往往前屈活动要受到影响。所以《灵枢·经筋》中说:"故阳病者,腰反折不能俯。"足厥阴肝经有病变时会发生腰痛,不能俯仰。阴维脉功能失调亦可发生腰痛,后仰困难。所以《灵枢·经筋》中又说:"阴病者不能仰。"至于侧屈和旋转活动大都与带脉功能有关,带脉是约束诸脉使不妄行。腰部损伤后带脉失去正常约束、调节作用,因而腰部侧屈和旋转活动受到限制。

急性损伤性腰痛常用的几种手法

根据经络学说在临床上治疗损伤性腰痛时,我们采取以下几种手法治疗,起到了很好的疗效。

(一) 督脉经手法

这是腰部常规手法。既可用于急性的扭伤、挫伤,又可以用于慢性的软组织劳损等各种腰痛。

1. 操作步骤 ①患者俯卧,两腿伸直,肢体放松。助手两人,一人握住患者两侧腋部,一人握住患者两足踝部,对抗牵引,也就是牵拉十二经络。医者用两手大拇指从脊柱两侧腧穴进行点揉,自上而下,经过肾俞、环跳、殷门、委中、承山、昆仑等穴需停留加重刺激。②按照损伤部位治疗,如伤在腰的右侧,左手按住患者右手提拉其右足,如伤在腰的左侧,用右手按住患部,左手提拉其左足,提拉时一手向前,一手向后,先前后摆动,而后用力一拉,这时可感到患者的腰部可发出"嗒"的响声,这个响声是整骨理筋手法成功的重要标志。③一手伸平,垫于下面,一手握拳频击手背,从脊柱中线,督脉的循行路线,自上而下,有节奏地频频击动,到脊柱腰部阳关穴时,需停留做重点击动。伤科传统称为"震击开泄"法。④用手掌和小鱼际的力量,从背部两侧足太阳膀胱经所循行的路线,中部督脉的循行路线,自上而下按推,除推到腰骶部之外,必要时沿大腿后侧或外侧推到足跟。推时手掌要有力,不能轻浮,否则,会影响效果。

一般腰部扭伤经过上述手法症状即可缓解,或者基本消失,如果腰部活动仍有限制,可根据限制的方向再加用其他手法,以利提高疗效。

2. 作用分析 腰部急性扭伤患者俯卧时,经常腰背凸起,通过第一步手法后可使经络气血得到通畅,患者即可俯平,为第二步手法创造有利条件。第二步手法是腰部扭挫伤,组织紊乱,复位的关键手法。此步手法可以正骨理筋,拨乱反正。去除了影响经络气血运行的障碍,症状即可消失。第三步手法所谓"震击开泄",可以加速督脉的气血流动,而起到总督诸阳,调节全身气血的作用。最后所用的推法使阳经的气血上下贯通,有利于损伤迅速的修复。

督脉经手法过程中,非常注意"点""线""面"相结合。"点"主要是用于穴位上,"线"主要是用于经脉循行的路线上,"面"主要是用于几条经脉的交叉上。根据临床上症状表现,例如疼痛集中,应侧重"点",放射性疼痛,应侧重"线",疼痛范围广泛,应侧重"面",临症时应灵活掌握。

(二) 背法

背法是在特殊需要的情况下采用的,腰部扭伤或闪挫所引起的急慢性腰痛,后伸活动限制。或者有些脊柱疾病需要作过伸复位者,可采用背法。

1. 操作步骤 ①医者背对背立于患者身后,两肘弯曲由下而上挽住患者的两肘,医者的背臀部紧贴患者的背臀部,而后身向前俯,膝关节微屈,缓缓地将患者背起,当背起后应叮嘱患者不要屏气,使自己的全身肌肉放松。②把患者背起,离开地面后,再将患者躯体从自己的背上逐渐下滑,当患者腰部下滑到紧对住医者尾骶部,这时开始以下动作。

一是医者左右摆动尾骶部使患者的腰部和肢体能够得到左右摆动,此时患者有疼痛感。

二是医者必须掌握时机,迅速而有力地使自己原来屈曲的两膝突然向后挺直,在挺直的同时应注意自己尾骶部向上对准患者的腰部做"颠簸震坠"动作,使患者腰部突然得到过伸,这时患者的腰部可能有组织移动的感觉,骨节与软组织即可得到复位。这一步手法在中医伤科传统上称为"挺颠坠震"法。

以上两步方法必须前后衔接,连贯操作。

2. 作用分析 "背法"对脊柱所产生的有牵拉、过伸、左右晃动等动作,特别是过伸动作幅度较大,对待损伤腰痛,后伸明显限制,可以选用此法。此法可以通足少阴经筋、足厥阴肝经等,起到舒筋通络作用。症状即改善或消失。此外,从脊柱骨折复位中,我们亦看到了"背法"的作用,主要是在椎体的前侧,也就是腹部的阴侧,骨折压缩的部分可以通过"背法"得到复位。

（三）叠挤法

1. 操作步骤　患者下蹲,两手置于膝前,医者站于其后,两膝抵住患者的腰部。医者一手推其右肩,手拉其左膝,然后再推左肩,拉其右膝。两侧对称地以晃动患者的腰部,每侧晃动 3～5 次。而后用双手按住患者的两肩井穴,使腰部向左右侧屈活动。最后两手按紧平均用力,向下揿按,屈动腰部,连续10 次左右,最后突然加重用力,屈动 3 次。再嘱患者站立,手法完成。

2. 作用分析　"叠挤法"是前屈幅度较大的手法,除了前屈之外,尚有旋转、侧屈的动作,对于"阳病者腰反折不能俯"而选用此法。不能前俯的腰痛,主要是足太阳、足少阳、督脉等阳经受病,经络阻滞,因而腰痛僵直。凡是此种前俯、侧屈限制的急、慢性损伤腰痛在临床上除了常规手法之外,必须加用此法,才能奏效。

（四）转腰法

1. 操作步骤　患者站立,两手叉腰,两足分开与两肩宽度相等,医者立于患者身后,一手托住其肩,一手推其腰部,并同时嘱患者两足站于原地不动。旋转身体向后顾,医者将患者肩部向后拉,腰部前推,先活动 3～5 次,而后突然用力一拉一推,推好右侧再推左侧。推拉时,两手需密切配合,同时用力操作。

2. 作用分析　腰痛患者旋转活动困难,或旋转时疼痛明显,多因带脉受病,失去约束作用,影响旋转活动的功能。"转腰法"可以使带脉气血运行,恢复其正常的约束功能。本法可促使腰部旋转功能恢复。对于损伤性腰痛旋转活动受限,选用此法,效果比较明显。

经络学说在腰痛手法中的指导作用比较广泛,不仅仅以上四种手法。在实践中我们体会到如果没有经络学说的理论指导,就很难着手。为此,我们必须重视中医理论基础的学习和研究,才能丰富和提高临床方法和疗效。

典型病例

【例 1】　张某,男,23 岁,住院号 658540。

主诉:13 天前,从三张桌子高处翻下时臀部着地,当时昏迷约 5 分钟。醒后感觉腰痛不能站立,经外地治疗后症状好转,可以勉强行走,来我院就诊。

检查：脊柱无畸形，腰两侧骶棘肌有轻度扩张、痉挛、压痛明显，直腿抬高无明显限制。X线摄片示:腰椎未见明显异常。诊断为腰部扭挫伤。

经用督脉经手法治疗，手法前曾进行肌电图检查显示肌肉痉挛，手法后痉挛消失。1周后，患者恢复正常活动。

【例2】 黄某,女,24岁,门诊号1-582。

主诉：腰痛3周，系无意中闪挫，不能站立及行走，经局封后稍有改善，但腰痛不止，行动不便而来我科门诊。

检查：腰椎有轻度后凸畸形，活动限制，尤其是腰部后伸活动，明显限制，腰椎与左侧小关节处有局限性压痛，直腿抬高正常。诊断为腰部闪挫，骨节紊乱。

经用"背法"治疗，术后立即腰部后伸活动改善，疼痛减轻,3天后复诊时腰痛明显改善，后伸活动幅度增加,10天后症状消失，后伸活动基本正常。

【例3】 梅某,男,34岁,门诊号70-117161。

主诉：2个月前，腰部有扭伤史，腰痛但能活动，经过一般治疗后症状稍有改善，昨日突然腰痛加重，坐立行动困难，自觉近几天来，工作疲劳，再加上扭伤未愈，因而痛剧而来门诊。

检查：腰椎未见畸形，后伸活动尚可，前屈活动明显受限，向左侧屈活动已有限制，左侧腰部压痛，肌肉有轻度痉挛，诊断为腰部陈旧性扭伤急性发作。

采用"叠挤法"治疗，术后疼痛迅速缓解，腰部立即能做前屈活动，行走亦灵活。再加用中医热敷。

【例4】 段某,男,63岁,门诊号4850。

主诉：腰痛已有3天，主诉在推车时不慎扭伤。右侧腰部疼痛明显而来就诊。

检查：脊柱无明显畸形，腰部伸屈活动稍有限制，旋转活动明显受限，右侧腰部腰筋扩张、压痛。诊断为腰部扭伤。

经用"转腰法"治疗，术后患者自觉疼痛明显减轻，活动也较灵活,2天后复查时，腰痛消失，旋转活动基本正常。

按语

经络学说在伤科手法中指导作用是非常重要的，它不仅作用于腰部，而且也运用于头部、胸腹和四肢。我们依靠经络学说的理论指导,在临床上就可以对各种不同的复杂症状加以分析,判断何经受病,应该采用哪些手法来治疗。这样就能获得满意的疗效。

我们认为经络学说是中医学不可分割的重要内容,在继承发扬推进中西医结合研究的过程中,必须要重视经络学说,学习经络学说,运用经络学说,才能提高中医学,提高中西医结合水平。

从我们多年的临床实践中,深深地体会到"经络"是客观存在的,不能认为在解剖刀下找不到经络实质就轻易否定,应该组织中医、西医和实验室工作人员密切结合起来,有计划、有步骤地长期坚持合作,来探索经络实质,一定能够有所发现,有所前进。

本文从伤科临床角度,介绍了经络学说对于伤科手法中的指导作用,并着重谈了损伤性腰痛所常见的几种手法。运用经络学说的理论分析了手法的治疗作用,同时附 4 例引用医案,以供同仁们参考。由于我们水平有限,对经络学说基础理论学得不够,体会不深,在临床上过去未能有系统的研究,因此错误的地方在所难免,请同仁们批评指正。

（原刊于《魏氏伤科李国衡》,第 134 –140 页）

腰椎退行性病变的辨证施治

老年慢性腰痛疾患常与腰椎退行性病变有关。一般认为年过四十即可出现退行性变化，因病变的部位不同，轻重各异，所以不一定出现临床症状，但有这种内因存在，往往通过劳损、扭伤等诱因，关节与软组织功能活动发生紊乱，致气血凝滞或水肿，即形成腰痛或腰腿痛。中医伤科对本病治疗有一定疗效，现从文献和临床两方面作初步整理，以期交流经验，做好老年病防治工作。

中医对本病的病因认识

《素问·五脏生成论》云："肾之合骨也。"《素问·上古天真论》云："女子三七肾气平均，故真牙生而长极。""男子三八肾气平均，筋骨劲强，故真牙生而长极。"《素问·脉要精微论》云："腰者肾之府，转摇不能，肾将惫矣。""肾藏精，精生髓，髓充骨。"肾气充沛，骨骼则坚强有力，尤其是与负重的骨骼关节更为密切。"五八肾气衰"，因而出现退行性病变，动作开始迟钝，腰部损伤的机会逐渐增加，这种外伤也会加速退行性病变的过程。脊柱骨节的退变导致组织结构的平衡失调，造成腰酸背痛，并影响到功能活动。

有关腰椎结构与生理病理的认识

腰椎是脊柱的组成部分。《灵枢·骨度》将其列入膂骨之内，载有"膂骨以下至尾骶廿一节长三尺"。清代张志聪注："膂骨，脊骨也。"从大椎向下至臀裂起始处，包括有胸椎12节、腰椎5节、骶椎5节（尾椎在臀裂起始处以下，故不在内），两者相差一节。至于"长三尺"，有的学者曾作过考证，对65人

(平均年龄21岁,体重45.3千克,身高165.7厘米)所测得的平均值是二尺八寸,并认为古代人可能比现代人要高一些,故《内经》所述的节数与长度和现代解剖基本符合,说明了中医对脊柱结构很早已有相当认识。在《灵枢·骨度》中指出了对每一骨节还要"先度其骨节之大小广狭长短的不同"。这在临床上有一定的指导意义。大而广者承受应力较大,故在下。小而狭者承受应力较小,故在上。上面易扭,下面易损,为我们提供了病理依据。

脊柱有支撑人体、保护内脏的功用。《灵枢·经脉》曰:"骨为干,脉为营。"张志聪形容"如藤蔓之营附于干也"。脊柱更属全身之干,在整体运动中,腰部强弱至关重要,强则体轻有力,弱则肢重乏力,不能久坐。故腰者,实为一身之要也。

《医宗金鉴·正骨心法要旨》云:"腰骨,即脊骨之十四椎,十五椎,十六椎间骨也。"相当于腰椎2、3、4节,这个部位是构成生理弧度和活动范围最大的部位,在运动中所负担的力量较大,容易发生损伤和退行性病变。

腰椎退行性病变分类

中医对腰痛分类,隋唐时期分为五类;一曰阳虚不足,少阴肾衰;二曰风痹风寒湿著腰痛;三曰劳役伤肾;四曰坠堕损伤;五曰寝卧湿地。明清时期分类更为详细,《景岳全书》云:"腰痛之虚证,十居八九……"随着西医学的发展,局部退行性病变有以下三种常见情况:①腰椎增生性脊椎炎;②腰椎骨质疏松症;③腰椎假性滑脱。在这些疾病中,尚有轻重程度的不同。或伴有病理性骨折,侧凸等畸形,或伴有椎体周围韧带增厚钙化而导致椎管狭窄等病变。

辨证和治疗

(一) 局部辨证

1. 腰椎增生性脊柱炎　一般无明显畸形,严重者则腰椎正常前凸弧度消失或增加,腰部活动有不同程度的限制。直腿抬高受限。臀部有牵拉感,下肢感觉无明显改变。腰部酸痛可放射到臀部和下肢相应的部位。病史长而反复发作者,局部可发生水肿或粘连,压痛点广泛,常见部位是腰椎两侧的肾俞穴、居髎穴、环跳穴,骶椎两侧边缘,内收肌起点和髂胫束下部,还有膝关节的周围,小腿的比目鱼肌和腓肠肌等处。后期可能出现下肢肌肉萎缩,行走无力,左右摇摆。X线摄片:腰椎有广泛增生改变。

2. 腰椎骨质疏松症 骨质疏松症与中医所讲的"骨痿"颇为相似。《素问·痿论》云:"肾气热则腰脊不举,骨枯而髓减,发为骨痿。"腰脊不举就是腰部不能挺直过伸,这和骨质疏松症主要特征"圆背"畸形,腰脊不能挺直是一致的。其原因是"肾气热",肾水不足,阳盛阴消,阴液内损所致。近代医学对本病的成因说法尚不一致,但有人认为与性腺分泌有关,用女性激素治疗有一定的作用,这和中医理论甚为相近。

本病以女性为多见,除"圆背"畸形外,腰背疼痛可传至大腿部,或沿着坐骨神经向下扩散。这种疼痛与体位活动有关,卧床休息可减轻,行走劳累即加重,不能久坐久立。突然弯腰和颠簸震动能引起椎体压缩骨折。如有骨折,局部可有轻微后凸,压痛明显,肢体沉重,不能平卧,喜欢侧卧,腰部伸屈及旋转活动受限。X线摄片示腰椎呈骨质疏松。

3. 腰椎假性滑脱 腰部疼痛,向下肢两侧放射,两大腿外侧或后侧有麻木感,不能久立。腰部有前凸畸形,前屈活动限制。直腿抬高限制,两下肢一侧或两侧肌肉萎缩,肌力减退。可能出现跛行,或在行走时足部有踩海绵之感。滑脱部大都在腰椎5和骶椎1及腰椎4~5的节段间,局部压痛。椎体向前移位,腰后可呈凹陷。X线摄片示腰椎向前滑脱,椎弓峡部正常,椎体可有骨质增生等改变。

伴有椎弓峡部先天性崩裂或外伤性骨折的腰椎滑脱为真性滑脱,不属于本文讨论范围。

(二) 全身辨证

腰椎退行性病变,虽有各种不同情况,但病因基本一致,因而全身辨证也基本相同。核心是以肾为主,兼顾其他脏器和气血的变化。一般分以下五种类型。

1. 肾阴虚 腰痛酸软,下肢无力。头晕耳鸣,体倦,小便短赤,口干唇燥,舌质偏红,脉细数。此型临床多见。

2. 肾阳虚 面色白光,手足不温,尿频,腰膝怕冷,舌质淡胖,脉沉弱。此型临床比较少见。

3. 脾肾两虚 腰膝酸软,胃纳不香,脘胀,大便坚溏不调,肢体沉重无力,舌淡苔薄腻,脉软。

4. 肝肾两虚　头晕目眩,视力减退,口苦易怒,健忘,舌红少津,脉弦。

5. 心肾两虚　腰酸,健忘,心悸不寐,多梦,汗出,脉细弱,舌质淡红。

（三）治疗

腰痛虚证占十之八九,特别是腰椎退行性病变。一般采用下列原则:

1. 治标　局部症状严重,或急性发作,功能限制,影响生活和工作。

2. 治本　局部症状不很严重,功能尚可,全身症状明显,主诉较多。

3. 标本同治　局部症状明显,全身症状亦多,两者并重,病程较长,生活工作困难。"急则治其标,缓则治其本。"局部症状严重则治标,以局部治疗为主;全身症状明显则治本,以整体治疗为主;局部和整体症状并重者则标本同治。治标以外治为主,治本以内治为主,标本同治则内外并重。实践证实这是有效的治疗途径。

外治法:可用督脉经手法,但有骨质疏松和腰椎假性滑脱者只能轻手法(除去提腿法)。局部蒸敷方与外洗方,或热敷床及洗浴方、伤膏药等,并结合导引锻炼。

蒸敷方:桂枝 30 克,当归 30 克,红花 30 克,扦扦活 30 克,五加皮 60 克,路路通 30 克,虎杖 30 克,共研细末,装入小布袋内将口缝合。放在锅内隔水蒸热,热敷患处,每天 1 次,每帖药可用 5～7 天。

洗浴方:落得打 30 克,伸筋草 18 克,生葛根 30 克,桑寄生 30 克,徐长卿 30 克,透骨草 30 克,制川草乌(各)12 克,川牛膝 12 克,老鹳草 30 克,羌独活(各)18 克,大锅煎汤,煎二汁,将汤倒入浴缸内,再加水适量,浸泡腰部,每天 1 帖(多夏季使用)。

内治法:肾阴虚者知柏八味丸主之,肾阳虚者桂附八味丸主之,脾肾两虚者六味地黄汤合香砂六君子汤加减,肝肾两虚者补肾固腰汤(生熟地(各)12 克,黄芪精(各)10 克,怀山药 9 克,枸杞子 9 克,厚杜仲 10 克,川断 9 克,巴戟天 9 克,制首乌 9 克,桑寄生 9 克,肥知母 6 克,盐黄柏 6 克,炙甘草 3 克)加减,心肾两虚者六味地黄汤合天王补心丹加减。

典型病例

【例1】　熊某,男,55 岁,住院号 97。

主诉:1974 年 4 月感到腰痛,伴两下肢无力,大腿酸痛,感觉减退。行走时两足不能踏平,左右摇摆,步态不稳,上下楼困难,7 月份收住入院。

检查:8 月份伤科会诊。胸椎轻度后凸,腰椎活动限制,直腿抬高在 60°左右。腰骶试验有疼痛感,腰部骶棘肌及臀部肌肉有压痛,两大腿前侧感觉减退,跟膝反射活跃,行走时两下肢有牵拉感,左右摇摆,全身症状不明显。X 线摄片示胸腰椎广泛增生,诊断为胸腰椎增生性脊柱炎。

治疗经过:以局部治疗为主(因其肝功能不正常)。先用"洗浴方",9 月份开始手法和导引锻炼,每周 3 次,6 周为 1 个疗程。11 周复查,双下肢牵拉感明显改善,全身感到轻松,但腰椎两侧,两下肢内外侧有广泛性压痛点。开始第 2 个疗程,至 12 月底和神经科共同复查;双下肢牵拉疼痛基本消失,其他压痛点也消失,步态已稳捷,上下楼行动方便,结束治疗。1 年后随访,患者一直工作,未见反复。

【例 2】 朱某,女,59 岁,门诊号 75 -1338780。

主诉:1977 年 12 月 5 日初诊,2 年前感腰背痛,冬季症状加重。不能起床和久坐久立,头晕,耳鸣,记忆力及视力减退。X 线摄片为脊柱骨质疏松,胸椎轻度楔形改变,经过多种治疗效果不显。

检查:口干,精神萎靡,舌质偏红,苔薄腻,脉细。胸腰椎部轻度后凸,胸椎 7~8 有压痛,腰背酸痛,活动限制。

诊断为脊柱骨质疏松症,胸椎 7~8 病理性压缩骨折。症属肝肾两虚型。

治疗经过:以整体治疗为主,结合腰部肌肉锻炼,内服滋补肝肾方药:生地 12 克,怀山药 9 克,川断 9 克,巴戟天 9 克,枸杞子 9 克,肥知母 6 克,桑寄生 9 克,仙灵脾 9 克,女贞子 9 克,盐黄柏 9 克,补骨脂 9 克,生甘草 3 克,上方随症加减,连服 42 帖,腰背酸痛已明显改善,但口干,头痛,视力模糊,再以六味地黄汤加玉竹、珍珠母、桑椹子、石决明、女贞子等清热平肝,继服 42 帖。至1978 年 4 月症状基本消失,结束治疗。在内服中药的同时应将药渣捣烂,放在布袋内蒸热做局部热敷。1981 年 4 月随访。冬季腰背仍有些酸痛,但影响不大,平时无明显症状,可单独行走半小时以上,原来曲背弯腰,现能挺直。腰部活动前屈 90°,后伸 25°,左右侧屈 35°。

【例 3】 张某,男,55 岁,门诊号 80 -58689。

主诉:1981 年 1 月 10 日初诊,1973 年起腰痛,无外伤史,时轻时重,1980年 5 月加重,向右侧臀部及小腿外侧放射,疲劳后症状加重,右腿跛行无力,晨起疼痛最重,持续3～4小时才能缓解,严重时痛得流泪。

检查:腰部无畸形,后伸活动轻度限制,直腿抬高正常,跟膝反射存在,肌力佳,小腿外侧感觉减退,腰椎4～5及腰椎5与骶椎1棘间压痛,脉弦,舌质偏红,口干。肢体无力,健忘,耳鸣。X线摄片为腰椎增生,腰椎4～5滑脱,椎弓狭部正常。症属肾阴虚。

治疗经过:外治与内治并重。局部外敷蒸敷药、伤膏加丁桂散交替使用。并做腰背肌肉锻炼,同时使用牛皮宽腰带固定腰部,内服滋肾强腰方药,以六味地黄汤加枸杞子、制首乌、制玉竹、制黄精、川牛膝、川断、杜仲等。1981年3月复诊:已服中药35帖,腰痛减轻,行走步态平稳,无跛行,继续前法治疗。4月8日复诊:晨起右臀部有轻度疼痛,半小时即消失,起坐已无疼痛,小腿外侧感觉正常,行走正常。1982年1月随访,患者一直坚持工作,未见反复。

以上病例主要是临床症状改善或消失。X线摄片前后无明显变化。

(原刊于《魏氏伤科李国衡》,第140 –145页)

魏氏伤科手法对损伤性血瘀证的辨证施治

关节损伤除骨折,脱位以及神经等损伤之外,软组织损伤所形成的血瘀比较多见。如何采用活血化瘀手法,使血瘀尽快消散、吸收尽早恢复关节功能,在临床上尚需作不断地探索。

活血化瘀是中医各科重要治法,更是骨伤科的首要治法。魏氏伤科除运用内服外用药物外,特别重视手法来消除血瘀。临床实践证明,不少病例药物不能迅速生效,而手法却能立竿见影,更有损伤后期血瘀凝滞,不施手法很难获愈者。手法治疗血瘀早有记载,清代《医宗金鉴·正骨心法要旨》讲:"按其经络,以通郁闭之气;摩其壅聚,以散瘀结之肿,其患可愈。"手法具有理气、散瘀、消肿的功效,在临床上有良好实用价值,但手法应用时需注意辨证施法,正如清《血证论》中讲,瘀血有在脏腑、经络、腠理、肌肉之间的不同,应辨证施治。损伤性血瘀也有在筋骨皮肉的区别,同样必须辨证施治。

血瘀的分类

损伤性血瘀是一种"蓄血"证,或称为闭合性血肿,明代王肯堂在《证治准绳》中引述损伤后血瘀,刘宗厚所云:"盖打扑坠,皮不破而肉损者,必有瘀血;若金刃伤皮出血,或致亡血过多,两者不可同法而治。"蓄血者应活血化瘀,亡血者应补而行之,前者可手法配合药物等,后者着重药物。隋代《巢氏病源》将瘀血分为留血、瘀血、结瘀三类,指出了血瘀的病变过程。我们现在把它分为四个阶段:

1. 新鲜血肿 损伤后1~3天,瘀血稀释,针筒可以抽吸。

2. 陈旧血肿　3 天以上,由于血瘀水分吸收,血肿质变得黏稠。

3. 瘀结成块　一般在 2 周以后,瘀血由黏稠而变为固体形、片块状。

4. 瘀滞粘连　伤后时间在 4 周以后,血瘀凝滞与周围组织粘连,或形成纤维化瘢痕。

上述分类,是从临床上大量病例所观察到的一般规律,但也有特殊现象,例如血肿周围包膜严密,血肿可在长时间内保持一定的稀释;另外在瘀滞粘连中由于外伤等外因,会引起继发性出血。因此在分类基础上,尚需加以辨证。

血瘀的治法

损伤性血瘀,除药物治疗外,魏氏伤科尤为重视手法的治疗,手法可分为以下四种方法:

1. 一次手法　运用于新鲜和比较集中的血肿或陈旧性仍然保持稀释并有张力的血肿。手法使血肿立即挤消而得到内引流目的。我们曾做血肿造影手法前与手法后 X 线摄片观察,结果血肿都是向近端扩散,扩散越是弥漫,吸收越快。凡是集中张力明显的血肿,手法的疗效越是明显。

2. 数次手法　运用于弥漫广泛的血肿,局部没有张力。使积血由远端推向近端,要耐心细致地推散血肿,务必使伤部及其周围肿胀推平。

3. 挤压研磨手法　运用于关节或组织间的片状血块使之稀释松解,从而使瘀血向外消散。

4. 旋转屈伸手法　运用于瘀滞粘连或形成瘢痕,手法可使瘀滞或瘢痕挛缩松开,祛瘀生新,灵活关节。

前两种手法用于新鲜或早期损伤,经过一次或几次手法后即可达到治疗目的。后两种手法用于陈旧性损伤,因为是血块或瘀滞粘连,手法必须在较长时间内反复多次进行,施用手法时不要操之过急,防止粗暴,以免增加新的损伤。

根据血肿的部位、程度以及“四诊”检查,可以判断有否骨折、脱位、半脱位的存在,在手法前要做到心中有数,然后施法。通常应 X 线摄片检查,明确诊断后再手法治疗。

四种血瘀举例

（一）肘后血肿

肘关节急性软组织损伤所出现的血肿比较多见的有：肘后血肿，肘内侧弥漫性血肿，肘尖血肿等。

我们对肘部创伤血肿极为重视，这一部位容易形成骨化性肌炎，关节粘连，应正确地及早采用手法，药物与功能锻炼。"肘后血肿"是损伤后表现为肘后区纵向型肿胀，以往魏伤科称为"直线型肿胀"，疼痛剧烈，不能动弹。我们曾收集了 29 例患者作了疗效总结与实验研究，证明"血肿"是在肘关节内，当积血量超过 12 毫升时，鹰嘴外侧沟（即肱骨外髁前下方 2.5 厘米处的凹陷部）即见肿胀，呈纵向棱形状，无皮下瘀斑。鹰嘴外侧沟有压痛，血肿严重时有波动感。患者呈屈曲位，伸屈限制，伸约 42°，屈约 86°。当被动活动超过此范围时，或被牵拉震动时均可发生剧烈疼痛。

手法操作步骤：

1. 拔伸牵引 患者取坐位（或卧位），术者一手托住患肘的肘部，一手握住患肢尺桡骨下端，在此位置上作对抗牵引，并同时将患肢前臂旋后，只要患肢被牵引达到零度即可。

2. 屈曲挤压 当患肢被牵直后再作屈曲动作，一般屈曲至 120°时，肘部的血肿即可有"噗"的被挤散声音，此时应继续将患肢屈曲至 155°左右。习惯上也可以把患肢中指指尖能触及其自身的肩头作为标准，手法即告结束。

上述两法在实际运用过程中，是一个迅速而连贯的动作，一般在数十秒钟内完成，这样可以减少患者的疼痛。

为了明确血肿的确切部位和病理疗效机制，我们用新鲜肢体标本，当在关节内注射碘水量达 6 毫升时，鹰嘴外侧沟凹陷处开始隆起，注入量达 12 毫升时，即出现肘后纵向棱形肿胀，血肿沿肌纤维之间向肱三头肌近端扩散。

（二）外踝血肿

外踝血肿多为内翻位扭伤，导致外踝肿胀疼痛。我们曾经对 42 例患者作了临床总结，根据肿胀、疼痛的程度可分为以下三种情况：①轻度扭伤，肿胀比较局限，组织间有少量渗出，关节内可能有较多渗出，韧带部分撕裂，无松弛变长等病理改变。②中度扭伤，肿胀明显，范围较大，伴有皮下瘀斑，韧带松弛。③严重扭伤,疼痛剧烈,弥漫性血肿青紫,韧带纤维完全撕裂或韧带附着点完全撕脱。

不论何种程度扭伤,局部出现血肿,必须应用手法来推散血肿,并使踝关节恢复平衡。

手法操作步骤(以右足为例):

(1) 在内翻位置上,用左手拇指由血肿远端推向近端,反复平推,使僵硬集中的血肿能够散开。还可以用拇指侧推,从外观上务必看到血肿向近端全部或大部扩散。

(2) 将踝部恢复至中立位,一手握住小腿下端,一手握住足前部,使足极度背屈,而后突然用力使足向膝屈牵拉,这一动作要求迅速而正确,可以感到关节内发出"咯嗒"声音。踝部血肿一般局部无明显张力,当声音出现后再继续将血肿推散,而后包扎固定。

手法后,一般能使原来处于僵持畸形的踝关节,立即得到改善,从内翻位恢复到中立位。原来活动限制,可立即恢复不同程度的动作,疼痛也立即改善。

我们曾对23例内翻位扭伤的患者进行观察,手法后功能平均增加跖屈9.6°,背屈10.1°,内翻11.5°,外翻8.5°。在踝关节血肿临床治疗研究中,我们得出这样的结论,早期手法治疗,是在局部组织内尚未引起严重的反应,导致剧烈疼痛和严重肿胀以前进行的,这样可以逆转其急骤病理变化。现代医学治疗血肿处于消极地位,虽然也用冷敷等办法来防止出血,减轻疼痛,但对组织修复是缓慢的,不能起到促进修复的作用。

手法可使关节周围组织恢复正常解剖位置和张力平衡,降低组织间隙之内的张力,为改善局部循环,减少渗出创造了有利条件,并更能发挥药物作用。

对手法的作用列表如下:

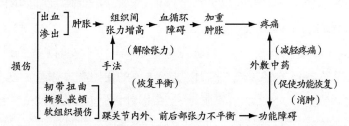

（三）肘内侧弥漫性血肿

是一种肘关节比较严重的损伤,受伤后肘内侧广泛性肿胀,肘关节缓缓伸直并保持旋后的体位,而后出现青紫瘀斑,疼痛明显。发生原因多是跌扑时手腕触地,前臂呈伸直外翻位,或略有后伸及外翻位而受伤。X线摄片骨与关节无明显异常,软组织肿胀。侧向试验常为阳性,肘关节伸屈时可感到关节内有轻度张力。肘关节尺侧副韧带的前索,当后伸、屈曲外翻时即呈现紧张,因此损伤时容易发生断裂。

《素问·生气通天论》:"大筋软短,小筋弛长。"后人曾注解"盖大筋连于骨节之内,小筋络于骨节之外"。在临床上,对本病曾手术治疗,凡是侧向试验阳性患者,肘内侧副韧带均见不同程度断裂,时间较长的即有血块形成。在手术中也看到韧带既粗且短,从而证明中医文献中所指的大筋软短,络于骨节之内的论述非常正确,也说明我们祖先是有着丰富的实践经验。

手法治疗可分为早期与后期两个阶段:

1. 早期　可采用推散法,首先尽量使肘关节缓缓伸直并保持旋后的体位,而后用大拇指将血肿从远端推向近端,尽量将血肿推散,用拇指平推也可侧推,或平推与侧推相结合。由于本病血肿范围广泛,为了防止皮肤推破,在推时可加用舒筋活血膏或凡士林等润滑油质。在损伤后2周内隔天1次,2周后停用推法,改用屈伸,旋转手法以促使功能恢复。

2. 后期　本病在早期未能作推散法等治疗,局部肿胀僵硬,关节屈伸活动限制,这时可采用挤压研磨法治疗。

使肘关节顺时针方向,反时针方向转动,由小而大,由轻而重,一般各转动10次以上,促使关节活动度增大。

在肘关节活动范围加大的基础上,再尽量使肘关节过伸过屈,必须掌握用力得当,切不可粗暴,以防止新的出血而产生骨化性肌炎。因此本手法必须耐心细致,每周2～3次,6周为1个疗程。同时结合肘关节的功能锻炼。

（四）膝关节瘀滞粘连

《素问·脉要精微论》云:"膝者筋之府,屈伸不能,行则偻跗,筋将惫矣。"膝关节筋特别丰盛,依靠"筋"以维护关节的稳定和发挥其运动功能。中医所指的"筋"是广义的,除了指肌腱、韧带以外,还包括其他部分软组织。从解剖学来看膝关节有内外侧副韧带、前后交叉韧带、股四头肌、髌韧带、脂肪垫、内外侧半月板以及关节软骨和滑囊等,是软组织比较密集的部位。中医称为"筋之府"是很有道理的。

膝关节是下肢主要负重的关节,周围有强有力的软组织保护,只有较大的暴力才能受到损伤,伤后因瘀血和组织渗出液机化,从而发生粘连。粘连一般发生在软组织部位,关节内由于有抗凝液体故较少粘连,这一点在《素问·刺禁论》中也曾指出"刺关节中液出,不得屈伸"的记载。

膝关节损伤,要注意瘀血的治疗。即使伴有严重骨折需长时间固定,在早期即应用手法,不使髌骨粘连,同时在不影响骨折愈合的情况下,使膝关节做可能范围内的伸屈活动,以减少周围软组织的粘连。

膝关节瘀滞粘连手法操作可分两个步骤:

1. 第一步在早期进行　①活动髌骨,先用两手小鱼际肌在髌骨上下搓揉;继而用手指指端用拿法拿髌骨四周。以上两法使髌骨周围软组织放松。②用小鱼际肌推膝关节内外两侧自上而下反复推揉。③活动髌骨使髌骨上下内外活动,范围由小增大。使膝关节在仰卧位置上帮助其做伸屈活动,使瘀滞粘连程度得到较大程度的放松。

2. 第二步在损伤后期进行　损伤后期除前期手法继续应用外,尚需加大手法重量以促使关节功能恢复,一般采用下列手法:①将膝关节搁在床边上,术者一手固定大腿下端,一手握住小腿下端,使小腿顺时针方向,逆时针方向环行转动,以摇动膝关节,范围由小到大,手法时必须耐心,不能急于求成。②使患者侧卧,膝关节做伸屈活动,根据关节的弹性程度,不断加重力量,促使关节幅度的增加。

以上手法每周2～3次,6周为1个疗程。早期形成的粘连组织内含有较丰富的血管,手法不能过重以防引起新的出血。后期粘连组织血管较少,不易出血,手法可适当加重。严重病例,第一次可考虑在麻醉下进行。

魏氏伤科手法要求做到"稳"、"妥"、"准"三字。"稳"就是操作仔细,不因手法而引起其他损伤;"妥"则医生必须考虑该关节的正常活动范围,手法时必须到位,但不能超过;"准"在手法时要用力得当,恰到好处。

损伤性血瘀魏氏伤科手法的辨证施治占有主导地位,但内外中药的运用也是重要的一面。明代,陈士铎《石室秘录》云:"欲筋之舒,在于血和,故治筋必治血。"因此不论手法前手法后,药物的舒筋通络,理气,活血化瘀也是不可缺少的重要方面。

　　手法后血肿的消散,关节功能的改善还必须依靠导引(功能锻炼)来促进疗效,巩固疗效,这也是一个重要环节。

(傅文彧著　李国衡指导)

(原刊于《中国中医骨伤科杂志》1993 年第 1(4)期,第 31 -34 页)

风寒湿腰痛论治

风寒湿腰痛主要指风寒湿邪中于腰脊,气血循行受阻而导致的腰痛。主要特点：腰痛多痛无定处,或腰痛拘紧沉滞,属外感腰痛。

发病原因：感受风寒或受潮湿,以致风寒湿阻于经络,气血不得正常运行而致腰痛、部分患者湿邪内蕴,外感风湿,则腰痛症状加重。

症状表现：风寒湿邪致病,因偏胜的邪气不同,而症状表现也不同。故临床上分为风寒腰痛、风湿腰痛及风寒互阻腰痛三型。

1. 风寒腰痛　腰痛伴有腰部发冷,腰部得热痛减,得寒加重。痛常无处,冬季则易发作,腰痛可连及背部及胯腿部、肋部。腰部活动可有不同程度的受限。脉弦而紧,苔薄白。

2. 风湿腰痛　腰痛伴沉重感。痛处上下无定,左右无常,阴雨天症状加重或发作。腰部严重疼痛时,不能久坐、负重。脉濡缓,苔多白腻或薄白。兼有湿邪内蕴者,肢体沉重,胸闷乏力,肌肤麻木不仁,面色黄晦等。

3. 风寒湿互阻腰痛　除具有上述全部或部分症状外,腰痛范围更大,但多为单侧,或为腰部酸痛下连腿膝及足背,并有胀麻感。检查腰部可有侧弯,腰部活动受限等。脉沉紧或涩。苔腻或白厚腻等。

治疗：依据风寒、风湿、风寒湿互阻症状仔细辨证。分清主次,选内服药或配合外用中药。

内治

1. 风寒腰痛　如腰痛伴腰部恶寒,手足厥冷者,宜祛寒湿、通经络。处方：桂枝 3 克,制附片 4.5 克,生姜 3 片,白芍 9 克,苍术 9 克,大枣 4 枚,甘草

3克。若关节酸痛,可适当加祛风药,如威灵仙9克,秦艽4.5克,川木瓜9克,海风藤9克。若如腰痛较剧。兼有风寒者,宜舒筋活血,祛风止痛。常用舒筋活血汤加减。处方:羌活6克,独活6克,荆防(各)6克,当归9克,续断9克,青皮4.5克,牛膝9克,五加皮9克,炒杜仲9克,川红花4.5克,枳壳4.5克。

2. 风湿腰痛　如腰痛伴关节痛。肢体沉重,活动不利,风寒湿阻滞,宜祛风除湿、活血散寒通络。常用蠲痹汤加减。处方:羌活6克,独活6克,桂心1.5克,秦艽4.5克,当归9克,川芎6克,桑枝9克,乳香2.5克,木香2.5克,海风藤9克,甘草1.5克。如腰痛,麻木不仁,伴腿膝疼痛,肝肾不足,风湿互阻者,宜祛风湿、益气血、补肝肾、止痹痛。常用独活寄生汤加减。处方:独活9克,桑寄生9克,秦艽4.5克,防风9克,细辛3克,熟地12克,白芍9克,全当归9克,川芎6克,桂枝3克,云茯苓9克,炒杜仲9克,川牛膝9克,党参9克,生甘草3克。

3. 风寒湿互阻腰痛　本型大多症状严重,如腰痛伴风寒互阻症状明显者,宜祛风除湿散寒,活血止痛通络。常用祛风胜湿汤加减。处方:羌独活(各)6克,炒防风9克,左秦艽4.5克,威灵仙9克,川桂枝3克,豨莶草12克,炒丹参9克,鹿蹄草12克,炒米仁2克,宣木瓜9克,全当归9克,炒白芍9克,海风藤9克。如腰痛较剧。伴关节痛,麻木不仁者,宜祛风渗湿除痹、散寒通络镇痛。处方:薏米仁12克,桂枝3克,防风9克,当归9克,川芎9克,白术9克,羌活6克,独活6克,麻黄3克,制川草乌(各)3克。水煎后内服。口服2次。药渣煎水做腰部热敷,以加强治疗作用。

风寒、风湿、风寒湿互阻腰痛患者还可配合中成药治疗。如大活络丸、小活络丹、稀莶丸等。

外治

腰部疼痛无论风寒、风湿或风寒湿互阻。症状较轻者,可外贴膏药或香桂活血膏等;症状较重者,可选用腰脊胸腔洗方、熨药方和海桐皮汤。外用熏洗法多用于夏季或腰痛范围较广泛者;熨药法多用于冬季或疼痛范围较集中者。腰脊胸腔洗方:乳没药(各)9克,落得打9克,川草乌6克,左秦艽9克,鸡血藤9克,干毛姜9克,当归12克,川断9克,海桐皮9克,地鳖虫6克,羌独活(各)12 克,防风 12 克,煎水热敷腰部,早晚 2 次,每次 30 分钟。熨药:荆防风(各)60 克,羌独活(各)30 克,桑桂枝(各)30 克,海桐皮 30 克,汉防己 30 克,川断 30 克。全方具有祛风散寒、舒筋活血、通络止痛功效。

上方共研细末。拌匀后放入铁锅中。锅中先放醋(或)黄酒少许,与药末一同炒热,装入布袋内,外裹干毛巾,置于腰部疼痛部位热熨,每天 2～3 次。每次 30～40 分钟,每剂药用 3 天。每次炒热时均须加醋或黄酒。海桐皮汤:海桐皮 9 克,透骨草 9 克,乳没药(各)9 克,白芷 6 克,全当归 9 克,川椒目 9 克,川芎 9 克,川红花 6 克,威灵仙 9 克,青防风 9 克,甘草 6 克。本方具有祛风湿、活血止痛作用。上药煎水做腰部热敷,每个月 2～3 次,每剂药使用 2～3 天。

(原刊于《上海中医药报》2003 年第 002 版)

伤科手法应用若干问题

　　手法归属于中医骨伤科外治法。伤科手法是指用医者的双手在患者的体表部位做各种不同的动作来检查病情和进行治疗的一种外治方法。狭义的手法仅指治疗手法;广义手法包括检查手法及治疗手法。我国中医骨伤科流派纷呈,手法种类繁多,构成中医骨伤科独特的手法众多、风格迥异的特点。就软组织损伤手法而论,应重视有关问题。

　　1. 应重视手法前检查　　我们提到的手法前检查是指治疗手法前应重视检查手法的应用。清代《医宗金鉴·正骨心法要旨》中提到手法包括有"摸、接、端、提、按、摩、推、拿"。其中即将摸法列为首法,强调手法前需仔细检查后方可施行手法治疗。目前在 CT、MR 广泛普及情况下,不可单纯依赖影像学资料贸然施行手法。应用手法前应"以手扪之,以悉其情"。手法者应以手摸清损伤疼痛、肿胀范围部位及程度、肌肉紧张程度、关节外形与活动情况等。注重"轻摸皮、重摸骨、不轻不重摸筋肌",通过摸法,并结合影像学检查资料和全身情况结合辨证,而后施行合适的手法治疗。

　　2. 应重视急性损伤手法治疗　　伤科手法治疗骨折复位历史悠久,对关节、软组织损伤,亦有独到的治疗作用,就急性损伤手法而言,不仅表现在可解除肌肉痉挛、滑膜嵌顿等,同时可迅速挤散部分软组织损伤局部或关节血肿,达到止痛,促进损伤组织修复,早期恢复功能的目的,急性损伤手法通常为一次手法即达到或基本达到治疗目的。为此手法要达到"稳、妥、准",即需对伤情做出正确诊断、固定稳定、手法操作沉着镇静,同时手法前也需对损伤轻重、患者体形大小、受伤关节正常生理活动范围有足够估计,以便手法操作时迅捷、有力、准确。

3. 应重视手法治疗辨证施"法"　中医药治疗原则辨证施治,手法也同样体现这一特点。辨证施"法"一要求了解患者全身整体状况及损伤局部组织病变程度,参考损伤局部病变部位结构生理解剖特点及 X 线摄片、CT、MR 检查情况综合判断,选择和制订合适的治疗手法。二是同一患者同一疾病在不同的治疗阶段,手法应根据病情的变化而改变。主要应根据症情主症与兼症、痛点变化、体征改变而有所增舍,要加强手法针对性,这样才能提高疗效。

4. 应重视手法与药物、导引结合综合治疗　手法仅为中医骨伤科治疗手段之一,临症很少单独应用。故应重视发挥药物、手法、导引等综合治疗优势。特别是针对既有局部损伤症状,又明显伴有全身症状患者,往往内外用药,结合手法可达到"上下调节,左右平衡,骨正筋柔,气血以流"的良好治疗效果。导引锻炼亦为中医骨伤科治疗方法,手法结合导引可促进损伤部位机体功能恢复,通常在手法治疗后期配合导引锻炼。

（原刊于《中国骨伤》2004 年第 17(4)期,第 194 −195 页）

魏氏伤科治疗颈椎病

颈椎病,亦称颈椎综合征,是一种常见的疾病,给人们的工作和生活带来很大痛苦。

病因病机

颈椎病的发病原因,中医学认为,既有内因也有外因,更有各种损伤等因素。内因:多属于肝肾不足,《内经·上古天真论》五:"二八肾气平均,筋骨劲强"、"五八肾气衰"、"七八肝气衰,筋不能动……"肝主筋,肾主骨,体内组织与体表组织有相互表里的密切联系。人到中年以上,肝肾之气逐渐衰退,筋骨不能充分孺养而呈退化。外因多为风寒湿外邪侵袭,或留注经络,或结凝骨节,气血不得通畅。长期从事某种职业劳动,如会计、撰写、缝纫等长时间低头工作,由于强制体位,经脉不和,颈部韧带、肌肉、关节囊等产生疲劳,或因各种扭挫伤,均可造成本病的发生。这些病因,往往互为影响。例如,肝肾亏虚则外邪易受侵犯;颈部组织遇变,活动范围限制,容易发生扭伤;扭挫伤也会加速颈椎退变的进程。

颈椎病的病理变化,主要是颈椎间盘的变性,以致耐压性能与牵扯性能减退,这样椎间盘组织就向四周或某一方向隆突,膨出,相邻的椎体不能稳定,于是椎体边缘摩擦、牵拉刺激,久之椎体边缘骨质增生,神经根等受到影响,出现颈椎综合症状。

分型与辨证

颈椎病有多种分型与分类方法。目前大都采用:神经根型、脊髓型、椎动脉型及交感神经型,或彼此掺杂的混合分型方法,比较切合临床实际。

神经根型的颈椎病在临床上较为多见,据有关文献记载,约60%以上。因此,就这一类型的颈椎病以魏氏伤科特点进行辨证施治。

神经根型颈椎病患者在颈、肩等部位可感到隐痛,时轻时重,过度疲劳或阴雨寒冷气候转变时疼痛加剧,或因外伤等诱发因素时,不仅疼痛加重,活动限制也明显。疼痛部位可沿着受累的颈椎节段神经走向,伴头部、背部、胸部、肩臂等处放射。一般为隐隐作痛,严重的则出现烧灼样或刀割样疼痛。有时如触电感,或是麻木感。

颈椎病退变节段以颈椎5～7之间较多。除肩臂疼痛外,肱二、肱三头肌肌力可能减退,前臂桡侧及拇指有麻木感。颈椎间盘退变,疼痛则引引枕部或头部。颈椎6～7或颈椎7～胸椎1之间退变,其疼痛可影响背部及胸前,手部肌力减遏。因此,在临床上根据疼痛部位分为颈痛,颈头痛、颈肩臂痛、颈背胸痛等类别,这样既可分清节段,更有利于手法选择运用。

颈椎病除疼痛外,活动范围方向亦有不同程度的限制,病在前不能仰,病在后不能俯;病在左不能右侧屈,病在右不能左侧屈;左右同病,则旋转等受限。

X线摄片很重要,可排除结核、肿瘤、骨折、脱位等病变。这些病变是手法的禁忌症。要经常注意颈椎退变的轻重,以作施行手法时参考。摄片应包括颈椎正、侧位及左右斜位片。如椎间孔明显骨性狭窄、颈椎间隙明显狭窄或椎体骨质广泛增生,或有椎体轻度错位,手法时要特别慎重。

颈椎病肝肾不足者,常伴有头目眩晕,易怒,身体疲软,耳鸣,记忆力减退,口干,脉细软细弦,舌质干燥等症。主要表现为肝肾阴虚,少数则阴阳俱偏虚,多见于年龄较大患者。外邪侵袭者,肢体沉重或怕冷,全身关节酸痛乏力,阴雨天症状加重,脉缓,苔腻。损伤者,根据损伤史,检查损伤部位、性质及程度。

治疗方法

(一) 手法治疗

分常规手法与部位疼痛手法加减两个方面。

1. 常规手法　此为治疗颈椎病的基本手法,患者取坐位,医者站在患者身后施法。具体操作：

（1）运用拿法以拿肩井部，拇指点揉法点揉肩中俞，两种方法交替操作，由轻而重，由浅入深，使肩颈部肌肉放松，气血通畅。

（2）头部上提，牵引颈部，魏氏伤科称为"提阳"法。医者使用双手捧住患者头部，手掌捧住骨部，手指捧住下颌部，缓缓用力将患者头部牵引上提，并使头颈部做左右旋转和左右侧屈活动各 3 次。此法可使颈椎间隙增宽，以正骨理筋，缓解肌肉痉挛。

（3）使用两手示指、中指，搓揉颈部两侧项肌、胸锁乳突肌及斜方肌上部。由下而上，由上而下，反复搓揉。当搓揉时指下感到某一部位肌肉显得拘急，患者疼痛明显，针对这一部位做重点搓揉。

（4）医者立于患者身侧，一手固定头部，一手拇指、示指两指拿、按揉颈部肌肉，上下来回移动 10～20 次，两侧均须进行。尔后再用大鱼际或掌按摩，按揉颈、肩、背部二角区域（相当于肩中俞穴位的周围），一般 10 次左右，两侧均须操作。

（5）侧屈推颈部，医者一手接住患者头部使颈部尽量侧屈，另一手大拇指指腹沿项肌及胸锁乳突肌自上向下推，当推到颈根时，再轻轻按揉。左右相同，可使肌肉舒展。

（6）医者立于患者身侧，用两手拇指，一指点揉患侧合谷穴，一指点揉缺盆穴，上下交替操作。然后站在患者前面双手拇指同时点揉两侧缺盆，约 10 次。以使经络气血贯通。

上述五步手法依次完成后作为 1 节，连做 3 节。作为 1 次手法总量，每次 2～3 次，4～6 周为 1 个疗程。

2. 随症加减　单纯颈部周围疼痛，使用常规手法即可。由于病变节段不同，疼痛部位亦不同，应随症加减用法。

（1）*额头痛*　包括颈枕部疼痛，常规手法可减去 1～2 节，加用 2 种方法：①医者立于患者身侧，先用拇指、示指交替点揉患者枕外隆突下方（相当于脑空穴）。然后再用腕部的豌豆骨按揉同一个部位，一般 10～20 次。②用拇指、示指点揉合谷、风池、风府等穴。如果患者伴有前额疼痛，再加推印堂和按揉悬颅等穴，一般须反复推揉 2～3 遍，以祛风、通络和镇痛。

（2）*颈肩臂痛*　在常规手法基础上加用下法。医者手一掌紧对患臂手掌,腕部背屈,上肢置于旋后与后伸位,使肱二头肌处于牵拉状态,一手用小鱼际从肩前自上而下按推,通常5~10次。然后,将患者患臂屈肘内翻放在其身后,点柔冈上肌、肱二头肌长头疼痛点,同时用掌根按推肱二头肌及肱三头肌,5~10次。此两步手法可使肌肉放松,气血通畅。最后将患肢前屈上举,逐步活动增高,使关节囊等松弛,从而灵活关节。

如肩部痛点比较广泛,可由助手抬住患者肘部,使患肘屈曲外展,肘与肩放在同一水平位,医者用双手大拇指对其痛点进行弹拨点揉。疼痛部位以肱二头肌长头、肱三头肌、冈上肌、大小圆肌以及肩胛下肌等部位为常见。医者遵循"以痛为俞"的原则,找准疼痛点,行使手法。

如病情较重则加俯卧位手法:嘱患者胸部伏于枕上,医者点揉、按揉天宗穴及其上下疼痛点,相当于斜方肌上下及冈下肌等部位,双手拇指并齐同时操作,要有酸楚得气感,而后再用掌根作同一部按揉;按揉肩井窝(沿斜方肌上部前侧),力最需深透,酸楚程度以患者能够忍受为度;最后用手掌或掌根大范围地按摩颈肩背三角区域,每1步骤约10次。三步手法作为1节,连做3节。点揉或按摩操作时,医者可借用本身体重力量,因此,卧位比坐位力量要强。疏通经络、消除痛点的作用也较佳。

(3)颈背痛 常规手法后加用下列手法。患者取俯卧位,医者用双手拇指点揉背部菱形肌痛点,相当于膏肓穴。如拇指力量不够,可用尺骨鹰嘴点揉,点揉力需用得恰当,以免发生局部损伤。然后用掌根推揉背部两侧,由下向上推,边推边揉,两侧的菱形肌及斜方肌和脊柱中线均需推揉,每一侧10次左右。如天宗穴有明显压痛,还需加用天宗穴点揉和推揉、按摩等手法。以上手法连做3遍作为1次手法总量。

(4)颈胸痛 颈胸痛比较少见,可在常规手法后按揉胸部痛点,使胸腋部胸大肌、胸小肌以及肱二头肌等松弛。

手法加减依附于常规手法,同样每周2~3次,4~6周为1个疗程。并可根据病情缩短或延长。

(二)药物治疗

1. 内服药物 肝肾不足者六味地黄汤加味。生地12克,黄肉6克,淮山药9克,泽泻6克,茯苓9克,丹皮4.5克,枸杞子9克,女贞子9克,制首乌12克,鹿角霜9克。外邪侵袭者,可用防己茯苓汤加减。汉防己9克,茯苓9克,桂枝3克,甘草3克,秦艽4.5克,葛根9克,防风9克,羌活9克,络石藤9克,威灵仙9克,川芎6克,桑枝9克。

2. 外用药物　颈项洗方:兔儿酸12克,桂枝9克,刘寄奴12克,五灵脂9克,伸筋草12克,秦艽l2克,川红花9克,苏木6克,桑寄生12克,紫藤枝9克,大小蓟(各)9克,乳没药(各)9克。有舒筋通络、化瘀止痛、养血荣筋、滑润筋膜的作用,可治疗颈椎病所引起颈项板滞疼痛等症。

上药装入布袋内,放入锅中加水煮沸,用两块毛巾轮流热敷颈部,每天2～3次,每次30分钟,每1剂药可用2～3天。

除手法、药物治疗外,尚有导引(自我锻炼)等辅助疗法。神经根型颈椎病经过治疗后,绝大多数患者的症状均可得到不同程度的缓解或消失。

(原刊于《魏指薪教授诞辰一百周年学术论文集》,第242 -244 页)

颈椎病的防治

颈椎病,是临床上常见的疾病。发病后颈部活动受限,颈枕部或颈肩背部疼痛,或手臂麻木。病情较重的有眩晕、耳鸣,或突然猝倒,肌肉萎缩,握力减退等症状表现,影响工作和生活。

发病的原因,一是颈椎要支撑重量较大的头颅,而颈椎本身活动范围大,因而容易劳损退变,尤其是颈椎 5～6、6～7 之间活动度最大,更容易损伤退变;二是中年以上气血衰退,肝肾不足,筋骨不能得到充分濡养而退变;三是风寒湿邪的侵袭,经络气血不畅。长期伏案埋头书写阅读,从事财会等工作人员,由于颈部得不到适当活动锻炼,易受各种因素的影响而患本病。

颈椎病一般可分为神经根型、脊髓型、交感神经型、椎动脉型、混合型五种类型。X 线摄片提示:颈椎生理弧度变直、椎间隙狭窄、骨质增生、椎间孔缩小、钩椎关节骨刺形成等。颈部活动限制,疼痛向周围部放射,是其共有症状表现。针对主要症状,从临床实践中我们积累了一些防治经验,总结如下。

预防

(一) 插掌反臂导引

本法为魏氏伤科中患者肩颈损伤的练功方法,对颈椎病有良好的预防和治疗作用。

1. 姿势　患者站立位,两足分开与两肩同宽,手臂下垂,胸部挺起,两目平视向前方,呼吸自然。

2. 步骤　手臂从正中位(掌心向内)用较快速度尽量前屈上举过顶。当举至最高位置时,两手臂由正中位转为旋前位(掌心翻向外),而后手臂同时向两侧外后方放下,过程中速度放慢,胸部前挺,手臂尽力向后,能达到扩胸、放松颈肩臂组织的作用。手臂上举时要充分吸气,放下时缓缓呼气,直至恢复练前体位。上述动作为一节,连续做10～20节作为1次锻炼总量,每天2～3次。

这是躯体运动与呼吸运动相结合的导引疗法,呼吸吐纳理气通络,肢体旋转、伸展、牵拉可舒筋活血,灵活关节。我们应用于各类颈椎病,尤其是疼痛面广,兼有肩关节活动限制者,效果良好。不仅症状消退,而且很少反复。

(二) 颈部保暖

袒胸露颈的上衣,不仅易受风着凉,而且加大颈椎活动的幅度,使颈椎容易受病。为预防本病的发生,应穿有衣领的上衣,秋、冬季节用围巾,保持颈部的温暖,使气血循环旺盛,也有利于颈椎病患者的康复。

(三) 枕头高低适当

根据习惯,一般1～2个枕头为宜。保持颈部肌肉韧带松弛,得到充分休息。枕头过高颈部组织紧张。如颈椎生理弧度变直,须用圆形枕,其规格为直径20.5厘米,长45厘米,内装600克鸭绒,枕在颈部。如平时用两个枕头,此圆枕放在一个扁平枕之上。圆枕垫力向前,头向后垂,有利于生理弧度的恢复。

(四) 经常变换体位

长时间伏案工作应有一定时间做肢体运动。颈部做前后伸屈、左右旋转、左右侧屈的动作时,动作需缓慢进行。日常生活中也要经常更换体位姿势,如果整天处于一种体位,对颈椎等部位会产生不利影响。

治疗方法

(一) "颈围"固定带

该治疗仪能使颈部得到休息,减少关节摩擦,消退水肿,缓解疼痛。睡眠时可取下。

(二) 三七片

1. 组成 纯参三七制成。

2. 功效与主治 散瘀、活血、消肿、定痛。用于跌打损伤,肿胀疼痛,或损伤出血等症。

3. 用法　每天 2 次,每次 3～5 片,开水或黄酒吞服。

(三) 颈项洗方(魏氏伤科验方)

1. 组成　兔儿酸 12 克(可用落得打代),桂枝 9 克,伸筋草 12 克,五灵脂 9 克,秦艽 9 克,刘寄奴 12 克,紫藤枝 9 克,苏木 9 克,桑寄生 12 克,大小蓟(各)12 克,乳没药(各)9 克。

2. 功效与主治　舒筋活络,化瘀止痛,养血荣筋,滑润筋膜。用于预防损伤,扳滞疼痛,转动不便等症状。

3. 用法　将药放入较大锅内加水 2.5 千克左右煎沸后取下,用毛巾 2 条浸药水拧干后,轮流热敷颈部,早晚 2 次,每次 20～30 分钟。每帖药可用 2～3 天,而后更换新药。注意不要烫伤皮肤,高血压患者不能过热,以防血压升高。

(四) 枕颌牵引

重量为 3 千克,每天牵引时间积累 4 小时,例如,晨起 1 小时,午休 1 小时,临睡前 2 小时。具体可请求医生指导。

病情严重,疼痛麻木,眩晕恶心,心烦不寐,应到医院作进一步检查和治疗。

(原刊于《魏指薪教授诞辰一百周年学术论文集》,第 255 -256 页)

辨证施治在骨折内治法中的临床应用

"骨折"是人体局部组织的损伤,但能导致全身症状,因此,除局部处理外,运用辨证施治处理全身症状,能促进或有利于骨折的愈合。

如患者正气充沛,或骨折本身不甚严重,全身症状不显著或为时甚暂,可按局部的三期分治立方用药。如果患者正气虚弱,或骨折严重,全身症状明显,则必须在三期分治的基础上加用辨证施治立方用药方臻完善。

骨折的辨证施治在祖国医学伤科领域中尚乏系统记载,本文试图通过文献及临床经验的整理,摸索一套比较系统的辨证用药规律,虽尚不成熟,或有助于今后继续深入探讨。

骨折三期分治的概述

我所于 1959 年即提出骨折的三期分治,经 2 年余临床实践证明,这种分期与骨折局部修复的分期相符。

(一) 活血化瘀期

活血化瘀是骨折初期的基本疗法。当突然的外来暴力,骨折的同时血脉遭受损伤以致血离经脉瘀结不散,气血之道不得宣通而造成肿胀疼痛。筋骨亦不能得到充分的气血濡养,妨碍筋骨连接。故应以活血化瘀为治疗重点,根据患者症状表现,分别寒热选用淳化或温化药物。

(二) 和血生新期

早期的局部症状如肿胀、疼痛、灼热等逐渐消退后,骨折乃开始修复,此时瘀血并未完全化除,而本身的气血亦因损伤而耗损,故治疗重点应以和血生新,既须养血又须行血以促使断端修复。此外,骨伤内动于肾,筋伤内动于肝,肝肾之气不充也影响骨的生长,故在和血生新的同时,根据患者具体情况进行补肝补肾。

(三) 固本培元期

骨折的后期,骨虽连接,肌筋仍表现痿弱,主要是由于损伤后,元气受伤气血不足,筋脉失所营养,在这一阶段中应固本培元加用强壮筋骨的内服或外用药物及导引,以改善全身虚象,肢体活动取得进步。

骨折内治法虽可依据以上三期进行,但其中界限不是划分得很清楚,和血生新期并不一定随于活血化瘀期之后,同样的,有些病例在第一期终了之前就可开始应用固本培元的药物,又如穿破骨折若因失血过多,开始即应用和血生新。故三期分治必须按症而灵活应用。

骨折全身辨证

根据我们的临床经验分期治疗必须依据局部的发展和全身征候综合考虑。我们对全身的辨证是从患者的素质、气血症状等归纳分析处理的。

(一) 辨素质

患者受伤前的体质对骨折修复程序有一定关系,体质虚弱的年老患者与体格强健的年轻患者在骨折修复上是有差别的。内经云女子"四七筋骨坚,发长极,身体盛壮"。男子"三八肾气平均,筋骨劲强,四八筋骨隆盛",肾为先天之本,肾藏精,精生髓,髓能充骨,故辨素质主要是辨"肾"的盛衰。从 37 例年龄较大患者临床上观察(表1),其中肾阴虚 9 例,占 24.32% ;气血虚 6 例,占 16.22% ;肝肾阴虚 4 例,占 10.82% 和心肾阴虚 3 例,占 8.11% 。亦说明"肾"占的地位很重要。虽在早期活血化瘀情况下亦同时要注意扶正。扶正不但有助于整体调整,亦有利于局部的瘀血化除。

表1　37 例的五脏气血辨证的三期

辨证归纳	第一期		第二期		第三期	
	例数	%	例数	%	例数	%
肾阴虚	9	24.32	7	20.59	6	30
气血虚	6	16.22	6	17.65	3	15
肝肾阴虚	4	10.82	4	11.77	2	10

（续表）

辨证归纳	第一期		第二期		第三期	
	例数	%	例数	%	例数	%
心肾阴虚	3	8.11	1	2.94		
肾阴阳虚	2	5.4	2	5.88	1	5
肝 阴 血	2	5.41	2	5.88	1	5
气 虚	1	2.70	1	2.94		
无 虚 症	10	27.02	11	32.35	7	35
总 数	37	100.00	34	100.00	20	100.00

（二）辨气血

祖国医学认为骨折后必然要伤及气血,按气血的作用《难轻》云"气血煦之,血主濡之",故气也就是现代医学所指的是一种能量,借以推动和维持机体的功能和代谢;血能输布营养全身。而气血之间的关系亦甚密切,正如古人所说"气为血帅,血为气卒",因而,伤气必影响到血,伤血也必影响到气,气的病理现象有气滞和气虚,均能影响血瘀消散,但气滞当用理气药物,气盛当用补气药物,否则会得到相反的效果。血瘀阻滞早期则用活血化瘀,运用药物时,应注意肿胀大小、软硬的程度,有无灼热感,在剂量和行血化瘀的比重上应有所区别。

（三）辨症状

骨折后,患者可出现不同的症状,这些症状随体质、伤力、范围以及患者的年龄和个体反应而不同,大体可归纳为虚实两类。实象以发热、口干、便秘、疼痛、胃纳不佳为主;虚象则以失眠、梦多、头眩为最多见。实象持续时期较短,2 周以内可逐渐消失,而虚象往往持续时间较长,一般均超过 3 周。这与愈后有很大关系,因实证攻消后即可改善,而虚症往往久延难治。另外观察舌苔、脉象的变化以及五脏辨证加以归纳来指导施治也是必不可少的重要环节。

1. 虚与实 我们曾对 48 例患者进行症状分析,并观察其持续时间,作了虚实归纳。有时在同一病例中,可能同时出现虚实两种现象。一般我们是根据以何为主来决定归纳。在 48 例中,出现热象者 39 例,占 81.5%。48 例中亦有一些虚象表现,如头眩(56.3%)多梦(41.1%)。我们在观察中均列为虚象(表2)。

表2　骨折后常见的全身性症状

症状例数		平均持续天数(最短－最长)	症状例数		平均持续天数(最短－最长)
发热△	39	9.2	倦怠	14	12.1
	(2～34)	(1～62)			
口干△	37	12.9	畏寒	12	6.3
	(2～77)	(1～34)			
失眠*	37	27.2	口苦	12	16
	(2～77)	(2～77)			
便秘△	28	7.8	胸闷	12	8.8
	(2～25)	(2～21)			
头眩*	27	2.09	胸骨痛	12	7.7
	(1～27)	(2～21)			
胃痛△	22	12.3	头痛	11	10.2
	(1～37)	(1～27)			
多梦*	20	18.9	出汗	10	11.2
	(2～28)	(3～25)			
眼花	19	19.4	尿短	8	18.8
	(4～43)	(2～48)			
腰酸	18	21.5	心	8	17.4
	(7～42)	(3～37)			
肿胀	17	19.3	腹胀	5	9.2
	(2～43)	(2～33)			
耳鸣	15	17.4			
	(2～59)				

注:△较常见的实证症状;*见常见的虚证症状

2. 舌质与舌苔　在观察的42例中,仅有40例得到第二期随访,23例得到第三期随访。我们把舌质分为红、红绛、淡三类。舌质三期变化见表3。舌苔在早期多呈黄腻。

表3 42例舌质的三期变化

舌质	第一期		第二期		第三期	
	例数	%	例数	%	例数	%
正常	6	14	13	33	11	48
红(舌边、舌尖)	28	67	19	48	9	39
红绛(润)	1	2	1	2		
红绛(干)			1	2	1	44
淡	5	12	6	15	2	9
其他	2	5				
总数	42	100	40	100	23	100

此为热象的表现。其次为白腻和薄,这大多为转化而来,根据我们对 42 例的观察,通过治疗黄腻苔病例会逐期减少(表4)。

表4 42例舌苔的三期变化

舌苔	第一期		第二期		第三期	
	例数	%	例数	%	例数	%
薄白	7	1.7	10	25	3	13
白腻	11	26	12	30	8	35
黄	1	2	2	5	2	9
黄腻	16	38	8	20	6	26
少津						
少苔	2	5	4	10	2	9
光剥			2	5	1	4
其他	5	12	2	5	1	4
总数	42	100	40	100	23	100

3. 脉象 弦脉为骨折后比较常见的脉象,三期改变不甚明显,细数之脉在后期较少见,软细脉后期可以见到(表5)。

表5　42 例脉象的三期变化

脉象	第一期		第二期		第三期	
	例数	%	例数	%	例数	%
正常	11	2	2	5	3	13
弦	13	31	11	28	4	17
弦有力	4	10	3	8	4.5	
弦细	7	17	14	31	6	26
弦数	10	23	2	4	2	9.0
弦滑	1	2	3	8	1	4.5
细数	2	5	2	8		
滑数	2	5				
软细			2	5	4	7
其他	2	5			2	9
总数	42	100	40	100	23	100

4. 五脏辨证　以内外来分,筋骨脉属于体表所藏(脉属半内半外),心肝脾肺肾属于内脏组成,人体内外是有着不可分割的联系,素问五脏生成篇云"心之合脉也,肺之合皮也,肝之合筋也,脾之合肉也,肾之合骨也"。通过经络的道路体表组织受病会反映于体内,体内组织受病也同样会反映于体外。因此,骨折患者皮肉筋脉亦会招致损伤而出现全身的脏腑症状。至于病理变化,恶血必归于肝,肝受恶血之扰又须担负筋的供养,因而出现肝的症状。伤骨要损及骨髓影响肾气。肺主一身之气,若因气机不惕会出现肺的症状。心主血脉,主神明,损伤后定然伤血,血伤则主神不安,痛亦伤神。气虚可导致脾胃气衰,气滞亦影响脾的运化。故治疗骨折的内治法对五脏辨证很为重要。我们对 37 例长管骨折的患者分析,肾阴虚及肝肾虚较多见,这些病例主要是年龄较大的患者依据虚象来观察,至于肺、脾症状及实证中的脏腑症状有待今后阐述(表1)。

骨折的施治及其临床应用

骨折内治法总的原则是以分期疗法为基础,再按辨证进行用药,在一般的情况下,早期实症居多故宜攻,中期多虚实并重故宜和,后期出现虚症宜补,并应注意虚中夹实或实中带虚的现象。

早期以活血化瘀为主,兼顾和血、理气、通络,应用活血化瘀药物时,应观察出现的症候是热象抑或是寒象,分别处理。活血化瘀药物可分温凉两类:热象者,宜用凉化类药物;寒象者,宜用温化类药物。如出现气血不足者,不宜攻之过甚,兼见心脾症状者,应作养心安神,健脾和胃等对症施治。

中期以和血生新为主,但在开始时,仍兼用一些活血化瘀药物。这一阶段内应注意有否肝肾阴虚的症候,而采用滋补肝肾的药物。

至后期,出现虚症,肢体痿软无力,一般应用强筋骨补气血的药物。

总之,各期用药必须随临床现象的不同变化而加减,根据我们的临床经验,表6所列是我们经常选用而用之有效的药物,提供参考。

表6 各期施治用药及常用的加减用药情况

分期	药物类型		常 用 药 物
活血化瘀期	1. 活血化瘀药	凉药类	桃仁、地必虫、大生地、鲜生地、赤芍、丹皮、丹参
		温药类	当归、红花、姜黄、五灵脂、落得打、刘寄奴、降秀、川芎
	2. 理气药		广郁金、广陈皮、炒延胡、炒枳壳、小青皮、金铃子
	3. 祛风通络药		络石藤、威灵仙、五加皮、桑枝
和血生新期	1. 和血药		当归、白芍、川芎、乳香、没药、丹参、落得打
	2. 温补药		川断、杜仲、补骨脂
固本培元期	1. 温补药		川断、杜仲、真鹿筋、虎骨
	2. 补气血药		党参、白术、黄芪、熟地、枸杞
各期常用加减药物	1. 滋阴药		芦根、石斛、鲜生地、制女贞、沙参、元参、天花粉
	2. 清热药		丹皮、连翘、银花、知母、柴胡、生甘草
	3. 宁心安神药		夜交藤、枣仁、远志、碌灯芯、青龙齿
	4. 健脾开胃药		山楂、神曲、鸡内金、炒麦芽、炒谷芽
	5. 通便药		川军、元明粉、麻仁、瓜蒌皮

通过辨证用药,一般的症候均有所改善,由于骨折愈合的因素很多,很难能对药物的功效提出数字根据,但从症候的改善来看,其作用相当显著。以虚实的情况而论,通过辨证用药,临床愈合期实症较虚症为短,以股骨骨折和胫腓骨骨折为例,实症的平均愈合时间约为虚症的 61.6%~69%(表7)。因此,若能迅速改变患者的虚象,则可能缩短骨折的愈合时间。

表7　骨折虚实不同愈合时间的差别

骨折部位		股　骨		胫　骨	
	例数	平均愈合天数 最短－最长	例数	平均愈合天数 最短－最长	
体　质　实	10	34.5 (23～45)	4	56 (38～64)	
体　质　虚	6	56 (38～64)	5	80.2 (51～127)	

小结

关于骨折内治法规律的探索,我们进行了初步整理,从临床效果来看,目前还难说内治法是否有特异性作用,但通过辨证施治以后患者的症状得以改善,机体是在接近正常的生理状态下进行骨折愈合的程序,骨折的修复必然加速。

过去骨折的治疗多集中于局部处理,因骨折而引起的全身症状,常被忽视。内治法既能调节整体,对局部也能起到作用。有待我们进一步来探索。

为了更有效地发挥内治效能,我们认为主要关键是如何加强辨证。最初我们将骨折内治划分为三个阶段进行,最近我们在分期疗法的基础上,再根据患者的素质,气血损伤情况以及五脏的影响,以八纲归纳加以辨证施治,感到疗效又提高一步,这清楚地表明辨证施治的重要性,我们相信若能更深入地进行辨证,疗效一定还能有所提高。不可否认,整体治疗只不过是骨折治疗中的一部分,不可单以整体治疗作为骨折的治疗手段,若能与局部治疗和动静结合综合起来,就能互相影响,使效果更能提高。

（与王永珍、施家忠、陈学桂、过邦辅合著）

（原刊于《天津医药杂志》1962 年,第 495 –498 页）

腰椎间盘突出症手术时
应注意的几种情况

腰椎间盘突出症经推拿或麻醉下重手法推拿,近90%的病例可以治愈,少数病例仍需手术,随着对腰椎间盘突出症病理生理的深入研究和手术技巧的改进,腰椎间盘突出的手术效果日益提高。可是有时一个具有典型临床症状的腰椎间盘突出症,手术虽然摘除了突出的髓核,临床症状仍可不完全解除。人们常怪罪于手术损伤神经根、髓核摘除不完全、血肿压迫、神经根牵拉或术后神经根粘连等,甚至误认为患者的精神因素,笔者等认为可能是对髓核突出的伴发病变处理不当,或者对待特殊类型腰椎间盘突出重视不够。笔者根据1980年以来手术病例及脊髓造影提出八类手术时容易发生错误处理的病变。主张在摘除髓核时同时处理伴发病变。

笔者的多数病例术前术后均诊断为腰椎间盘突出症,这些病例除有髓核突出外,同时伴有引起神经根症状的其他病变,或者椎间盘突出的临床症状很不典型,现根据临床症状,手术所见及脊髓造影归纳如下。

1. 腰椎间盘突出,伴神经根管狭窄　　髓核突出后,椎间隙狭窄,脊柱后侧小关节错位,神经根管相应缩小,脊柱也可不稳定,假性滑脱,反复椎体移位,产生创伤性小关节炎。小关节增生致神经根管狭窄加剧,因此单纯摘除突出髓核并不能解除神经根症状,手术必须同时解除神经根管狭窄,术时如发现神经根不易牵开,即提示确神经根管狭窄的可能。

2. 腰椎间盘突出,伴椎管狭窄　　腰椎间盘突出症伴黄韧带肥厚,文献上有较多报道,伴有骨性狭窄者,也为医生熟知、椎管狭窄通常位髓核突出同一平面或相邻部位,椎管狭窄也可远离髓核突出的平面,甚至伴胸椎椎管狭窄。

有些病例,虽是腰椎间盘突出症,临床症状酷似椎管狭窄症,伴典型的马尾型间歇性跛行,平卧位症状消失,直腿高举90°,下肢肌力及感觉完全正常,仅脊髓造影能证实髓核突出。如按照椎管狭窄症,行椎板摘除术,结果必然不理想。

3. 椎间盘突出,伴椎弓根不连接　椎弓根不连接,脊柱滑脱,可以压迫马尾或神经根、即使无移位的椎弓峡部不连接,假关节部位纤维组织增生,也可压迫神经根,临床症状甚似腰椎间盘突出症,如按髓核突出手术,必然收效不大,可是少数病例,其症状确实是突出的髓核引起的,如仅作脊柱融合术,自然不能消除神经根症状。

4. 多平面腰椎间盘突出症　两个平面髓核同时突出,可以是腰3～4及腰4～5两个髓核突出,也可以腰4～5及腰5～骶1髓核突出。

5. 神经根管型腰椎间盘突出症　临床表现典型的腰椎侧弯,直腿高举限制,拉氏试验阳性,而脊髓造影阴性,常规探查髓核突出部位往往失望。手术中有神经根不易牵开感觉,摘除部分内侧关节突,即可发现突出髓核。

6. 腰椎间盘突出症,伴椎体后骨赘　部分腰椎间盘突出患者,同时伴有椎体后缘骨赘增生,单纯摘除髓核及膨出纤维环,不能完全解除神经根压迫。

7. 腰椎纤维环膨出　腰椎间盘变性后,椎间隙狭窄,纤维环膨出,压迫神经根,临床症状与髓核突出类似。有时膨出之纤维环钙化,手术切开纤维环,无髓核组织突出。这时需要将膨出之纤维环切除,有时纤维环弥漫性膨出。症状似椎管狭窄症。单纯摘除椎板,不能解除症状。应同时切除压迫神经根的纤维环。

8. 脊髓造影的假象　脊髓造影有时不能反映实际病情,如患者仰卧位摄片,因造影剂位于椎管后方、不能显示造影剂充盈缺损。改为俯卧位、造影剂位于椎管腹面,紧靠突出髓核、即能显示造影剂充盈缺损(例3)。

典型病例

【例1】　王某,女,50岁,住院号246113。

患者18年前左大腿麻木,偶有尿失禁,以后下肢麻木区逐步扩大,1970年发现马鞍状麻木区。1980年3月起两下肢麻木,下肢乏力,行走困难,髂腰肌肌力4°、股四头肌肌力4°,胫前肌肌力4°,伸拇肌肌力5°、左屈拇肌肌力

3°、腓肠肌肌力 3°、臀大肌肌力 3°、两直腿高举 90°、两膝反射引出、两踝反射消失,肛门反射消失、腹股沟以下触觉减退、肛周触觉痛觉消失,脊髓造影显示腰椎 1～2 之间隙平面充盈缺损,胸 10 平面造影剂充盈不满意,手术发现腰 1～2 椎间盘突出,游离死骨型,伴钙化,胸椎 10 椎板增厚达 1.5 厘米。术后 1 个月,左下肢肌力 5°,右下肢肌力 4°～5°。最后诊断:腰 1～2 椎间盘突出症及胸椎椎管狭窄症。

【例2】 虞某,男,49 岁,住院号 257907。

腰痛左下肢放射痛、咳嗽诱发下肢放射痛、腰椎侧弯,肌痉挛,直腿高举 30°、拉氏试验阳性、左胫前肌力 5°,左伸蹬长肌肌力 4°、伸蹬趾肌肌力 5°,左屈蹬长肌肌力 5°,腓肠肌肌力 5°,腘绳肌肌力 4°,左踝反射未引出、脊髓造影剂充盈满意,未见造影剂充盈缺损、手术发现腰 5 骶 1 髓核突出,根据临床检查,患者有腰 5 神经根受累体征,探查腰 4～5 间隙、腰 5 神经根不易牵开,神经根无粘连,也无突出髓核压迫神经根,在切除内侧小部分关节突后、神经根即松弛。最后诊断:腰 5 骶 1 髓核突出,腰 5 神经管狭窄。

【例3】 肖某,男,22 岁,住院号 261514。

腰痛多年,入院前 2 月腰痛加剧、右下肢放射痛、工作后症状加重,夜间疼痛剧烈,不能入睡。腰椎侧弯,腰肌痉挛,右直腿高举 40°、拉氏试验阳性、右下肢肌力及感觉正常,碘苯脂 5 毫升脊髓造影、仰卧位摄片、造影剂通畅,未见明显充盈缺损,改俯卧位后摄片,示腰 4～5 间隙充盈缺损,腰 5 骶 1 间隙造影剂充盈不满。手术发现腰 4～5 中央型椎间盘突出症及腰 5 骶 1 髓核突出。术后症状完全消失,最后诊断:腰 4～5 及腰 5 骶 1 髓核突出症。

讨论

随着诊断水准及手术技巧提高,椎间盘突出症手术成功率逐渐提高,但毕竟仍有一部分患者手术效果不理想,其原因很多,本文提出八类可能引起处理错误的腰椎间盘突出症,这些病例除髓核突出外,伴有其他病变,如果手术时不同时解除这些病变,纵然压迫神经根的髓核摘除,难免有些病例不能完全消除症状,例如同时伴神经根管狭窄、椎弓根峡部不连接、同一平面或不同平面的椎管狭窄、椎体后缘骨赘及多平面髓核突出等。因此术前如发现患者有多根神经根体症,必须探查相应神经根。如神经根粘连松解后,仍感牵开困难者,应想到神经根管狭窄。如手术时摘除之突出髓核不足以解释临床症状,更应加倍注意伴发病变。

Jayson 认为椎间盘病变,常可伴脊柱小关节增生,椎间盘病变轻,则小关节增生不显著,在有明显椎间盘病变的间隙,同平面小关节则可有显著小关节炎改变。在严重椎间盘病变间隙的上或下平面的小关节,也可出现增生性病变。虽然该部位椎间盘病变相对轻微。本文第一类型,典型病例 2 即属此情况,患者腰 5 骶 1 髓核突出,在腰 4~5 椎间隙虽无明显退行性变,却伴有神经根管狭窄。

脊髓造影有助于诊断髓核突出,但外侧型髓核突出,往往脊髓造影阴性。硬膜囊腔过分狭窄或硬膜盲端未至骶骨,造影也可阴性,此外摄片时患者体位,也会影响造影结果。例如患者仰卧位摄片,重比重油剂处于椎管后侧,则不能显示造影剂充盈缺损。改俯卧位即可显示充盈缺损。在摄侧位片时、呈现类似情况,右侧神经根受压者,左侧卧位摄片,则可不显示造影剂充盈缺损。

脊髓造影有助于诊断髓核突出平面、髓核突出多寡及椎管狭窄所在、不能显示神经根管狭窄。在有多根神经根损害症状的病例,手术处理造影剂所示病变后,应当探查伴发疾病。X 线摄片常可提供一些线索,例如腰 5~骶 1 髓核突出的病例,X 片同时显示腰 4~5 间隙狭窄,椎体有张力性骨刺存在,伴有腰 5 神经根症状者,应考虑探查第 5 腰神经根。

Jayson 在检查 368 个尸体腰椎时,发现髓核后突者 56 例,占 15.2% ,他的髓核突出的标本中,约 1/2 有几个部位突出。笔者 33 例手术病例中 4 例有 2 个平面髓核突出,因此笔者主张常规探查两个间隙,不应找到一个巨大的突出髓核,就结束手术,如典型病例 3,腰 4~5 为巨大型髓核突出,在探查腰 5 骶 1 时发现另一个大块突出。

在椎间隙明显狭窄的病例,压迫神经根的并非单纯是髓核组织,而主要是膨出之纤维环组织,手术摘除几乎已经失去弹性的髓核组织,不能去除神经根压迫,只有切除纤维环后,才能彻底解除压迫。椎体后缘骨赘压迫神经根的病例也需切除骨赘。

(与陆宸照、叶衍庆、曲克服合著)

(原刊于《上海第二医学院学报》1983 年第 4 期,第 18 −20 页)

根据生物力学原理设计
夹板治疗腕舟骨骨折

我们根据生物力学原理结合解剖学特点,对腕舟状骨骨折进行了实验研究。尸体实验证明腕关节向桡侧和背侧屈曲运动时,舟状骨纵轴与桡骨关节面趋于平行,骨折线垂直,剪式伤力大;反之,向掌屈曲和尺偏运动时,其纵轴与桡骨关节面呈垂直,而骨折线则趋平行,剪式伤力小。据此设计出有利于骨折愈合的掌屈30°、尺偏10°的夹板固定方法,变剪式伤力为挤压应力,应用于临床,取得了良好的效果。

腕关节解剖学观察

腕关节解剖学观察的目的,主要是为了了解腕舟骨与桡骨下关节面之间的正常解剖关系,并根据力学的作用,观察腕骨在各个不同位置的关系及不同运动方向力线的改变,从中寻求变剪式伤力为挤压应力的方法,化不利因素为有利因素。

(一) **观察方法**

(1) X 线透视下,观察腕骨间的活动和腕舟骨与桡骨下关节面的位置如何改变。

(2) 用线锯自腕骨中央段的桡侧;穿过皮肤皮下组织,沿舟骨纵轴线垂直锯断,造成人工骨折后,拍腕关节桡侧偏、正中和尺偏的 X 线片,正位还分别拍腕关节背屈和腕掌屈位 X 线片,观察舟骨骨折线与力线的关系。

(3) 打开腕关节,在直视下显露舟骨骨折面和桡骨下关节面之间的关系。

（二）结果

1. 在 X 线透视下观察腕骨之间的运动

根据腕关节的解剖特点,将腕骨人为的分成两排,不能作为指导腕关节运动的基础,因为运动时不是两排之间的动作,而是以舟骨与桡骨下关节面之间的旋转运动,腕关节在功能位,桡骨下关节面向尺侧倾斜 15°～25°,向掌侧倾斜 10°～15°,桡骨茎突比尺骨茎突低 0.6～1 厘米。近排腕骨桡侧由舟状骨斜向尺侧,占据桡骨下关节面的桡侧过半,三角骨则由尺侧斜向桡侧,中间底部由月骨坐于桡骨下关节面的尺侧部,形成一个半月状:远排腕骨的头状骨以坐在月骨上为主,和钩骨一起,被跨越两排腕骨之间的舟状骨和三角骨连成一个运动的整体,与桡骨下关节面形成运动关节。

因此,所谓腕关节的运动,实际上主要是桡腕关节,而桡腕关节又主要是舟桡关节的运动。所以,当腕关节背屈受伤时,主要是桡骨茎突撞击舟状骨所致骨折,故要解决舟状骨骨折的剪式伤力,重点需要了解舟桡关节的关系。

2. 腕关节额状面观察

（1）舟状骨的正常旋转运动及骨折线与桡骨下关节面的关系　腕关节在桡侧屈曲运动时,舟状骨近端随近排腕骨沿桡骨下关节面向尺侧移动,远端随远排腕骨向桡侧移位。形成舟状骨的轻度旋转运动,其纵轴与桡骨下关节面几乎平行,而骨折线与桡骨下关节面就接近垂直,舟状骨远端与桡骨茎突顶点之间的距离趋向接近。腕关节在尺侧屈曲运动时,舟状骨近端随近排腕骨,远端随远排腕骨,呈现与上述相反的旋转运动。腕关节愈向尺侧屈曲,舟状骨纵轴与桡骨关节面愈接近垂直,而骨折线与桡骨关节面也愈接近平行。舟状骨远端与桡骨茎突顶点之间的距离也相应增加。

（2）骨折线与桡骨茎突的关系　腕关节在桡侧屈曲肘舟状骨远端向桡侧茎突靠拢,骨折线常位于桡骨茎突顶点之内,当腕关节向桡侧偏到一定程度时,舟骨两骨片被桡骨茎突的顶推,远端骨片将向桡侧移位,X 线片显示远端骨片与桡骨茎突之间的关节间隙略狭窄。当腕关节尺屈时,骨折线常超出桡骨茎突顶点之外,舟状骨骨片间没有移位,它与桡骨茎突之间的关系恢复正常。

3. 腕关节矢状面的观察

（1）舟状骨的正常旋转运动　腕关节掌屈运动时,舟状骨近端随近排腕骨略向背侧移位,接近桡骨下关节面的背侧缘,而舟状骨远端随远排腕骨向掌侧移位：当腕关节屈曲至80°时,舟状骨纵轴与桡骨下关节面呈垂直状态,当腕关节背屈时,舟状骨近端随近排腕骨略向掌侧移位,靠近桡骨下关节面的掌侧缘,而舟状骨远端随远排腕骨向背侧移位,舟状骨纵轴与桡骨下关节面相互接近平行。

（2）骨折线与桡骨下关节面的关系　腕关节愈背屈,骨折线与桡骨下关节面趋向垂直。腕关节逐渐掌屈时,骨折线与桡骨下关节面逐渐平行,至腕关节掌屈30°位两者可完全平行,腕关节掌屈继续增加,两者之间的成角也将增加。

4. 固定腕关节掌屈尺偏位的机制分析

综合上述观察,骨折端可遭受两种不同的剪式伤力,一种是横向剪力,一种是纵向剪力。前者是由桡骨茎突所造成,后者是由肌肉收缩应力所致。腕关节处于桡侧屈曲和背屈位时,骨折面与桡骨下关节面接近垂直,骨折面与肌肉收缩的力线又相互较平行,骨断端容易产生剪力,故用腕功能位来固定骨折,骨断端必将承受较大的剪式应力。尤其从腕关节矢状面来看,骨折面与桡骨下关节面可形成50°～80°交角,骨折面与肌肉收缩的力线,形成30°交角。因此,置腕关节于功能位,不能看成是合乎生理现象的骨折固定位置。相反,若置腕关节于掌屈30°和尺偏10°位时,骨折面与桡骨下关节面可全完平行,肌肉收缩应力对骨断端反而产生压缩应力,这对骨折愈合是有利的。所以我们认为这是较理想的固定位置。腕关节桡侧屈曲至一定程度,舟骨的近端骨片被突出的桡骨茎突所阻滞,而远端骨片仍可继续向桡侧移动,出现轻度移位。这种移位是桡骨茎突的横向剪力的结果。因此腕关节持续固定于掌屈尺偏位,能使骨断端免遭横向剪力的作用。这种掌屈尺偏位不仅可以治疗新鲜的舟状骨骨折,而且也可以治疗舟状骨不连接的病例。（图1、图2）。

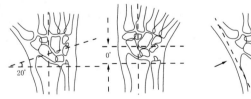 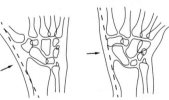

图1　骨折线角度测量示意图　　**图2　舟骨远端位置测量示意图**

临床观察

自 1972 年 11 月至 1980 年 12 月共治疗腕舟骨骨折 180 例。其中 33 例未能随访，其余 147 例均接受掌屈尺偏位夹板固定治疗，并经过长期随访。现将随访时间超过 7 个月的 122 例进行总结如下：

男性 103 例，女性 10 例。年龄 15～64 岁，平均为 31 岁，左侧 83 例，右侧 39 例。结节部 39 例，体部骨折 83 例，其中近端 1/32 例，腰部 43 例，中下 1/3 38 例；合并科雷氏骨折、桡骨茎突骨折、经舟骨月骨脱位各 1 例。损伤时间 1～90 天，平均就诊时间 3 天。从骨折线来看，一般均超出桡骨茎突水平 2～3 毫米，而腰部骨折线的近端基本上与桡骨茎突顶点相接触。

本组 122 例均获得骨性愈合，无 1 例无菌坏死。夹板固定时间 20～180 天，平均为 47 天。其中结节部骨折固定时间 20～70 天，平均 38 天；体部骨折 29～180 天，平均为 50 天。

122 例中有 3 例功能恢复稍差。1 例为患手握力比健侧弱 1/4，1 例腕背屈、掌屈活动各受限 10°，1 例背屈活动差 5°，肌力亦稍差，但这 3 例仍能坚持正常工作，仅在用重力时感到酸痛。其余病例均良好。

小夹板的改进与使用

（一）夹板与固定

根据实验观察结果，设计出适合于掌屈 30°和尺偏 10°位的夹板是夹板的厚度均为 4.5 毫米，掌侧板宽 6 厘米，长 14 厘米；尺侧板宽 2 厘米，长 14 厘米；桡侧板宽 3 厘米米，远端宽 3 厘米，呈球拍状向尺侧弯曲 10°掌侧屈 30°，全长 23 厘米；背侧板长 24 厘米，宽 7 厘米，远侧 1/3 弯向掌侧 30°和尺偏 10°，掌侧板和尺侧板远端位于掌横纹上 1 厘米，桡侧板和背侧板远端超越腕关节近掌骨头水平。用 3 条扎带绑扎适当，基本与科雷氏骨折夹板固定形式相似。1979 年后，我们又将 4 块夹板简化成 1 块，是采用聚氯乙烯为主体的医用塑料夹板。其板的厚度为 3 毫米，宽 13～17 厘米，长 23～28 厘米，于腕部两侧各剪去 2.5 厘米的弧形，以便于腕关节的塑形。使用时，放于 70°水中塑料呈柔软状态，置于腕关节塑成掌屈 30°、尺偏 10 °位后（2～5 分钟成形）。然后用绷带绕敷固定，或用弹力扎带绑扎，嘱其用力握拳活动。

（二）夹板使用和注意点

用此夹板固定后,疗程大为缩短,但必须是愈合确实可靠。我们认为舟骨骨折临床愈合标准必须具备下列条件：即局部疼痛消失,无肿胀,无明显压痛;骨折线模糊,或 5 周后骨折线不增宽,或无囊性变及无菌性坏死征象。临床愈合,须在夹板去后继续观察 4 周,期间不能进行重体力劳动。有 1 例固定 3 周后,局部无症状,认为骨折已愈合,而私自拆除夹板,3 周后再经 X 线复查显示骨折并未愈合,重新固定至 180 天方愈合,说明过早的解除夹板固定后果不良。

解除夹板后的功能锻炼

应用掌屈尺偏位夹板固定治疗舟骨骨折,解除夹板之后,腕关节背屈和旋转活动将受到一定的限制;对此,我们除采用外用洗方熏洗之外,主要是应用魏指薪教授所常用的撑掌导引和滚拳导引疗法,来恢复腕关节的功能。

（一）撑掌导引法

两手指相互交叉扣紧,手背反转向内,手心向外,用力向前推,推到疼痛或不能再推时,再将手心收转贴于胸前,此为 1 次。在推练过程中,局部有酸楚牵痛是正常反应现象,继续操练无妨。每天 4～5 次,每次 10～20 下。一般经过认真的操练 3 周左右,就可基本恢复腕关节的背屈功能。因此,撑掌导引,主要用于腕背伸受限的患者。

（二）滚拳导引法

两手握拳,两手虎口紧贴相对练功对,两肘向外向上,两手相互沿着掌指关节和近节指同关节滚转翻动,由里向外向前推转滚动,两手心合拢向前伸直为止,此为正滚;反过来由外向内滚拳,两肘下垂,两拳回抱胸间,由外向里再向外前方推转滚动,此为反转。每天 4～5 次,每次 10～20 下。滚拳导引,主要适用于腕关节旋转运动受限者,此动作包括腕关节掌屈和背伸,桡屈和尺屈的旋转联合练功。

上述两法,只要认真操练,效果可靠,方法简便,容易推广。

体会

长期以来,大都认为腕舟状骨骨折的治疗较难,疗程也长,骨折不连接机会也多。《诸病源候论》中对于腕伤病提出"断皮肉骨髓……所以必须善系缚",很重视如何固定,防止"气血隔绝",而影响骨不连接和无菌性坏死。现代医学认为影响骨折愈合的主要因素是血供不良和断端遭受剪式伤力,对前者的处理强调持续的长期的固定,对后者则要求严格的固定,经过骨的爬行性更替,重建血液循环,才能有骨的连接。至于功能锻炼那是骨折愈合后的事,即使采取严格的持续固定,至少仍有 6%～10% 的骨折不愈合,或合并有骨的无菌性坏死。持久的固定,必将带来关节的僵硬和肌肉的萎缩等后遗症,势必延长治疗时间。为了早期达到功能锻炼,也有不少学者用手术疗法,如小型螺丝钉内固定、切除桡骨茎突等,但骨折愈合率并未提高,且带来更多的并发症。

根据我们的解剖学观察,舟状骨和三角骨是跨越两排腕骨之间的腕骨,并依靠腕骨间韧带附着,相互保持连接,限制两排腕骨之间的运动,腕关节的运动,主要是桡腕关节。舟状骨和韧带依附关系,使两排腕骨保持为一个整体,很少有腕骨间的运动,但舟骨骨折后,两排腕骨之间的骨性运动限制将消失,仅有韧带保持连接,其间活动度相应增加。若按照腕关节功能位固定,骨折面与桡骨下关节面接近垂直,并与肌肉的收缩力线形成角度,因而产生剪式伤力,影响骨折愈合,因此,骨断端的剪力是影响骨折愈合的主要因素。通过骨折固定位置和固定方式的改变,即将剪式伤力转化为压缩应力,使影响骨折愈合的因素,转化为有利于骨折愈合的因素,为骨折的治疗,"动静结合"创造了条件。由于充分发挥肌肉的内固定作用和早期功能锻炼,肌肉萎缩和关节粘连的机会大为减少,又进一步促进了功能的早期恢复。解除外固定后,积极地运用导引练功,更将缩短整个疗程。

本组长期随访 122 例,均能提前获得骨性愈合,平均固定时间为 47 天。所以我们认为腕关节掌屈 30° 和尺偏 10° 位的夹板固定的方法治疗腕舟骨骨折,是一种较为理想的方法,国外尚未见有此种方法的报道。

小结

1. 本文系根据生物力学原理结合解剖学特点进行了实验后,设计出与以往功能位相反的腕掌屈 30° 和尺偏 10° 位夹板固定的方法。治疗腕舟状骨骨折是一种较为理想的固定位置。

2 本组长期随访 122 例舟状骨骨折,均获得骨性愈合,平均固定时间仅有 47 天,较石膏固定缩短时间的 1/3 以上。

3. 本文介绍了解除夹板后的功能锻炼法。

(与曲克服、马元璋、孙玉玲、冯德炎、胡大佑合著)

(原刊于《上海中医药杂志》1984 年,第 28 −30 页)

腰椎间盘突出症的分类与治疗

分类

根据损伤程度的轻重,腰椎间盘突出症可分为 3 种类型。

第一种为纤维环部分破裂,突出物被纤维所包绕,此种类型称为幼稚型,亦称纤维环膨隆。第二种是纤维环几乎或完全破裂,但后纵韧带完整,突出的髓核被后纵韧带所覆盖,临床亦称为成熟型。第三种为后纵韧带破裂,髓核突入椎管内,此种类型临床上称为游离死骨型。

根据髓核的突出部位,又可分为侧方、神经根外上方、神经根后下方,后方中央、神经根管突出等。

临床症状

(一) 常见症状

腰椎间盘突出的临床症状主要是腰痛、坐骨神经痛、神经障碍,和因此而引起的姿势改变与功能受限。

神经根在椎间孔内被硬膜及蛛网膜形成一个漏斗型的鞘所包,合称为神经复合体。神经根复合体只占椎间孔空间的 30%～50% ,不与椎间孔壁接触。这种装置使脊柱屈伸或直腿抬高时,允许神经复台体有少许活动。椎间孔剩余的空隙为疏松的结缔组织所充填,并有血管、淋巴管及脑膜返神经(也有称窦—椎神经)通过。脑膜返神经发自变感神经节,经椎间孔至椎管内,支配椎体、椎弓、邻近椎间盘、行纵韧带、硬膜外及硬膜本身、前纵韧带和纤维环。腰突症的腰痛与窦—椎神经受累有着密切的关系。

腰椎间盘向后方或侧方突出后,压迫硬膜返神经、神经根或马尾。

对坐骨神经痛的症状,大致有两种见解:一种由压迫坐骨神经产生;另一种系神经根周围有炎性改变所致。实际上单纯性压迫周围神经只会引起麻木,不引起疼痛。有人曾做过观察,即在椎板切除摘除突出物之后,分别使在其受累神经根和其上一个正常神经根之下,各加一个导管,术毕,患者清醒后,分别使导管膨胀,则受累的发炎神经根产生坐骨神经痛,而其上个正常神经根之引起麻木。此实验观察可说明,在炎症的基础上压迫神经根才会引起坐骨神经痛。一般认为炎性改变除机械性能压迫外,还由化学物质刺激所致。纤维环破裂及髓核突出后,释放出含糖蛋白、β-蛋白及类组织胺物质,激惹神经根而产生无菌性炎症。炎症后,粘连形成,神经缺血,兴奋阈降低,轻微刺激,引起疼痛。

如纤维环轻微破裂,髓核虽挤入裂隙却未突出,因椎间盘内部无神经支配,一般都不引起症状。但是,椎间盘损伤后,即失去了正常的功能,导致椎间的不稳及椎间狭窄,发生紊乱。在椎间紊乱的基础上,加速了椎体、韧带及关节囊的退变,可能产生纤维环膨出,椎体后缘骨赘,黄韧带肥厚,或关节突肥大。这类变化严重时,可使椎管的前后径、横径,或关节间径变短,从而使椎管狭窄,侧隐窝或椎间孔狭窄,影响邻近的马尾或神经根。这些变化还影响椎间活动。在活动及负重时,易遭受损伤,多数是微小的反复自身损伤,损伤后引起炎症。故椎间盘损伤后,即使未发生突出,亦可产生腰痛及坐骨神经痛。

(二) 特殊类型的腰突症

1. 中央型腰突症　中央型腰突症约占腰突症的 11%～12%。临床特点是:

(1) 腰痛发病开始,疼痛并不剧烈,往往局限在胸腰段,压痛在两旁,无坐骨神经放射痛,病史久,故早期不易诊断为腰突症。

(2) 腿痛多在腰痛段时间后出现,逐步加重。腿痛为两下肢交替或交叉疼痛占 54% 左右,也可以是一腿轻,一腿重的症状。

(3) 间歇性跛行较交叉痛更为多见,占 81%～82%。

(4) 马尾神经症状,轻者仅有马鞍区麻木,小便不畅;重者呈不同程度的截瘫。

2. 双侧腰突症或多节段腰突症　临床上前者占 13% 左右,后者占 2%～5%。前者有时难与中突型鉴别。中央型腰囊症多有马尾神经症状,甚至出现截瘫;双侧型主要为两下肢先后出现交替疼痛,有轻重之别,腰椎运动同时受限,双腿抬高试验均为阳性。多节段腰突症主要为多神经根压迫症状。两者可做脊髓造影以示区别。

3. 坐骨神经瘫痪型腰突症　病史特点以臀部急剧疼痛开始,发病后不久始有腿部的肌肉瘫痪,并出现不同程度的跛行。通常第 5 腰椎神经根发病最多。肌肉瘫痪时,须及时手术,但术后肌力难以完全恢复。最近,我们连续治疗几例该症,把肌肉瘫痪作为必须及时手术的指征之一。如金某,发病月余,疼痛难忍,只能跪卧,来沪等待住院 10 天内,伸拇肌完全瘫痪,术后,胫前肌在 1 周内基本恢复,而伸拇肌力则完全恢复,脊柱侧凸消失,能平卧和下地行走,跛行也消失了。

4. 侧隐窝紧嵌型腰突症　临床特点为明显的持续性坐骨神经痛,应用脱水止痛疗法也难以奏效。往往有跟腱反射消失或减退的体征。平片或脊髓造影均不能提示侧隐窝紧嵌的特征。只有神经根造影才有价值。所以常常在手术中发现神经根周围粘连,分离粘连后才能摘除髓核。

5. 腰突症合并椎管狭窄　患者特点为非典型的椎管狭窄症,尔后又产生腰突症的典型症状,因而使腰腿痛症状加重。此类患者往往保守治疗无效。须手术治疗。

6. 腰型腰椎间盘突出症　患者特点以腰痛和脊柱侧凸为主,无坐骨神经放射痛,直腿高举可达 80°～90°,而无坐骨神经牵拉现象,弯腰亦可 90°,在弯腰过程中可见脊柱侧凸左右交替。此类患者保守治疗难以奏效,往往须手术治疗。手术时发现髓核突出偏中央型,神经根无明显受压现象。

7. 腰突症合并腰椎假性滑脱症　大多数腰椎假性滑脱症,从临床上所见,无坐骨神经痛症状,如有,也以近中央型的马尾压迫症状为主。若同时有典型的腰突症坐骨神经痛症状,治疗仍以腰突症为主的原则。此类患者可牵引、药物治疗,但不宜手法治疗。

8. 腰突症合并椎弓根崩裂　椎弓根崩裂属于先天性发育不全问题,但长期以来无症状。当有髓核突出之后出现典型的腰突症症状时,治疗仍以腰突症状为主。此类患者若保守治疗,可用手法治疗,若予手术时,除摘除髓核,还应同时做融合术。

9. 腰突症合并椎弓根崩裂及其滑脱症（真性滑脱）　发现该症而又有典型的腰突症神经痛症状着，宜考虑手术治疗。手术的原则是既摘除突出物，又要使脊椎稳定。

10. 椎体后下缘骨赘形成及骨化性腰突症　此类患者往往保守治疗无效，而过重的手法治疗，又有损伤脊髓之可能，故都采用手术治疗。

治疗方法

（一）非手术疗法

非手术治疗包括牵引、中西药物、轻重手法及卧床休息。

1. 牵引　根据生物力学原理进行牵引。正确的牵引方法应该是半屈髋屈膝位。因仰卧位伸直时，腰肌等伸直，增加腰椎负荷。屈髋膝位时，腰肌放松，减少腰椎负荷。半屈髋屈膝位，既可使腰椎放平，又可使牵引力有效及较为均匀地分布于腰椎，这种对角牵引不仅是一种平拉，又可分成横力和直力，故对角牵引中有一部分是提力。牵引的方式有两种，一种为骨盆牵引带床头牵引，重量为 10 千克左右；另一种是自动控制牵引床。自动控制牵引床重量牵引法治疗腰突症 97 例。其中佳 30 例，可 42 例，总有效率为 74%，差 25 例。属佳者一般牵引 1～2 次见效；差者 2～3 次仍无效。3 次为 1 个疗程。

牵引重量以体重加 10 千克为佳；体重加 20 千克反而差。故重量牵引不是越重越好。

29 例重牵引中经摄片观察有 10 效差者，其中有 5 例接受手术治疗。手术所见：3 例突出物与神经根粘连，并有黄韧带肥厚；1 例巨大型髓核突出；1 例死骨游离型。上述手术所见，也是常见保守疗法无效的原因之一。

2. 中西药物治疗　有内服中药和脱水疗法两种：①传统的中医内服药，主要是把腰突症作为痹症辨证施治，即痛痹、着痹、行痹的治疗。现已基本明确，腰突症的坐骨神经痛的主要原因是由于神经根水肿，无菌性炎症刺激。因此，内服药可用活血化瘀加利水剂，外用热敷增加局部血循，借以改善症状。②脱水疗法。用地塞米松 5 毫克加到 20% 甘露醇 250 毫升中，每天 2 次快速冲击疗法，即在半小时内静脉滴完，对神经根水肿止痛效果很好，此法来源于我们治疗截瘫手术后的常规疗法。髓核摘除后伴有神经根疼痛者也采用此法,效果甚佳,比服止痛片好得多。

3. 手法　对中医医伤科来说较为普遍,各地均有其特点,概括起来可分为麻醉下的重手法和非麻醉的轻手法两类。其具体操作不外乎拔伸、抬腿、屈髋膝旋转腰骶、斜扳、背伸拉腿和过伸抖腰法。①以常熟为代表的静脉麻醉下重手法后,过伸石膏腰围固定3个月。日本亦有一学派认为,对久治不愈的腰突症,或时有发作者,主张采用腰围石膏固定治疗。此疗效究竟是手法的呢?还是石膏固定的呢?应该说两者兼有之,尤其是过伸石膏腰围固定,既符合生物力学的原理,又是保证腰部休息,有利于纤维环修复的一个好方法。②以杭州为代表的耳针下重手法。③以北京为代表的腰旋转手法。④以青岛为代表的重力牵引下过伸抖腰法。⑤以上海、天津、吉林、黑龙江等地为代表的轻手法,其优点为患者乐于接受,但疗程太长是其不足。重手法的优点是疗程短,大多数1次有效。无效者即无效,最多不超过2次。

另外在临床上也观察到,长久的多次的反复手法,也是引起神经根粘连和黄韧带肥厚的一个因素,这些病例后来因保守无效而采取手术治疗时被证实。

4. 手法治疗的机制　根据椎间盘的生物力学原理来探讨手法的机制。

(1) **拔伸是髓核还纳的重要手法**　正常的髓核被纤维环包围在一个密封的容器内,它遵循帕斯卡定律,具有流变学的液体不可压缩而能变形的特性。压缩时,髓核均匀地分布了椎体所传递的压力。病变时,如加压,纤维环向四周膨出,髓核将随纤维环的裂隙继续加重突出,所以必须避免压缩,而应做牵引。牵引时,一方面使椎间隙变宽,另一方面使椎间盘内压减少,纤维环由四周的力向心性的分布,以利于脱出的髓核还纳。纵观绝大多数的中医手法治疗腰突症,第一个手法就是对抗拔伸不是没有道理的。而临床上牵引治疗对人多数腰突症之所有效,是由于符合间盘的生物力学原理的缘故。

(2) **腰屈曲手法弊多利少**　脊柱屈曲、变形,可在3个轴做六向运动,并产生相应的位移。因此,脊柱可以比拟为力学上的梁,屈曲时,间盘在凹侧因受纵向压缩而突出,凸侧因受纵向拉应力而缩进。背侧所受的拉应力应大于压应力,会加大纤维环的裂隙,使髓核更向后或向外侧突出,手法可能适得其反,加重病情。

(3) **斜扳手法与扭转剪力**　许多医者在手术时观察旋转手法的作用;神

经根和椎间盘看不到明显活动,但椎板可分离 5 毫米,黄韧带的下方纤维和上关节囊有显著牵引,这种神经根邻近的牵引,将在神经根狭窄的区域内产生较大的移位,使压迫得到缓解,同时亦可解除神经根的粘连。

所谓"虎克定律"是指:扭转曲线,变形前与变形后之夹角,有线性关系。扭转时对椎间盘的影响较大,且能迫使后关节倾斜面的转动,这就为斜扳手法奠定了力学基础。椎间盘在扭转下承受剪力,这些分布并不均匀,在盘的周围大,而在其中心则小。临床上急性腰扭伤,关节绞锁及某些椎间盘病变,斜扳手法往往有效。

旋转手法时,后关节可以有旋转,这将解除后关节紊乱,消除滑膜或破碎"半月板"的嵌入,回复关节安的正常接触。还可以适当解除椎管外的组织紊乱。由于脊柱稳定因索中肌肉、筋膜、韧带、关节囊有一定的阻力,斜扳方向与肌纤维及筋膜不相平行。因而能较好地克服软组织的阻力,同时这些阻力又起保护作用,从而使斜扳手法既能奏效又较安全。

(4) **手法后休息与蠕变及滞后性** 椎间盘是黏弹性结构的材料,从力学上讲这种结构均具有蠕变与滞后特性。所谓"蠕变",即在一定不变的负荷作用下,作用力持续一定时间后,变形会继续,时间是个延续因素。所谓"滞后",即在反复作用力下,椎间盘能吸收震荡能量,这是一种保护性特征。因此在手法后,应充分休息、制动,以便充分发挥蠕变与滞后的特性,巩固疗效。蠕变的特性与"间盘"的退变程度有关。在退变过程中进行性地发展情况下,黏弹性就减退,从而降低了衰减冲击与吸收震荡的能力。滞后性与"间盘"患者的年龄有关,年轻患者滞后性能好,这些能解释手法对具体患者有不同的疗效。总之应该确认,外力作用于所有材料都要变形。因此,腰突症手法治疗,是有其生物力学基础的。

5. 突出物复位与位移 在腰椎间盘突出症中,约有 80% 的患者经保守治疗而治愈或基本治愈,尤其开展中西医结合的手法治疗后,其疗效也在 80% 左右,机制何在? 不少学者认为是突出物复位的结果。

学者们对复位的道理有许多不同的解释。Speigcl 认为在后纵韧带完整时,借助韧带的张力,迫使突出物回归原位。Keegan 认为牵拉猛蹬手法有效,乃因第一步使患髋极度屈曲,带动腰椎后凸,使纤维虾裂隙张口;第二步患侧下肢猛蹬再加上猛牵,使椎间盘间隙增宽,产生负压,将髓核吸回原位。有学者认为旋转手法的疗效,是因为髓核有较大的弹性,旋转手法使椎体间隙变形,迫使髓核亦随之变形,产生种弹性回缩力,将突出的髓核拉回原位。也有学者认为根据椎间盘突出的解剖、生理及病理特点,采用手法治疗使突出物复位是难以理解的。

(1) 椎间隙的宽度由完整的纤维环保持。髓核具有流体力学特性—不可压缩,在完整的纤维环箍扎下不能移动位置,一旦纤维环破裂及髓核突出,椎间隙即不能保持。

(2) 髓核是一团半胶状物质,在正常的椎间盘内呈球形。这是因为髓核四周有纤维环,上下有椎体软骨板约束而成,当纤维环或椎体软骨破裂后,失去约束力,其球形即不能保持。

(3) 纤维环绝大多数是一点一点而逐步破裂的,髓核也是一点一点突出。突出的髓核是多个大小不等的碎块,并非是一个整体。

根据上述理由,欲使突出的髓核复归原则是困难的,甚至是不可能的。手术时作者曾多次试图直接将髓核推回原位,都没前任何效果。迄今尚未有1 例被证实是用手法复位了的报道。Lewine 说,手法可使症状和体征消失,而不能使之复位。突出物不能再复位,好像孵出的小鸡不能再回蛋壳一样。我们在手术摘除突出物前,也曾多次试图将其复位,尽管用较大力量指压前推,但突出物无丝毫活动,也说明手法复位难以成立。

我们认为如何认识回纳? 回纳不等于复位,理解位移比较妥当,手法的主要作用是借助外力,迫使突出物位移,可以是整块的位移,也可以是挤碎了,化整为零也是位移的一种方式。突出物位移后,神经根部分或完全解除压迫,则临床上症状就改善或消失。我们和 de Seze,Welfing 等人的见解相同,即①手法迫使突出部分重新回到椎间盘的中心腔内;②迫使它到"空隙区";③使它更突出而成为碎片,形成在硬膜外间隙内的异物游动,最后被分解。手法还可以解除被椎间盘突出物扰乱了关节的动力瓣,以及解除放射性的肌肉挛缩。

6. 手法的并发症　腰椎间盘突出症的手法比其颈椎病的手法并发症轻,但不是没有。

(1) 直腿抬举或称悬足压膝手法,应适可而止不可猛力,过力之后,可导致神经根牵拉伤,尤其对神经根管型的病例,则不要使用此法为宜,以免损伤神经根。十几年来我们有 2 例神经根牵拉损伤致腓总神经瘫痪,出现足下垂症状。

（2）过牵引背抖腰法不适用于中央型突出,尤其有马尾症状时应非常慎重。根据生物力学原理,屈侧间盘突出,外力推脊髓向前,髓核因屈曲向后突出,两者相加,使马尾更易损伤。

（3）背伸拉腿力亦不能过猛,有的背伸拉腿和背伸抖腰,拉伤多个神经根。有一戈姓女青年手法后患肢瘫痪多年,后部分恢复。另一例则拉伤静脉血管,导致患肢长期肿胀不能下地行走,走则肿愈甚。经近 10 年的治疗,侧肢循环有了部分改善,勉强半日工作。还有 1 例是最近手法后致半身瘫痪。

7. 不宜手法的腰突症　①严重的中央型腰突症;②腰炎症有马尾症状者;③椎体后缘骨赘形成或骨化性腰突症;④神经根管型;⑤坐骨神经瘫痪型;⑥腰突症合并脊柱滑脱和椎弓崩裂症;⑦腰型腰突症;⑧多节段型腰突症。

（二）手术疗法

1. 手术指征　①反复发作,保守治疗无效者,病情严重者;②严重中央型突出症或伴有马尾症状者,③神经根管型;④坐骨神经瘫痪型;⑤多节段型腰突症;⑥腰突症合并脊椎精脱或椎弓崩裂者;⑦腰突症合并椎管狭窄症;⑧腰型腰突症。

2. 手术方法

（1）**全椎板切除术**　适用于中央型或双侧型者。其优点是视野清楚,便于双侧探查,操作运用方便,脊髓及神经根损伤机会少。

（2）**半椎板切除术**　适用于单侧突出,可同时探查两个椎间隙,避免遗漏同时有两个髓核突出。

（3）**开窗术**　要求术者解剖熟悉,手术经验丰富。

（4）**其他**　上述手术中加用一侧关节突切除术。

3. 各种手术的生物力学分析

（1）**全椎板切除术**　虽然构成三点的稳定平面未破坏,但破坏了脊椎运动节段的后部结构,即外在稳定力遭到破坏。尤其在屈伸活动中应力分布发生明显改变,大大地增加了椎间盘前方的压力,由于切除棘突及其韧带,后关节及后纵韧带大大增加了其张应力,久之必将导致椎间盘和后关节在反复活动中发生不利影响,终将成劳损退变继发病理改变,并随着时间的推移而逐渐加剧。这就是为什么此术后与其他手术相比,继发残留问题多,弯腰乏力,不能久坐,下腰不适,腰酸背痛,活动范围减少等,甚者产生假性脊柱滑脱,此术不宜作为常规手术。

(2) **半椎板切除加关节突切除术**　此术因三角鼎立的稳定受影响,使承受轴受力的能力下降,外力向患侧倾斜,从而加重患侧椎间盘后方的挤压力。在旋转活动中,健侧后关节突受到的扭矩,无论是挤压力或相反方向的张应力,也都明显增大。因此,手术时应尽量少切后关节骨。

(3) **半椎板切除术**　因未失去三足鼎立的形式,故不会产生失稳现象,只是未切除的半椎板承受了切除椎板的部分外力,健侧椎板的应力将比开窗式大为增加。

(4) **开窗术**　从整体来看,并未破坏一个力的作用点,故力学模型并未改变,各部分功能与术前基本相同。

(与曲克服、陆宸照、过邦辅合著)

(原刊于《魏指薪教授诞辰一百周年学术论文集》,第 257 - 263 页)

第三部分　实验研究

理气活血剂在骨折愈合过程中的
生化和生物力学观察

中医伤科治疗骨折有着悠久的历史,它除了和西医一样重视整复固定和功能锻炼外,还有一整套内治的理法方药。为了探索中西医结合治疗骨折的内治法,我们进行了实验性骨折,观察了理气活血剂在骨折愈合过程中,对生物力学强度、应力应变特性、胶原纤维形成和钙盐沉积的影响。

材料与方法

实验动物为雄性家兔,体重为 2.5～3 千克。在无菌条件下用戊巴比妥钠静脉麻醉,于两桡骨中下 1/3 部位旋前圆肌止点远端,造成 3 毫米宽的标准骨折。骨折后分对照组和药物组进行观察。用药组每天肌内注射该注射液 2 毫升,注射用药最少 5 天,最多 20 天。共 108 只家兔分别于手术后 5 天、9 天、13 天、17 天、24 天、31 天、38 天、45 天和 60 天宰杀。取出尺桡骨标本,切除附着于尺桡骨的肌肉、肌腱、韧带、骨膜,保留骨折周围的骨痂,并以桡骨骨折处为中心,切除尺骨 2～2.5 厘米,然后放在小型万能试验机上进行桡骨的拉伸强度和弯曲强度的力学测定,断裂后重新复原,测量其断裂面尺寸等几何参数,同时进行分析。最后取骨折局部的骨痂,测定胶原和钙盐沉积的含量,来观察理气活血剂在骨折愈合中的作用。

愈合过程中桡骨的强度分析

1. 强度分析的理论依据　可以按固体力学中的直梁理论进行计算,其最大纵间应力及拉伸弯曲组合应力以下列公式进行计算:

$$\sigma_{b\,max} = \xi \frac{8P_b l \cdot H}{\alpha(BH^3 bh^3)} \qquad \sigma_{b\,max} = \left(\frac{P_t}{S\,净}\right) + \left(\frac{M_b}{W_b}\right)$$

式中 P_b、P_l 分别为弯曲破坏载荷和最大拉伸极限载荷，M_b 为极限弯矩，W_b 为抗弯断面模数，其他符号表示兔骨的几何特性数据。

2. 计算结果　见表1、表2。

表1　兔桡骨的弯曲应力值

天数	编号	对 照 组			编号	用 药 组		
		弯曲破坏载荷(千克)	比例载荷(千克/毫米²)	弯曲应力(千克/毫米²)		弯曲破坏载荷(千克)	比例载荷(千克/毫米²)	弯曲应力(千克/毫米²)
60	1~6	4.41	2.16	15.21	55~60	4.46	2.18	15.42
45	7~12	4.03	1.97	13.92	61~66	4.08	1.99	14.11
38	13~18	3.83	1.87	13.21	67~72	3.91	1.91	13.54
31	19~24	3.49	1.71	12.10	73~78	3.60	1.76	12.45
24	37~42	2.35	1.15	8.16	91~96	2.37	1.16	8.21
17	43~48	2.03	0.99	7.01	97~102	2.27	1.10	7.87
13	49~51	1.35	0.66	4.68	103~108	2.28	1.11	5.51
9	25~30	2.96	1.45	10.23	79~84	3.07	1.50	10.62
5	31~36	2.31	1.13	8.13	85~90	2.49	1.22	8.61

表2　兔桡骨的拉伸应力值

天数	编号	对 照 组			编号	用 药 组		
		最大拉伸载荷(千克)	比例载荷(千克/毫米²)	拉伸应力(千克/毫米²)		最大拉伸载荷(千克)	比例载荷(千克/毫米²)	拉伸应力(千克/毫米²)
60	1~6	7.91	3.16	3.16	55~60	10.80	4.36	3.91
45	7~12	7.20	2.88	2.48	61~66	8.76	3.50	2.60
38	13~18	6.75	2.70	2.00	67~72	7.10	2.84	2.21
31	19~24	5.63	2.25	1.50	73~78	6.15	2.46	2.31
24	37~42	5.35	2.14	1.40	91~96	5.60	2.24	1.92
17	43~48	3.60	1.44	1.32	97~102	5.00	2.00	1.67
13	49~54	3.72	1.49	1.20	103~108	4.10	1.64	1.45
9	25~30	2.78	1.12	0.90	79~84	2.79	1.12	1.11
5	31~36	1.19	0.47	0.40	85~90	1.51	0.60	0.50

愈合过程中的桡骨应变分析

应变分析主要是弯曲刚度问题，即骨骼抵抗弯曲变形的能力。理论值

$E = L_b / e$。抵抗弯曲变形能力参数即弹性系数 E、刚度值 E_J、韧带系数 K，分别以公式表达为：

$$E = \frac{\sigma}{\varepsilon} = 4P_p l^3 / 3x\delta_p (BH^3 - bh^3)$$

$$E_J = P_p L^3 / 48\delta_p \qquad K = \delta_b - \delta_p / P_b - P_p$$

式中：δ_P 为比例极限桡度，P_p 为比例极限载荷。从这一系列的特性数据中，可以绘制出兔桡骨的应力——应变曲线（$\sigma - \infty$），见图1、图2。

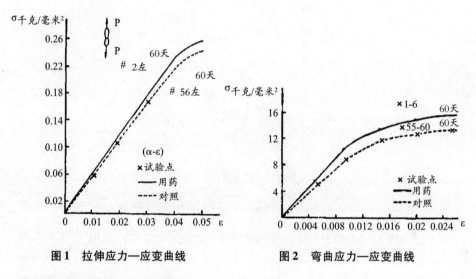

图1　拉伸应力—应变曲线　　　　图2　弯曲应力—应变曲线

兔桡骨骨折生物力学诊断

1. 兔桡骨骨折的愈合强度随着愈合期的增长而增大，但强度增长最快的是在骨折后 13～24 天，可达原来强度的 43.86%。其中尤以 13～17 天变化最大。

2. 应用理气活血剂后，对骨骼强度的增加有明显的影响。以 60 天为例，用药组骨骼应力达到 15.42 千克/毫米²，强度提高 1.4% 千克/毫米²。初期用药组更明显，强度提高 5.7% 千克/毫米²，中期提高 3.9% 千克/毫米²（图3），从生物力学的观点来说，理气活血剂有促进骨折愈合和提高强度的作用。

生化测定

1. 骨痂样本的处理　将经过生物力学测的桡骨的各阶段的骨痂取下，分别置于小试管内,经流水漂洗后,在样品试管内各加丙酮－乙醚混合液 5 毫升脱脂过液,倾去脱脂液,再脱脂 1 次,然后将脱脂的骨痂样本放至 110℃ 烘箱内烘干直至恒重。用分度值为 0.1 毫克的电子秤称量,把已知重量的骨痂样本装入 5 毫升安瓿内,加 1 毫升 6N Hcl 密封安瓿,在 110℃ 下水解 8～10 小时,水解液用氢氧化钠中和,稀释至适当浓度,作测定羟脯氨酸和钙时用。

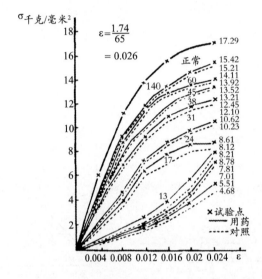

图 3　兔桡骨在不同愈合期中的应力——应变曲线 P 值 < 0.05

2. 骨痂的羟脯氨酸测定　正常骨的有机基质 90% 以上是骨胶原,羟脯氨酸占胶原蛋白的 13.4% 左右,该羟脯氨酸在弹性蛋白中少量存在(占 1%～2%)。因此,羟脯氨酸可作为研究胶原蛋白的特异性指标。

我们采用经我们改良的羟脯氨酸测定法,用 1 毫升骨痂水解稀释液放入 20 毫升试管内,加 2 毫升异丙醇,再加 1 毫升氧化剂,混匀后放置 4 分钟使之完全氧化,冰浴冷却,加入 Ehrlich 试液 2 毫升充分摇匀,加盖于 80℃ 水浴加热 8 分钟,取出立即置于冰水浴中冷却以终止反应,3 分钟后取出,室温放置 30 分钟后,于 721 型分光光度计上以 546mμ 比色,读出光密度值 OD,用 1 毫升蒸馏水替代测定液作为空白值,重复上述步骤。同时作两只已知浓度的羟脯氨酸标准液的显色反应,按下列公式计算:

C_{HP} · OD_s · D/OD_{HP} · W = 羟脯氨酸　毫微克/骨痂毫克

C_{HP} = 已知标准的羟脯氨酸量, OD_{HP} = 已知标准羟脯氨酸量显色后的光密度读数,OD_S =未知骨痂样品显色的光密度读数,W =骨痂样品的干重,D =样品稀释液。结果见图 4。

3. 钙的测定 我们采用 Comnecty 钙测定法。其具体步骤:取 0.5 毫升骨水解稀释液加 5 毫升钙显色剂,于 721 型分光光度计上以 $570m\mu$ 比色,读出光密度值,用 0.5 毫升蒸馏水替代测定液作为空白值,同时做两只已知浓度钙的标准钙显色反应。按下列公式计算:

$$Ca \cdot OD_s \cdot D/OD_{Cn} \cdot W =钙\ 毫微克/骨痂毫克$$

C_{Ca} =已知标准的钙含量,OD_s =未知骨痂样本显色的光密度读数,D =骨痂样本稀释倍数,OD_{Ca} =已知标准钙显色后的光密度读数,W =骨痂样品的干重。结果见图 5。

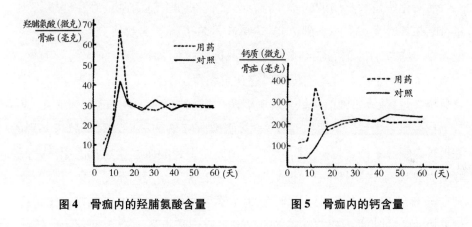

图 4 骨痂内的羟脯氨酸含量   图 5 骨痂内的钙含量

从实验的结果看,骨折后 13 天内,无论用药组或对照组,骨痂内的羟脯氨酸和钙含量均持续上升,但用药组比对照组快。至 13 天时两组的羟脯氨酸和钙含量均有一峰值,而用药组的峰值高 60%;钙则更高,是对照组的 3.5 倍。至骨折后 17 天时,两组的羟脯氨酸和钙的值均下降,但对照组的钙含量仍稍有上升,至骨折后 24～60 天,两组的羟脯氨酸和钙的含量,基本上在同一水平线上波动。

上述结果说明,应用理气活血剂之后,在骨折早期,不仅可以达到活血化瘀的目的,为促进骨折愈合创造条件,而且可促进断端骨胶原的形成和钙盐的积聚,而胶原和钙,又是骨折愈合过程中必不可少的决定性的有机物和无机物。毫无疑问,初期,在骨折局部形成的骨痂内含有大量的胶原和钙,这对促进骨折的愈合是十分重要的。

讨论

活血化瘀治疗至少有近 2000 年的历史,它涉及临床各科,尤其是伤科,活血化瘀治疗骨折的记载也很多。据顾科民医师的整理,从南北朝到新中国成立前,2 部代表著作中,主要文献所载接骨方剂共 861 首 422 种药物(其中内服方 216 首 299 味药,外用方 145 首 247 味药)。这些药物见于 1/5 以上文献制采用的有 80 种,大致可归纳为活血化瘀、消肿止痛、理气通络、续筋壮骨、补益肝肾、益气养血之类。而应用得最多的是活血化瘀药,有 30 余种,占 80 种的 37.5%。为加强活血化瘀、消肿止痛的作用,也常加用理气通络药。

活血化瘀是骨折初期的基本疗法。我们在过去对活血化瘀和理气药物进行临床观察及实验的基础上,又对单味丹参进行了实验研究,以放射性同位素铬－铬酸钠标记的红细胞来观察骨折后肢体各种组织血容量的变化。实验结果证明了血容量的变化表现在软组织特别明显,而且出现得早。正常家兔桡骨骨折后,肌肉血容量先后出现两个增加的高峰,第一个代表充血,第二个代表血管增殖。从这些组织来看,肌肉血容量在骨折以后有显著差别。注射丹参组显示桡骨骨折以后,软组织由充血引起的血容量增加的第一个高峰消失或减低,说明丹参在这阶段具有明显的化瘀作用。第二个血容量高峰则在第 13 天出现,从统计学上来看,有显著意义。这说明在第二周末是骨折修复较活跃的时期。第二个高峰的出现是由于骨折周围有大量新生血管增殖,血管床很快增大,血容量也必然增加。通过这种增殖的新生血管的活血作用,使血肿逐步吸收、机化。在第 13 天出现的这个高峰,是为骨折修复提供充分的血液循环所需要。

继后,我们又于家兔桡骨骨折后以同样的丹参注射液,用生化的方法,测定骨痂内胶原和钙的含量,也同样在第 13 天出现一个胶原高峰,但用药组和对照组没有明显差异,也说明只有活血化瘀的作用,而无促进胶原形成和钙盐沉积的作用。

接着这次实验,我们保留了一味"功同四物"的丹参,更着重加强理气药,以理气 2 活血 1 之比组成,以改变其单纯的活血化瘀作用。这是基于气为血帅,气行则血行,气滞则血瘀的理论而来。实验结果,同样在骨折后第 13 天出现一个高峰,而用药组的胶原峰值比对照组高出近 60%,钙则是对照组的 3.5倍,证明在骨折局部含有大量的胶原合成和钙盐沉积,理气药对骨折有促进愈合的作用。

众所周知,骨胶原是由纤维细胞、成骨细胞和成软骨细胞所分泌,通常是以纤维形式出现,称为胶原纤维。根据超微结构的观察,胶原纤维的形成,要经过细胞内和细胞外两个步骤。细胞内步骤是,首先由核糖体合成本胶原大分子,经过羟化及以后的糖基化作用,本胶原变为溶胶原单体,继而形成三螺旋的溶胶原,最后溶胶原从自 H 胞内分泌出来而进入细胞外阶段,经蛋白酶溶解变为原胶原,尔后聚合为微丝,最后至细丝。胶原纤维呈典型的 640 A 间距,一个胶原纤维的头与另一胶原的尾相接而有规律地交叉排列。而钙盐的60%~70% 沉积于胶原的头尾衔接处。

查阅理气药的种类,大部分属于果皮、果实和果仁之类,而这些物质内往往含有大量的枸橼酸。通过提炼,每 5 毫升提炼物有 14.2 毫克的枸橼酸,因而理气药的服用,必有大量的枸橼酸摄入,这将在人体内引起一系列的生化变化。在生化过程中,枸橼酸是三羧酸循环的一环。而在骨痂钙化过程中,枸橼酸又是钙沉积过程之所必需。因此,我们推理,应用大量的理气活血剂之后,首先由于血容量的增加,保证合成胶原所必需的氨基酸的供给,另外,激活了成纤维细胞、成骨细胞和成软骨细胞的活性和酶系统的活性,促进了其对胶原的合成和分泌,使骨折局部的骨痂内合成了大量的胶原(比对照组高出 60%);同时,由于理气药含有大量的枸橼酸,它在骨折局部钙化起了特殊的作用,它与钙合成为可溶的高渗性但不能电离的化合物,使血钙浓度增加,枸橼酸钙主要集中在骨折钙化的部位,在骨化处被氧化,既提供了骨折局部修复过程中所需要的能量,又使剩下来的钙为骨盐的沉积,这就在骨折处提供了大量的钙,表现为用药后骨折局部钙的含量成几倍的增长,这不能不归功于理气药的作用。

胶原是骨组织的极其重要的组成部分。骨组织之所以坚硬,固然是由于钙盐的缘故,可是如果没有胶原,钙盐结晶根本无法形成和沉积,因为钙盐结晶是坐落于两个相邻衔接原胶原分子头尾之间的空隙内。因之,骨的坚硬度取决于无机盐,而骨的韧性则在于其有机成分,特别是胶原。这同样可以在生物力学方面而表现出来。本实验对家兔桡骨骨折愈合过程中的弯曲和拉伸试验的测定结果,表明用药组和对照组的强度不同,用药组比对照组的强度普遍为高。以 60 天为例,用药后骨骼应力达 15.42 千克/毫米^2,而对照组为 15.21 千克/毫米^2。初期强度提高 5.7%,中期提高 3.9%,后期提高 1.4%。有趣的是,生物力学的突变,也是在第 13 天后至第 17 天,这期间应力应变曲线增长加快。至第 24 天以后,应力应变曲线处于平坦。这就进一步说明应用理气或血剂后,早期局部骨痂内有大鼠的胶原合成和钙盐沉积。所以,不论是弯曲试验,还是拉伸试验,在第 13 天前后产生了一个质的飞跃。从而证明理气活血剂有促进骨折的早期愈合的作用。

小结

1. 骨骼的有机成分主要是胶原,无机成分主要是钙,两者有机地结合,才能成为坚硬的具有固体生物力学强度的骨骼组织。

2. 用药组的弯曲强度和拉冲强度,其单位面积载荷量自始至终较对照组高,最突出的变化在骨折后第 13 天至第 17 天,初期强度提高 5.7% 千克/毫米^2,中期提高 3.9% 千克/毫米^2,后期提高 1.4% 千克/毫米^2。

3. 骨折局部骨痂内胶原和钙含量,也是在第 13 天出现突变的峰值。用药组的胶原比对照组高 60% 钙的含量更高,可达对照组的 3.5 倍,为骨折愈合提供了充分的物质基础。强度的提高则是骨折愈合的生物力学表现。

4. 不论是生化测定还是生物力学测定。都是在骨折后第 13 天出现一个突变的峰值,说明理气活血剂在早期有促进骨折愈合的作用。

5. 本组用药是以理气为主,活血为辅,符合"气为血帅"的理论。

（曲克服、王智兴、徐敏新、张凤华、胡大佑、蔡亚、王以进、叶剑仁、王公林、姜兴德、陈祥年著　过邦辅、柴本甫、李国衡指导）

（原刊于《上海中医药杂志》1982 年,第 42 - 45 页）

手法治疗"肘后血肿"的机制与疗效

　　"肘后血肿"系一种急性损伤疾病,由于损伤后表现为肘后区域的"直线形"肿胀而得此名。国内外的现代医学教科书中亦未见到有关"肘后血肿"的论述,只是在某些中医书籍中对其症状及临床表现有所描述,但各伤科专家之说亦不统一。①认为血肿可在关节内,也可在滑囊之中;②认为是肱桡滑囊撕裂出血;③认为是继发于肱桡关节滑膜嵌顿;④认为本病是"骱扭筋伤","筋出窝"。在治疗上均运用伤科手法治疗为主,并获得良好的疗效。本课题临床部分主要就其临床表现与手法的效果,血肿存在的部位等作一研究;再通过解剖学的观察,主要是模拟临床表现以及手法的作用机制;放射性同位素 51 铬标记红细胞示踪血肿的扩散与吸收情况;组织学光镜与电镜观察滑膜与软骨的病理变化等,从临床到基础理论作多方面的研究,为伤科手法治疗各种血肿寻找科学的理论根据。

临床研究部分

(一) 临床资料

　　23 例患者中男性 10 例(43%),女性 13 例(57%),两者之比为 1:1.3;年龄最小者 13 岁,最大者 64 岁,平均年龄 27 岁,其中发生在 10~30 岁的最多,占 18 例(78%);传导暴力损伤者 14 例(61%),直接暴力损伤者 7 例(30%);暴力机制不明者 2 例(9%);临床表现鹰嘴外侧沟肿(Gouttiere olec-ranienne externe) 为 21 例(91%),另 2 例当时未做记录,肿块处均能触及波动感;肿胀呈纵向棱形者 20 例(87%),弥漫性肿 1 例,未做记录者 2 例;患肘呈屈曲位,伸屈活动障碍者为 23 例(100%);活动范围(上肢自然下垂伸直时的体位为 180°,以下均同) 伸 135° ±18°(ME ±SD) ,屈 94° ±15°。当被动活动超过此范围时,或被牵拉、振动时均可产生剧烈疼痛;X 线表现桡球征者 16 例(69.6%) ,桡球征阴性者 2 例,其他因素 5 例。

(二) 临床血肿造影研究

用 7 号注射针在血肿突起的最高处(相当于尺骨鹰嘴与肱骨外上髁的连线中点) 穿刺,并以能抽出回血为准,将积血尽量抽尽,随后注入 60 左右时,可有明显的血肿被挤散后"噗"的感觉。从 X 线造影片可见造影剂呈半月状包绕尺骨鹰嘴,远端在滑车切迹与桡骨颈处,侧位示造影剂将肱尺,肱桡上尺桡关节一起包围,囊状隐窝亦被充盈,未见有与周围滑囊沟通,手法后的 X 线摄片示原来造影剂显示的血肿区域,造影剂密度降低,肘关节的各个关节面也清晰可见,造影剂在肱三头肌中下 1/3 处深层,沿肌纤维之间向肱三头肌的近端扩散。

本组手法治疗的 22 例患者,其治疗前后情况如下(表 1)。

表 1

	手法前 (ME ±SD)	手法后 (ME ±SD)	t 值	df	P 值
伸	136° ±17°	169° ±11°	8.15	21	P <0.01
屈	94° ±16°	58° ±12°	9.61	21	P <0.01
活动范围	42° ±20°	111° ±20°	8.10	21	P <0.01

解剖学研究

(一) 材料与方法

取正常新鲜上肢标本三具。一具为 21 岁、二具为 65 岁的男性肢体,按文献介绍的肘关节穿刺法穿刺,注入 25 毫升空气作空气造影;再注入 60% 泛影葡胺 15 毫升加 2 毫升亚甲蓝的混合液作碘水造影。

(二) 结果

1. 鹰嘴外侧沟棱形肿胀的再现 无论空气造影还是碘水造影,都可以使临床所表现的鹰嘴外侧沟棱形肿胀重复再现。当在关节腔内注射量达 6 毫升时,鹰嘴外侧沟的凹陷处就开始隆起,注入量达 12 毫升时就可见到如临床相似的菱形肿胀。

2. 手法的效应与临床造影结果一致　手法后的 X 线表现同临床病例的表现一样,在肘关节鹰嘴窝的上方,后方关节囊处破散,在肱骨侧方沿肱三头肌间隙向近端扩散。手法在拔伸过程中无挤散的感觉,当屈肘达 60°～140°时可觉有"血肿"挤散的感觉,临床操作亦是如此,可见关键在屈曲的作用。

肘关节血肿的放射性同位素示踪实验研究

(一) 材料与方法

实验共用新西兰品系健康成年雄性家兔 48 只,体重为 2.5 千克左右,分治疗与对照两组。实验参照 Rodan 与胡美珠介绍的方法进行,将 51 铬标记在红细胞之后,用 OT 针在兔子的肱骨外上髁与尺骨鹰嘴连线的中点穿刺入肘关节腔后,注入 51 铬—红细胞 0.25 毫升。手法治疗组的采用拔伸挤压的方法,对照组不作任何处理,任其活动。并分别在术后即刻、第 2 天、第 3 天用过量戊巴比妥钠静脉快速注射处死,将两前肢置于伸直位用液氮喷洒迅速冰冻固定。再分别解剖分离肱二、肱三头肌,前臂伸屈肌群和骨关节部分,取下的标本立即用快速电子天平称重记录,右上肢的标本作为测本底用。所有的组织块均在 500℃的条件下灰化并用 5N 浓度的硝酸溶解后移入塑料指形塑料管中,通过 LKBγ 计数仪测试每分钟的脉冲数(cpm/g),再转换成每克组织的每分钟脉冲数(cpm/s)以此来加以统计学处理。

(二) 结果

(1) 肱三头肌远端的吸收经手法治疗后,由于关节囊内的积血被大量挤往肱三头肌远端,cpm 要比对照组显著地高($P < 0.01$)。第 2 天治疗组的积血在肌间隙间被很快地吸收,其值明显下降,而对照组则是通过滑膜的逐步吸收,其值正趋上升,此时两组的 cpm 接近($P > 0.05$)。第 6 天对照组的积血进一步吸收,呈现出持续升高的趋势,而治疗组则表现为下降,积血减少($P < 0.05$)(表2)。

表 2　肱三头肌远端的 cpm(ME + SD)

观察时间	对照组	治疗组	df	t 值	P 值
零小时	7 150.82 ±3 469.49	42 893.53 ±8 084.4	14	3.224 6	P <0.01
第 2 天	8 333.64 ±1 908.65	5 795.21 ±326.88	14	0.907	P >0.05
第 6 天	11 950.32 ±1 178.16	4 715.74 ±351.59	14	2.939 4	P <0.05

（2）关节囊的吸收由于关节囊内的积血被挤散到肱三头肌远端,加快了机体对瘀血的吸收,治疗组关节囊的 cpm 始终低于对照组的水平(P <0.01)体现了手法的优越性,减轻了关节腔内的炎症反应,加快对瘀血的吸收,有利于关节功能的早日恢复(表 3)。

表 3　关节囊的 cpm(ME + SD)

观察时间	对照组	治疗组	df	t 值	P 值
零小时	1 110 866.5 ±537.54	39 916.05 ±4 702.95	14	5.203 4	P <0.01
第 2 天	25 365.74 ±397.4	16 016.8 ±548.28	14	3.008 4	P >0.01
第 6 天	18 711.51 ±777.82	6 388.41 ±389.27	14	4.707 8	P <0.01

实验性肘关节血肿的组织学研究

（一）材料与方法

实验共用新西兰品系雄性成年健康家兔 24 只,体重为 2.5 千克左右。实验参照 Roy 和 Wolf 作关节血肿的模型方法进行。条件与同位素实验相同,左右肘各注射一次。并对左肘进行拔伸屈肘的手法治疗,右肘作为对照不再施加任何措施,造型后第 1、第 3、第 5、第 7、第 10、第 14 天取材,每批 4 只兔子。电镜的取材与包埋切片:在戊巴比妥钠静脉麻醉下,将肱三头肌与后方关节囊一起分离暴露,取下滑膜切成 1 毫米³ 组织块立即放入 2% 戊二醛固定液（pH7.4)中;再在肱骨滑车内侧关节面切取 1 毫米³ 的关节软骨于同样固定液中固定。最后经各步骤处理,置于日立 H −500 透射电镜下观察。光镜的取材与包埋切片:把肘部后方关节囊同部分肱三头肌切成 1.5 厘米 ×1.2 厘米 ×0.6 厘米的组织块,置于 10% 中性甲醛液中固定,石蜡包埋、切片。以 H −E 染色为主,再加 PTAH 染色,V −G 染色和铁反应等特殊染色。

实验结果

第 1 天：对照组滑膜表面有纤维素样物质沉积，滑膜下水肿及少量炎细胞。PTAH 及铁反应均在滑膜层阳性。电镜下可见 B 型滑膜细胞的粗面内质网扩大，线粒体肿胀；治疗组滑膜细胞的胞质内吞噬伊红物质。滑膜下水肿及大量中性白细胞、淋巴细胞与单核细胞。PTAH 在滑膜层、滑膜下层以及血管壁周围有阳性物质。铁反应在滑膜细胞及滑膜下层之间有阳性反应。电镜下可见 B 型滑膜细胞有许多微绒毛状突起，胞质内大量粗面内质网扩张成囊状。

第 3 天：对照组滑膜细胞 5～6 层，滑膜下水肿。大量炎细胞浸润，组织细胞功能活跃。滑膜层与滑膜下层 PTAH 及铁反应均阳性。电镜下可见间质水肿，毛细血管充血，出血、中性白细胞游出软骨细胞核大而圆，胞质内有糖原颗粒及空泡存在；治疗组滑膜下炎细胞减少，毛细血管和成纤维细胞轻度增生。PTAH 示滑膜与滑膜下阳性，铁反应在血管与肌纤维间阳性。电镜下滑膜细胞同第 1 天，软骨细胞表现为体积增大，胞质内亦有空泡与微丝存在。

第 5 天：对照组滑膜表面已有成纤维细胞生长，滑膜下仍有许多炎细胞，也可见成纤维细胞。PTAH 于滑膜层弱阳性，V－G 示胶原增生，铁反应仍阳性；治疗组滑膜下脂肪组织间有大量成纤维细胞，毛细血管增生，也有少量巨噬细胞。

第 7 天：对照组滑膜纤维化，滑膜下与肌纤维间机化。铁反应阳性。软骨细胞核固缩，线粒体膨胀，微丝增粗及多量深密度条束状物质；治疗组肌间质机化，血管壁周围铁反应阳性。软骨细胞细胞器结构清晰。

第 10 天：对照组滑膜层与滑膜下层纤维化，局部还有炎性反应。组织细胞功能活跃，滑膜表层铁反应仍阳性。B 型滑膜细胞周围呈纤维素样变性。A 型滑膜细胞表面有许多长的微绒毛突起，胞质内有多量的囊泡与溶酶体颗粒；治疗组滑膜细胞呈菱形排列，滑膜下机化铁反应阳性。电镜下软骨结构表现同第 7 天。

第 14 天：对照组滑膜细胞纤维化，肉芽组织覆盖于软骨表面，血管翳形成，软骨基质疏松，排列不规则，滑膜下铁反应仍阳性。电镜下可见软骨细胞中央有大量微丝存在及糖原颗粒沉积，内质网扩大呈囊状，囊内有浅密度均质物,为变性样改变;治疗组滑膜细胞呈梭形排列,滑膜下层脂肪细胞与肌纤维间可见成纤维细胞与毛细血管增生,软骨细胞排列整齐。电镜下可见软骨细胞呈梭形,核为椭圆形,内质网丰富呈层状排列。

讨论

1. "肘血血肿"是肘关节内血肿的一种特有表现　通过临床血肿区 X 线造影及对正常肘关节的 X 线造影与解剖,可以看到造影剂充盈的区域形态基本相同。并且恰与关节囊分布的范围相同,囊状隐窝亦清晰可见。因此"肘后血肿"的确切部位是位于肘关节内。这是因为肘后外侧有一解剖学的薄弱之处,其皮下组织松弛,距关节囊最近,除肘肌呈扇形覆盖之外,再无其他肌肉通过。所以肘关节内的积血或积液首先就表现为肱骨外上髁前下方处的凹陷消失。A. Bouchet 将此凹陷称为"鹰嘴外侧沟"。

2. "肘后血肿"在 X 线平片上的表现是"桡球征"　所有关于此病的报道都认为 X 线是无阳性表现的,摄片之目的只是为了排除骨折。然而根据本病临床资料分析,69.6%(16 例)的患者表现为"桡球征"阳性,还不包括由于其他原因无法诊断者。有关肘关节损伤后的 X 线表现为桡球征或称八字征,脂肪垫移位征的论文,国内外均有文献报道。并且都认为此征是诊断肘关节积液的重要指征,它即与引起关节内压上升的病因程度有关,又与关节囊是否完整有关。从本组的资料来看,既无骨折也无脱位,这就表明这些患者的关节囊都是完整的,并且都是关节内的血肿。所以说桡球征阳性是诊断本病的重要依据之一。

3. 手法的作用机制——挤散血肿　当术者将患肘被动屈曲时,使肘部上臂和前臂的肌群更加靠紧、挤压、前方关节囊处于加固封闭状态,迫使积血向关节腔的后方集中,背侧的组织对关节囊也产生了张应力,使关节腔的容量更为缩小,一旦关节屈曲到后方关节囊抵不住关节内骤然上升的压力时,血肿自然就从鹰嘴窝的上方即应力是集中点处突破关节囊的薄弱部分,沿肱三头肌向低压力区域扩散。从而达到了以"通郁闭之气,散瘀结之肿"的目的。通过 51 铬—红细胞的示踪实验也证实了手法的作用机制就是挤散血肿。手法后即刻测到的 cpm,关节腔内显著减少,肱三头肌远端明显上升,与对照组比较,两者均有非常显著的差异(P <0.01)。

4. 迅速减轻症状,恢复关节功能 关节囊上有丰富的感觉神经末梢分布,特别是在屈侧及桡骨头附近有许多帕西尼小体和鲁菲尼小体分布。它们对于作用于关节囊的各种刺激以及对关节的运动和维持肘部的姿势起着重要的作用。一旦关节内压增高或关节的扭转、牵拉都会产生剧烈的疼痛。手法的目的就是为了消除血肿所造成的张力对关节囊神经末梢的刺激而致的剧烈疼痛与关节活动障碍。通过临床研究可见由于积血挤散,患肘的剧烈疼痛当即得到改善,功能很快恢复。手法前后具有非常显著的差异($P < 0.01$)。可见“伤损之证,肿痛者乃瘀血凝结作痛也”,及“通则不痛,不通则痛”之说至今仍有它的现实指导意义与科学性。

5. 有利于滑膜的功能恢复 滑膜是内衬关节囊的一种特殊类型的结缔组织,位于关节软骨的侧方形成关节腔的内壁,其表层是由滑膜细胞排殊所组成。它们互相之间并不连接,并有 $0.1 \sim 0.5\mu$ 的间隙存在。滑膜下毛细血管面向关节腔的内皮细胞极薄,并有小孔存在,孔之间有隔膜。小孔的直径约为 $550A$,隔膜厚约 $40A$。正由于滑膜表层细胞之间存在很小的间隙和毛细血管内皮细胞上有小孔存在这两个超微结构上的特点,关节腔和血浆之间的物质可以自由地进行交换,从滑膜毛细血管中透析出的小分子血浆成分通过滑膜细胞之间,同滑膜细胞分泌的透明质酸一起组成关节液,而滑液中的代谢产物、细胞碎片又通过此途径被转移,使得关节腔与这些组织间有良好的体液扩散和交换。通过本实验可见蓄积在关节腔的积血被挤到滑膜下层、肌纤维之间,使机体的炎性防御反应提前产生,加快了对积血的吸收,同时减少了在关节腔内纤维素沉着,使滑膜层的炎性反应大为减轻,这些对于加快滑膜的功能恢复都是有益的。

6. 有利于滑液对软骨的营养 对于关节软骨来说,它既无血液供应和淋巴管,也无神经分布,它的营养靠滑液来供应。而关节液同软骨之间的物质交换又得依靠关节的运动来促进,这是一种纯物理性的渗透、扩散,与软骨细胞本身的状态无关,一旦关节运动障碍时,营养液的渗透中止就会造成软骨的变性。由于外伤引起的关节内出血,血液中的脂肪颗粒会立即被软骨细胞摄取,或由于滑膜细胞酶的释放都会产生软骨变性。在临床上当肘关节由于受到较大的外力损伤,致使滑膜的毛细血管破裂、出血,改变了原来的滑液成分,并由于疼痛或是姑息疗法给以制动,这样关节软骨的营养来源与动力全遭破坏,并由于积血使所有的滑膜组织产生炎性反应,血浆蛋白渗出加重,关节腔内乳酸增加、缺氧、积血难以很快吸收,最终形成血管翳。关节软骨细胞核固缩、胞核内糖原增多,大片微丝结构与脂滴颗粒的出现这些现象都被认力是软骨细胞变性的典型变化。而手法治疗组的软骨细胞则完全正常,可见手法挤散血肿对维持关节软骨的正常结构与功能是十分有利的。

（与符诗聪、曲克服、祝波、杜宁、付文彧、柴本甫、

马元璋、陈凯敏、张佩蒂、陈瑞珍合著）

（原刊于《中医杂志》1987 年,第 533 −536 页）

中医手法治疗关节血肿的实验研究

运用魏指薪老中医的治伤手法治疗各种部位的单纯性、损伤性血肿,在临床上已取得良好的效果。为了阐明手法的作用机制与疗效,本文采用放射性核素铬标记红细胞的方法,示踪血肿的扩散与吸收情况。

材料与方法

实验共用新西兰品系的健康成年雄性家兔 48 只,体重为 2.5 千克左右,分治疗与对照两组。实验前用电推子剪去两前肢的毛。实验方法参照 Rodan 与胡美珠介绍的进行。①在无菌条件下抽家兔耳动脉血 3 毫升,放入含有 2 毫升 ACD 保养液的消毒烧杯中均匀混合,再加入 150 微居里的 ^{51} 铬－铬酸钠,轻轻摇匀后放置 37℃ 恒温培养箱内 45 分钟,使 ^{51} 铬标记到红细胞上。将血液离心分出红细胞,并用生理盐水洗涤红细胞,离心及洗涤共进行 5 次。最后用生理盐水稀释红细胞至 3 毫升。②在无菌条件下及戊巴比妥钠静脉麻醉下 (30 毫克/千克),用皮试针在家兔左侧肘关节的肱骨外上髁与尺骨鹰嘴连线的中点穿刺入关节腔后,注入经标记的 ^{51} 铬红细胞 0.25 毫升。治疗组采用拔伸屈曲挤压的手法,对照组造模型后不加任何处理。它们的右侧肘关节不进行注射造模型,该组织留作取材后测本底用。③用过量戊巴比妥钠静脉快速注射处死,在腋窝处分离腋血管后加以结扎,并从肩关节处解脱上肢,边分离边结扎。对腕关节采用同样方法断离。然后将两前肢置于伸直位用液氮喷洒迅速冰冻固定,再分别解剖分离肱二、肱三头肌,从其止点向上到 4 厘米处切断。其中近止点的 2 厘米为该肌的远端,另 2 厘米为该肌的近端,前臂伸屈肌群从它们的起点向下 2 厘米处切断,为该肌的近端;在关节囊的附着点处用电锯断离,作为关节囊组织。取下的标本立即用快速电子天平称重记录该组织的重量。④将七种组织分别放入 25 毫升的坩埚,在 500℃灰化炉中灰化 8 小时,冷却后用 5N 硝酸溶解组织并移入塑料指型管中,在 LKB 闪烁计数仪上测定它们的放射活性,求出每克组织的每分钟脉冲数(cpm/g)后,把实验侧组织的 cpm/g 减去健侧同样组织的 cpm(即本底),就得到纯的 cpm 值,以此来做统计学处理。

结果

(一)肱三头肌远端的吸收

经手法治疗后,由于关节囊内的积血被大量挤往肱三头肌远端,cpm 值非常显著高于对照组(P <0.01)。第 2 天由于治疗组的积血被很快地吸收,其值明显下降;而对照组则由于通过关节滑膜的逐步吸收,其值正趋上升,此时两组的数值接近(P >0.05)。第 6 天对照组的积血进一步吸收,呈现出持续吸收升高的趋势,而治疗组则下降,呈积血减少的趋势(P <0.05),具有显著的差异(表1,图1)。

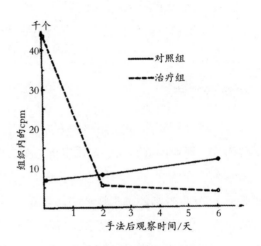

图 1　肱三头肌远端的 cpm(ME)

表 1　肱三头肌远端的 cpm(ME ± SD)

观察时间	对照组	治疗组	df	t 值	P 值
零小时	7 150.82 ±3 469.49	42 893.53 ±8 084.40	14	3.224 6	P <0.01
第 2 天	8 333.46 ±1 908.65	5 795.21 ±326.88	14	0.907	P >0.05
第 6 天	11 950.32 ±1 178.16	4 715.74 ±351.59	14	2.939 4	P <0.05

（二）关节囊的吸收

由于关节囊内的积血被挤散到肱三头肌远端,加快了机体对积血的吸收。治疗组关节囊内的积血明显减少,测到的 cpm 值始终低于对照组(P<0.01),有非常显著的差异。体现了手法的优越性,有利于关节功能的早日恢复(表2,图2)。

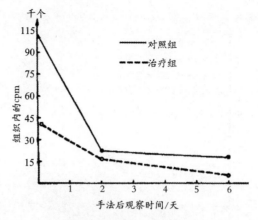

图2　关节囊的 cpm（ME）

表2　关节囊的 cpm（ME±SD）

观察时间	对照组	治疗组	dt	t 值	P 值
零小时	110 866.50±537.54	39 916.05±4 702.95	14	5.203 4	P<0.01
第2天	25 365.74±397.4	16 016.80±548.28	14	3.008 4	P<0.01
第6天	18 711.51±777.82	6 388.41±389.27	14	4.707 8	P<0.01

（三）其他组织的吸收

图3、图4表明手法治疗肘关节的血肿,肱三头肌近端、肱二头肌近、远端以及前臂屈肌群同对照组之间均无差异(P>0.05)。它们的脉冲数也远远地低于肱三头肌远端,可见由于手法的作用,使积血都扩散到肱三头肌的远端。

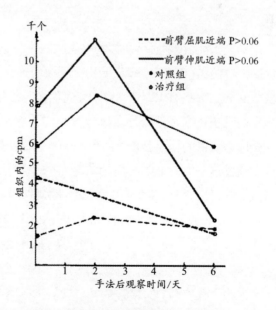

图3　前臂伸、屈肌近端的 cpm（ME）

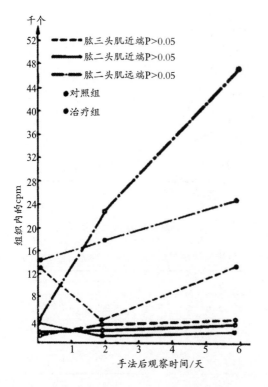

图4　肱三头肌近端与肱二头肌近、远端的 cpm
（ME）

讨论

手法治疗急性软组织损伤性疾病的机制与疗效研究在我国尚未深入开展,以前虽做过一些工作,但只是利用血肿造影与染色等一些定性的方法进行研究,也不能作连续的观察与测试。本实验采用同位素示踪的方法,它具有灵敏度高,可以数量化测定并作统计学分析,又能动态地示踪标记物的去向等优点,从而增强了实验的可靠性。实验结果表明治疗组关节囊内每克组织的 cpm 随着手法后时间的推移而明显减少,与对照组相比 P <0.01,具有非常显著的差异。相反,在手法后即刻测得的肱三头肌远端内每克组织的 cpm 却远远地高于对照组(P <0.01),表明由于手法的作用,把蓄积在关节腔内的积血都挤散到肱三头肌组织之中。因此,使积血与组织的接触面增大,有利于加快积血的吸收。术后第2天、第6天又可见治疗组的 cpm 出现持续减少的趋势,这是因为大量的积血已在术后零小时被手法挤散、吸收的缘故。

通过这一实验证明了魏指薪老中医手法治疗关节血肿的作用机制将是挤散血肿,使蓄积在关节内的瘀血扩散到肌肉组织中去,这样即可减轻患者的疼痛,又能加快关节功能的恢复,减少粘连、软骨变性等一系列病理变化的发生,在治疗过程中起到了良好的效果,临床上有它十分重要的使用价值。

（与符诗聪、曲克服、祝波、杜宁、傅文彧、张翼仙、仇建国、夏宗勤合著）

（原刊于《上海第二医科大学学报》1987 年,第6 -8 页）

魏氏伤科手法治疗肘后血肿的
疗效与机制研究

　　肘后血肿系一种肘部急性损伤性疾病,由于损伤后表现为肘后区域的
"直线形"肿胀而得此名,实际上它只表示一种特殊的体征而已。到目前为
止,国内外现代医学书刊中尚未见到有关肘后血肿这一疾病的论述,在临床
上亦未普遍地引起人们的重视。由于损伤后表现为患肘的剧烈疼痛、伸屈括
动障碍,给患者带来很大的痛苦,因此早就引起中医伤科专家的重视。在某
些伤科书籍中对其临床表现以及治疗方法已有描述,只是由于历史条件所
限,对肘后血肿的实质未作研究,目前各伤科专家对此病的认识亦不统一。
对本病的发病机制大致可分为以下四种观点。一认为是血肿可在关节内,也
可在滑囊之中;二认为是肱桡滑囊损伤出血;三认为是继发于肱桡关节的滑
膜嵌顿;四认为本病是"骱扭筋伤"、"筋出窝"。尽管各学者对此病的认识不
同,但在治疗上却是统一的,都采用伤科手法进行治疗,这样可迅速恢复关节
的功能,并可取得良好的疗效。为了阐明魏指薪老中医治疗肘后血肿手法的
作用机制,以及搞清血肿存在的部位,我们进行了血肿区域的造影以及解剖
学的模拟手法治疗"肘后血肿"等方法的研究。

临床治疗研究

(一) 临床资料

　　本组共 23 例,均在瑞金医院伤骨科急诊室诊治。患者中男性 10 例,女性
13 例。年龄最小者 13 岁,最大者 64 岁,平均年龄 27 岁,其中 13～30 岁共 18
例。23 例均为急性损伤,损伤原因为交通伤 10 例,生活伤 7 例,体育伤 5 例,

工业伤 1 例。传导暴力损伤者 14 例,直接暴力损伤者 7 例,暴力情况不详者 2 例。

(二) 临床体征及 X 线表现

鹰嘴外侧沟(Gouttiere olecranienne externe)肿,即肱骨外上髁前下方 2.5 厘米处的凹陷处肿,共 21 例,肿胀处均触及波动感,另 2 例当时病史未做记录。肿胀呈纵向梭形 20 例,弥漫性肿胀 1 例,未做记录 2 例。23 例的患肢均呈屈曲位,伸屈活动障碍。鹰嘴外侧沟压痛 21 例,伴有内侧压痛者 2 例。患肢活动范围(上肢自然下垂伸直时的体位为 180°,以下均同),伸 135 ±18°(均数 ±标准差,下同),屈 94 ±15°。当被动活动超出此范围时,或患肢被牵拉、振动时均可产生剧烈疼痛。X 线平片有脂肪垫移位征者 16 例,阴性者 2 例,X 线摄片遗失或片子保存不当无法诊断者 5 例。

(三) 治疗方法

根据魏指薪教授的经验,血肿可以采用伤科手法进行治疗。手法一般分为二步进行。

1. 拔伸牵引 患者可取坐位或卧位,术者一手托住患肢的肘部,另一手握住患肢的桡骨茎突处,做拔伸牵引,只要把肘关节拔直达 180°后即可。拔伸牵引的目的是为下一步屈曲挤压作准备。

2. 屈曲挤压 当患肘拔直后迅速再做屈曲挤压,一般当被动屈曲达 60°左右时,术者托住患者肘部的手可有明显的血肿被挤散后"噗"的感觉。此时应继续将患肘屈曲达 25°左右。

在实际操作时这是一个迅速而又连贯的动作,一般在数秒钟内即告完成,这样可减少患者的痛苦。手法后原则上用消肿散(由芙蓉叶、赤小豆粉、麦芒硝组成)外敷,颈腕吊带固定 24～48 小时后,鼓励患肢活动,以加速积血的吸收与减少粘连的可能。

(四) 治疗结果

本组资料对 22 例(另 1 例在外院做石膏托外固定治疗)患者做了手法前后的活动度数测量。从附表中可见手法后的肘关节伸、屈、活动范围都大为改善,与正常的伸 180°、屈 35°,活动范围 145°已经接近。经统计学处理手法前后有非常显著的差异(表 1)。

表 1　手法对 22 例肘关节功能改善的情况

	手法前肘活动度	手法后肘活动度
伸	136 ±17	169 ±11 *
屈	94 ±16	58 ±12 *
活动范围	42 ±20	111 ±20 *

注：手法前后比较 P <0.01

临床血肿造影研究

X 线造影的目的主要是观察血肿存在的部位，同时可以在临床病例中直观地见到血肿扩散的去向。

（一）血肿区造影的方法

用 7 号注射针在血肿突起的最高处(相当于尺骨鹰嘴与肱骨外上髁连线的中点)穿刺，并以能抽出回血为准，表明针尖已进入血肿区，此时应将积血尽量抽出，随后注入 1.5:1 的 60% 泛影葡胺与 1% 利多卡因的混合液，注入量与抽出的积血量相同。

（二）血肿区造影的结果

当积血抽出达 6～10 毫升时，鹰嘴外侧沟的肿胀隆起已消失，再将造影剂重新注入血肿区可见随着造影剂的注入，血肿区的纵向梭形肿胀再现。X线正位片见造影剂呈半月状包绕尺骨鹰嘴，远端在滑车切迹与桡骨颈处，侧位片见造影剂将肱尺关节、肱桡关节、上尺桡关节一起包围，肘关节造影时最有特征性的囊状隐窝亦被显影，关节滑膜的边缘是完整光滑的，且未见有与周围滑囊沟通。手法后再摄肘关节的正侧位 X 线摄片，原来造影剂显示的血肿区域密度减低，肘关节的各个关节面也清晰可见，且均完整光滑，而原来未见有造影剂显示的部位现在却被它充盈。该部位是肱三头肌中下 1/3 处深层，沿着肌纤维之间向肱三头肌的近端扩散。如关节内积血量较多，部分积血也可向肱二头肌的近端扩散。这就意味着原来蓄积在关节内的瘀血已被挤散，手法获得成功。

解剖学研究

为了明确血肿存在的部位，阐明手法的作用机制以及模拟临床症状，我们对正常新鲜肘关节作了解剖观察。

（一）材料与方法

取正常新鲜标本三具。一具为 21 岁,两具为 65 岁的男性上肢标本。按文献介绍的肘关节造影法进行空气造影与碘水造影。

1. 空气造影 肘关节穿刺成功后注入 25 毫升空气,摄 X 线正侧位片,目的是通过空气造影来观察正常关节囊的附着范围,并采用过量注射空气,观察在关节囊内压为增高的情况下,关节囊的边缘是否完整,有无同关节囊相连的滑囊组织。

2. 碘水造影 即在关节腔注入 60% 的泛影葡胺 15 毫升和 2 毫升的亚甲蓝,摄肘关节的 X 线正侧位片,随后将肢体做拔伸牵引、屈曲挤压的手法。再摄 X 线正侧位片,目的是观察能否取得与临床同样的效应及亚甲蓝扩散的途径与范围。

（二）结果

1. 鹰嘴外侧沟梭形肿胀的再现 无论是空气造影还是碘水造影,都可使临床所表现的鹰嘴外侧沟梭形肿胀重复再现。当在关节腔内注射量达 6 毫升时,鹰嘴外侧沟的凹陷处就开始隆起,注入量达 10～12 毫升时就可见到同临床相似的梭形肿胀,随着注入量的增加肿胀处的张力也随之增高,并在鹰嘴窝的上方出现半月状肿,同时肢体从原来屈曲 90°的体位自行伸直到 120°。可见此时为关节腔容量最大时的体位。

2. 关节囊完整,边缘光滑,未见与周围滑囊相通 空气造影示关节腔范围处有一密度减低的阴影。正位片上此阴影同肱骨下端、尺桡骨近端的关节组成部分重叠,桡骨颈处的囊状隐窝亦被显示侧位片上可见肘关节前后方的关节囊均呈半月状突起,以及向前方突起的囊状隐窝。碘水造影的结果同空气造影的范围一致,亦与临床血肿区造影的形态一致。

3. 手法的效应与临床造影的结果一致 模拟手法后的 X 线表现同临床病例的表现一样,在肘关节的后方、鹰嘴窝的上方处突破关节囊,沿肱三头肌的深层与肱骨干之间向近端扩散。通过解剖可见肱三头肌的深层已被亚甲蓝染色,其范围为从鹰嘴向上达 11 厘米,宽度为 6 厘米,呈扇形分布,深度达肱骨干的后下 1/3 处。

手法在拔伸过程中无血肿挤散的感觉,当将肘关节屈曲到 50°左右时可觉有"噗"的挤散感觉。临床操作亦有此样体会。可见治疗手法成功的关键在于屈曲挤压,拔伸牵引是为了更充分地屈曲做准备。

讨论

肘后血肿疾患在临床上并非少见,据1984年瑞金医院伤骨科急诊室的统计,其发病率高于肘关节脱位,但由于以往对该病缺乏深入的研究,加之损伤后X线上没有骨性的改变,因此临床上并未对它引起足够的重视。然而肘关节对于人类来说充分发挥担任最精细、复杂运动的手之机能起着重要作用。因此正确的治疗肘关节疾患就具有极其重要的临床意义。

1. 肘后血肿是肘关节内血肿的一种特有表现　通过临床血肿区造影及对正常肘关节的造影与解剖学的研究,可见造影剂充盈的区域形态基本相同,并且恰与关节囊分布的范围相同。因此肘后血肿的确切部位是位于肘关节内,只是由于肘后外侧有一解剖学的薄强之处,其皮下组织松弛,距关节囊最近,除肘肌呈扇形覆之外,再无其他肌肉通过。所以时关节内的瘀血或积液首先就表现为肱骨外上髁前下方处的凹陷消失。Bouchet将此凹陷称之为"鹰嘴外侧沟"。另外,从X线造影片上及解剖观察未发现关节囊有同周围滑囊相通。目前尚无支持关节周围滑囊出血的证据。

2. 肘后血肿在X线平片上的表现是"桡球征"　目前关于此病的报道都认为X线是无阳性表现的,摄片目的只是为了排除骨折。然而根据本组临床资料分析,70%的患者肘部有"桡球征"。此征是诊断肘关节积液的重要指标。一旦关节内积液时,位于喙突窝与鹰嘴窝的脂肪垫就会被抬高,X线平片上就表现为"桡球征",并且脂肪垫发生移位的程度同积液或出血的多少成正比。此往其出现与否,还被用作判别关节囊是否破裂的重要标志。只有此征出现时才表示关节囊是完整的。一旦肘关节骨折且桡球征阴性时,就提示关节囊已遗破坏、撕裂,骨折是不稳定的,并且有手术的指征。

由此可见桡球征的出现具有重要的临床意义。从本组的资料来看既无骨折也无脱位,这就表明这些患者的关节囊都是完整的,并且都是关节内的血肿。由此可以推测该病的病因,可能是关节滑膜的损伤出血所致。

3. 手法的作用机制——挤散血肿　肘关节囊具有前后松弛,内外侧短而紧张的特点,前后方的关节囊内面又有许多滑膜皱褶与绒毛,它们均充填在因伸屈活动而造成空虚的肱骨喙突窝及背面的鹰嘴窝之中。为了防止肘关节活动时使这些滑膜皱褶与绒毛被挤压,它们又分别与肱肌及肱三头肌的一部分肌束相连,这样在关节伸屈时,这些肌肉还同时使关节囊伸展。而我们通过拔伸牵引手法可使关节囊的前方部分得以伸展,后方产生皱褶;随即连贯地再做一个被动的屈曲挤压手法,这时又使关节囊的后方伸展、紧张,前方出现皱褶。这一伸一屈正体现了祖国医学理论所认为的"弛纵挛、卷翻转",顺其筋络的精神。随着肘关节的继续被动屈曲,使肘部的肌肉组织更加靠紧、挤压,前方关节囊处于加固封闭状态,迫使积血向关节腔的后方集中,背侧的皮肤、皮下筋膜对关节囊也产生张应力,使关节腔的容量更为缩小,一旦关节屈曲到后方关节囊抵不住关节骤然上升的压力时,血肿自然就从鹰嘴窝的上方,即应力最集中点处,突破关节囊的薄弱部分,沿着肱三头肌向低压力区域扩散,从而达到了"通郁闭之气,散瘀结之肿"的目的。

4. 手法可迅速减轻症状 恢复关节功能关节囊上有丰富的感觉神经末梢分布,特别在肘关节的屈侧及桡骨头附近有许多帕西尼小体和鲁菲尼小体分布,它们对于作用予关节囊的各种刺激以及对关节的运动和维持肘部姿势起着重要的作用。一旦关节内压增高,或者关节的扭转、牵拉都会产生剧烈的疼痛。因此解除关节内由于积血张力增高所造成的对关节囊神经末梢的刺激而产生的剧烈疼痛和关节活动受限达是手法的意义之一。通过临床研究可见由于积血挤散,患肘的剧烈疼痛当即得到改善,功能很快恢复。无论是伸、屈还是活动范围,手法前后的自身对照都具有非常显著的差异。可见"伤损之证,肿痛者乃血凝结作痛也"之论述,至今仍有它的现实指导意义。

(与符诗聪、曲克服、祝波合著)

(原刊于《中医杂志》1987 年第 8 期,第 48 −51 页)

手法治疗肘关节血肿的
组织学实验研究

　　肘关节的血肿在临床上通过魏指薪老中医的伤科手法可使血肿挤散,在改善临床所表现出的剧烈疼痛与功能活动等方面起到了积极的治疗作用与良好的效果,但是手法将积血挤散后,机体是如何将这些瘀血吸收的? 治疗组与对照组各自会产生什么样的结局? 则是本实验的主要目的。

材料与方法

　　实验共用新西兰品系雄性健康成年家兔24只,体重为2.5～3千克,实验参照 Roya 和 Wolf 关节血肿的模型方法进行。于无菌条件及戊巴比妥钠静脉麻醉下(30毫克/千克),抽耳静脉血0.2毫升迅速注入肘关节内,并对左肘进行拔伸屈肘挤压手法,右肘作为对照不再施加任何措施。造型后第1天、3天、5天、7天、10天、14天取材,每批4只兔子。

　　取材及包埋切片:静脉麻醉下将肘关节后方关节滑膜切开1毫米^{2}的组织块及肱骨滑车内侧关节面切取1毫米^{3}的关节软骨,置于2%戊二醛固定液(pH7.4)固定,0.1M二甲砷酸钠缓冲液(pH7.4)内洗涤,再用1%锇酸后固定,最后经脱水,环氧树脂618浸透和包埋。LKB 超薄切片机切片,染色后在日立 H500型透射电镜下观察。电镜材料取出后。把所有的肘部后方并节囊连同部分肱三头肌切成1.5厘米×1.2厘米×0.6厘米的组织块,分别置于10%中性甲醛液中固定。骨与软骨组织用10%甲酸脱钙,最后两种组织都用石蜡包埋、切片,并以 H. E 染色为主。滑膜组织还配合 PTAH 染色、V. G 染色、铁反应等特殊染色。

实验结果

第 1 天：对照侧滑膜表面有纤维素样物质沉积,滑膜下水肿及少量炎细胞。PTAH 及铁反应染色均在滑膜层阳性。B 型滑膜细胞的粗面内质网扩大,线粒体肿胀;治疗侧滑膜细胞的胞质内吞噬伊红物质,滑膜下水肿及大量中性白细胞、淋巴细胞与单核细胞。PTAH 在滑膜层、滑膜下层以及血管壁周围有阳性物质,滑膜细胞及滑膜下层 PTAH 反应阳性。B 型滑膜细胞有许多微绒毛状突起,胞质内大量粗面内质网扩张。

第 3 天：对照侧滑膜下水肿,大量炎细胞浸润,组织细胞功能活跃。滑膜层与滑膜下层 PTAH 及铁反应均阳性。电镜下可见间质水肿,毛细血管充血。中性白细胞游出;治疗侧滑膜下炎细胞减少,毛细血管和成纤维细胞增生。PTAH 示滑膜与滑膜下阳性,毛细血管与肌纤维间铁反应阳性。

第 7 天：对照侧滑膜纤维化,滑膜下层与肌纤维间见有成纤维细胞与毛细血管增生、机化。V. G 示胶原纤维增生、铁反应阳性。软骨细胞核固缩,线粒体肿胀,微丝增粗及多量深密度条束状物质,揭示变性;治疗侧肌间质毛细血管增生,成纤维细胞生长,血管壁周围铁反应阳性。

第 10 天：对照侧滑膜 B 型细胞周围呈现出大量不规则较粗的深电子密度纤维素样物质,细胞粗面内质网扩大成池,A 型滑膜细胞表面有许多细长的微绒毛突起,细胞器可见多量的囊泡与溶酶体颗粒。

第 14 天：对照侧滑膜细胞纤维化,肉芽组织覆盖于软骨表面,血管翳形成,软骨基质疏松、排列不规则,滑膜下铁反应仍阳性。软骨细胞中央有大量微丝存在及糖原颗粒沉积,内质网扩大呈囊状,囊内有浅密度均质物揭示变性样改变;治疗侧滑膜细胞呈梭形排列,滑膜下层脂肪细胞与肌纤维间可见成纤维细胞与毛细血管增生,软骨细胞排列整齐。电镜下见软骨细胞呈梭形,核为椭圆形,内质网丰富结构正常。

讨论

1. 手法有利于滑膜的功能恢复　滑膜是内肘关节囊的一种特殊类型的结缔组织,位于关节软骨的侧方形成关节腔的内壁,其表层是由滑膜细胞排列所组成。根据形态不同可分为 A 型与 B 型细胞,前者具有吞噬功能。如溶酶体酶的释放,对代谢产物、炎症产物的消化,与关节液的"清洁"作用有关;后者具有蛋白合成的机能,产生、分泌关节液的透明质酸和糖蛋白等物质。通过本实验可见由于手法的作用使关节内的血液被挤到滑膜下层、肌纤维之间,使机体的炎性防御反应提前产生,从手法后第1天的组织学观察中可见大量的中性白细胞、淋巴细胞、单核细胞参与对红细胞的清除工作,以利于尽快地对积血的吸收,同时减少了在关节腔内的纤维素沉着,使滑膜层的炎性反应大为减轻。这些对于加快滑膜的功能恢复都是十分有利的。相反对照组则完全依靠滑膜来加以吸收,这样吸收的速度势必减慢,虽说它的炎性反应期在第3天也达到高潮,但由于沉积在滑膜表层的纤维素无法通过滑膜细胞及时吸收,结果就使滑膜层的炎性反应加剧,只到第10、第14天还可见到滑膜表层细胞的机化,细胞周围的纤维素样变性,以及滑膜下胶原纤维明显增生的病理变化。这将有碍于滑膜细胞产生与分泌透明质酸,有碍于它对关节液内代谢产物、各种碎屑以及特殊物质的清除,甚至导致关节粘连。再者由于炎症致使滑膜细胞释放溶酶体酶,最终会引起软骨变性、破坏。

2. 手法有利于恢复滑液对软骨的营养作用 对于关节软骨来说,它既无血液供应和淋巴管,亦无神经分布。它的营养来源为①滑液;②来自软骨下骨组织;③通过关节面周围的滑膜下血管内血清的扩散获得,但关节软骨的中央部分主要从滑液中获得营养。正常关节滑液是由滑膜细胞分泌的透明质酸和来自血浆的电解质、血浆蛋白、各种酶、抗体、补体、溶菌酶等各种物质组成。在生理状态下对软骨营养所必需的血浆中的小分子物质是通过关节液而被输送到软骨表面。在临床上当肘关节由于受到外力的损伤,致使滑膜的毛细血管破裂、出血,因此许多在正常生理状态下毛细血管内无法进入关节腔的其他大分子蛋白质全部进入关节内,血液中的有形成分同样也进入关节腔形成血肿,改变了原来的滑液成分,并由于疼痛或是姑息疗法给以制动,使血肿的吸收大为减慢,这样关节软骨的营养来源与动力全遭破坏,并由于滑膜的炎性反应使血浆蛋白渗出进一步加重,造成关节腔内葡萄糖减少、乳酸增加、缺氧等一系列病理改变,使积血难以很快吸收,软骨边缘与滑膜交界处形成肉芽组织,并向软骨表面延伸、覆盖于软骨上使软骨的营养更受障碍、造成变性。同时在第7天起就可见到对照组的关节软骨细胞的胞质内糖原增多,脂滴颗粒增多及大片微丝结构的出现。这些现象都被认为是软骨细胞变性的典型变化。而手法治疗组的软骨却无此病变。可见采用手法挤散血肿这一积极的治疗方法可以使关节内的血肿尽快地扩散、吸收,使关节内滑液恢复其营养软骨的功能,并使关节早期活动,无疑对维护关节软骨的正常结构与功能是十分有益的。

(与符诗聪、陈凯敏、张佩蒂合著)

(原刊于《中国中医骨伤科杂志》1989 年第 5(6)期,第 3 - 5 页)

健脾补肾法防治绝经后
骨质疏松症的计量学研究

　　目前国内外治疗骨质疏松症的方法多种多样,但尚未有重大的突破,近年来中医治疗骨质疏松症已渐为社会所重视。中医以"肾主骨"的理论为基础,运用补肾法治疗已有许多临床流行病学调查,临床及实验证明有效。已故著名老中医魏指薪先生结合中医的"先后天"理论,采用健脾补肾法治疗,在长期的临床实验中证明有效。

　　骨组织形态学计量法是定量地评价骨的形成与吸收的有效方法,能充分说明药物的治疗效果。故本实验采用该方法探讨健脾补肾法对绝经后骨质疏松症的治疗效果及其机制。

材料及方法

　　(一) 骨质疏松症模型的建立及治疗方法

　　1. 对象　16 只 7 月龄雌性新西兰兔随机分为 A、B、C 三组。A 组为中药治疗组(n＝6),B 组为造模组(n＝5),C 组为正常对照组(n＝5)。

　　2. 造模组方法　AB 两组兔子于戊巴比妥钠静脉麻醉下摘除双侧卵巢,C 钮单纯剖腹后关闭。

　　3. 饲养及给药途径　A 组饲料为普通饲疗加入中药颗粒压制成,给药量按兔子平均进食 400 克饲料计,相当于成人每千克体重给药量的 10 倍。B、C 组均给予普通饲料喂养。

　　(二) 取材及不脱钙标本的制作

　　(1) 兔子手术后 6 个月处死取材。取材前第 28 天及第 14 天分别用四环素标记,剂量为 500 毫克。取材部位为左侧髂前上棘平面,0.5 厘米厚髂骨翼横截骨块。

（2）将截取的髂骨骨块立即放入 0.5% Villanueva bone stain 中染色 72 小时,按下列顺序脱水脱脂:75% 乙醇 1 小时,95% 乙醇 1.5 小时 ×2 次。100% 乙醇 1.5 小时,1:1 乙醇丙酮混合液 1.5 小时,丙酮 1.5 小时 ×2 次。

（3）将脱水脱脂后骨块移入包埋瓶中缓慢透剂,浸透 24 小时,再将包埋块移入右包埋剂的瓶中,置恒温培养箱中。第 1 天 45℃,第 2 天 50℃,第 3 天、第 4 天为 55℃。

（4）将硬固后的包埋块用于 Jung－k 型垂型切片机制成 10 微米厚块片,置于 30℃ 温水中展开,贴于载玻片上,干燥后用二甲苯透明 D. P. X 封固。

（三）骨组织形成测量方法

（1）仪器　Umspo－30 型显微分光光度仪,VIDAS 全自动图像分析系统。

（2）按今野、高桥的方法本实验重点测量松质骨。

（3）测量及计算指标(每个标本测 10 个视野):

单位体积骨小梁骨量	BV/TV
平均骨小梁宽度	Tb. Th
相当类骨质量	OV/BV
平均类骨宽度	O. Th
四环素标记间平均距离	D. DL
骨形成面	OS/BS
矿化沉积率	MAR
四环素双标记面	DLS/BS
四环素标记面	Tels/BS
矿化延迟时间	MLT
骨形成率	BFR/BS

（4）数据处理及统计分析　各项指标均采用 $\bar{X} \pm SD$ 表示,采用方差分析及两均数间 t 验检。$P < 0.05$ 表示两组间差异有显性,如表 1。

结果

1. B 组与 C 组比较　BV/TV 约减少 34.12%。其差异有显著性($P < 0.05$)。Tb. Th 有减少趋势。OS/BS、MLT、DLS/BS、Tels/BS、BFR/BS、MAR 等

均有增加趋势,但差异无显著性。

2. A 组与 B 组比较 BV/TV 增加约 38.16%(P <0.05),Tb. Th 增加约 29.64%(P <0.01),DLS/BS 增加约 81.23%(P <0.01),DV/BV,O. Th、OS/BS、MAR、BFR/BS 均有增加趋势,但差异无显著性。

3. A 组与 C 组比较 代表骨形成动态指标的 OV/BV、O. Th、OS/BS、DLS/BS、BFR/BS 等均有非常显著性异,Tb. Th 亦有增加趋势,但 BV/TV 两组相当。

表 1 骨组织形成的测量结果 $\bar{X} \pm S$

	A	B	C	A与B	A与C	B与C
n	6	5	5			
1. BV/TV	20.905 ±5.38	15.116 ±4.125	20.290 ±2.983	P <0.05	NS	P <0.05
2. Tb. Th	137.41 ±10.75	105.992 ±20.363	117.71 ±14.845	P <0.05	NS	NS
3. OV/BV	13.277 ±5.325	9.992 ±2.578	6.624 ±2.210	NS	P <0.01	NS
4. BS/BV	2.09 ±0.288	2.488 ±0.441	2.33 ±0.145	NS	NS	NS
5. O. Th	18.352 ±2.009	14.934 ±2.222	14.86 ±1.536	NS	NS	NS
6. OS/BS	35.482 ±15.818	25.783 ±7.978	18.942 ±7.228	NS	P <0.05	NS
7. DDL	22.552 ±2.499	22.036 ±4.901	21.770 ±8.120	—	—	—
8. MAR	1.611 ±0.179	1.574 ±0.350	1.555 ±0.428	NS	NS	NS
9. Tels/BS	80.210 ±6.396	71.360 ±13.06	59.02 ±18.261	NS	P <0.01	NS
10. DLS/BS	52.821 ±9.034	29.145 ±6.603	27.316 ±8.884	P <0.01	P <0.01	NS
11. MLT	8.75 ±1.355	9.179 ±1.465	8.398 ±3.463	NS	NS	NS
12. BFR/BS	1.076 ±0.187	0.801 ±0.273	0.668 ±0.333	NS	P <0.05	NS

讨论

退变性骨质疏松症可分为绝经后骨质疏松症及老年性骨质疏松症。绝经后骨质疏松症是由雌性激素缺乏,破骨细胞吸收亢进所致,属高代谢转换型骨质疏松症。老年性骨质疏松症主要是由于成骨细胞老化,成骨细胞功能不全所致。属于低代谢转换型骨质疏松症。

1. 关于骨质疏松症模型 由于绝经后骨质疏松症的发生与雌激素水平下降有关,故多采用人工去势的方法造成绝经后骨质疏松症模型。而模型的确定以统计学结果为标准,如与正常组比较差异有显著性即认为模型成立。本组实验发现兔子去势后 6 个月其 BV/TV 低于正常组,且差异有显著性,故可以认为模型成立。

本实验还发现模型组（B 组）OS/BS、OV/BV、DLS/BS 均高于对照组,说明其骨小梁重建加快。与高桥所述绝经后高代谢转换型骨质疏松症相似。

2. 关于健脾补肾药对骨代谢及骨量的影响　根据骨形成的细胞连锁机制 ARRF 在骨重建中为保持骨量必须形成与骨吸收陷窝等量的新骨结构单位,当吸收大于形成时就形成了骨质疏松症。

本实验发现治疗组（A 组）BV/TV 与正常组相当,而作为骨形成衡量指标的 OS/BS、DLS/BS、BFR/BS 较正常组增加有显著性意义。说明被激活的骨基本多细胞单位有明显增加,在骨重建的初期骨的吸收明显增加,而在骨重建的骨形成期成骨亦明显增加,且成骨期延长,故 2 次标记均能落在同一重建周期内。导致骨形成有大于骨吸收的趋势。故认为健脾补肾药能提高骨代谢转换,增加骨量。

3. 关于类骨质过剩与骨软化症　类骨质的增加可能由于骨形成增加,类骨形成速度加快,也可能由于骨 MLT 延长骨矿化障碍所致。软骨病其组织学特征 OV/BV、O. Th、OS/BS 远大于正常,MLT 明显延长而 MAR 显著降低,DLS/BS 极少或无,属于低代谢转换型。本组实验发现治疗组类骨质量大于正常组,但其 MLT、MAR、O. Th 均无明显差异,而 DLS/BS、BFR/BS 均显著高于正常组,从而说明其类骨质过剩是由于骨处于高代谢形态下,骨形成增加,类骨质出现暂时的,相对过剩,而在正常矿化速度下终将转化为矿化骨。

4. 黑川高秀认为骨质疏松症是全身骨骼的脆弱化,导致骨骼的功能不全而治疗目的在于恢复和维持骨骼的功能。健脾补肾药通过增加或维持骨质以达到恢复骨骼的生物力学强度,通过激活骨基本多细胞单位,延长成骨细胞成骨期达到恢复骨代谢的正平衡。

5. 中医理论认为　女子七七,男子八八肾气衰,齿更发落,而肾具有主骨、藏精、生髓、养骨的功能。肾为人体之先天,脾为人之后天,先天之精需赖后天脾胃运化之水谷精微不断充养。故采用健脾补肾兼顾先后天的方法治疗退变性骨质疏松症,它不但适用于绝经后骨质疏松症,可能更适用于老年性骨质疏松症。

（与罗为民、符诗聪、杜宁、曲克服合著）

（原刊于《中国中医骨伤科》1995 年第 3(2) 期,第 1－3 页）

骨松Ⅰ号治疗绝经后骨质疏松症初步临床观察

我们自 1992 年起,运用健脾补肾剂(骨松Ⅰ号)对 81 例绝经后骨质疏松症患者作了随访观察。效果良好,现小结如下。

临床资料

(一) 对象与方法

一般资料：随访患者共 81 例,其中由于迁址不详而失访者 10 例,另有 6 例因生化检测明显不属于原发性骨质疏松症而放弃,其余 65 例中,由于依从性差而退出者 23 例,最后有完整随访资料者共计 35 例,均为绝经后骨质疏松症妇女,平均绝经时间 4.6 年,年龄为 49～57 岁不等,平均年龄为 54.3 岁,疗程 6 个月～2 年零 3 个月不等,平均疗程为 1 年零 2 个月,6 个月为 1 个疗程,其中接受二次随访(即二次疗程后)者共 18 例。骨质疏松症诊断标准参考 1989 年第一届全国代谢性骨病和骨密度测量方法和骨密度测量方法与临床学术会议推荐的日本学者折茂肇的诊断标准。肾虚的诊断与辨证分型参照《中医虚证参考标准》。

方药与服法：骨松Ⅰ号为已故名老中医魏指薪先生的经验方,以仙灵脾、鹿角粉、巴戟天、党参、白术、女贞子、菟丝子等七味中药为主,制成胶囊,每次服 5 粒,每天 3 次。治疗期间禁服 VD、降钙素、雌激素等有关药物制剂。

指标测定：治疗前、治疗后 6～9 个月和 1～2 年后作有关生化指标的测定(血 E_2、血 T：放射免酸法,WHO 试剂盒；尿 Ca：甲基麝香酚蓝比色法,尿 Cr：不除蛋白法,上海荣盛生物试剂厂试剂盒),然后做治疗前后各指标自身对照的个别比较 t 检验及有关指标的相关性分析,统计软件为英国爱丁堡大学 BMDP 统计软件包1987 年版 P3D、P6D 子程序块。

(二) 治疗结果

治疗前后生化指标测定结果及统计判断见表 1、表 2(血 E_2:皮克/毫升,血 T:微克/毫升)。治疗 6～9 个月及治疗 1～2 年后,血 E_2 显著升高,治疗 1～2 年后血 T 与尿 Ca/Cr 显著下降。血 E_2 与尿 Ca/Cr 及血 T 与血 E_2 治疗前后变化值呈显著相关。用药后,35 例患者均未出现明显类似雌激素替代疗法的副作用。

表 1　治疗前后生化指标测定结果及统计判断

生化指标			血 T	血 E_2	尿 Ca/Cr
	n				
治疗前(A)	35	X ±SD	41.587 4 ±22.919 9	36.358 6 ±17.073 1	0.318 4 ±0.134 0
治疗 6～9 个月后(P1)	35	X ±SD	22.526 9 ±14.124 3	46.764 0 ±21.395 9	0.217 6 ±0.123 8
治疗 1～2 年后(P2)	18	X ±SD	14.449 2 ±5.003 9	69.911 1 ±26.673 1	0.127 5 ±0.078 2
两　A 与 P1	35		P >0.05	P <0.05	P >0.05
两比 P1 与 P2	18		P >0.05	P >0.05	P >0.05
较 A 与 P2	18		P <0.01	P <0.05	P <0.05

表 2　各指标治疗前后变化值的相关性分析

	T 与 E_2	T 与 Ca/Cr	E_2 与 Ca/Cr
治疗 6～9 个月后(P1)r 值	0.594 8	0.481 6	0.419 6
	P <0.01	P <0.01	P <0.05
治疗 1～2 年后(P2)r 值	0.481 1	0.423 6	0.417 0
	P <0.05	P <0.05	P >0.05

讨论

《素问·六节脏象论》云:"肾者,主蛰,封藏之本,精之处也;其华在发,其充在骨,为阴中之阴,通于冬气。"《素问·上古天真论》:"女子七岁肾气盛,齿更发长;二七天癸至,任脉通,太冲脉盛,月事以时下;……四七筋骨坚,发长极,身体盛壮;……七七任脉虚,太冲脉衰少,天癸竭,地道不通,故形坏而无子也。"以上理论说明肾与骨有密切的关系,即肾能接受五脏六腑所传之精而封藏之,充实于骨,濡养于骨,对骨的生长发育和维持骨的成分及结构正常具有重要作用。肾虚则骨萎,有研究显示,肾虚证发病率随年龄的增长而增高,而肾虚患者的骨矿含量(BMC)较非肾虚者低,性激素水平的高低与骨骼组织的代谢变化有明显关系。补肾中药可提高动物性腺对促性腺激素的反应性,提高老年人性激素水平,预防骨骼的退行性变化。因此临床大多运用补肾中药治疗骨质疏松症,如黔岭藿制剂、骨愈灵胶囊等。

另外,肾与脾的关系甚为密切,肾为先天之本,脾为后天之本,两者转相滋养,相互为用。肾虚阳气衰弱,则脾失温煦而运化失职;脾虚化源衰少,则五脏之精少,而肾失所藏。脾肾亏虚是原发性骨质疏松症主要内因。为此魏指薪老中医针对骨质疏松症治疗提出了"补养先后天"的治则,运用补肾健脾法,在补肾的同时,也注意对后天之本脾胃的调理,以加强其吸收五谷精微及药物的功能,从而使由肾虚而引起的一系列病理变化更快得以恢复,其中包括内分泌系统性激素水平的恢复,以使机体维持正常骨量。

本方取义于魏老"补先后天"的理论,意在补肾健脾强腰膝。方中仙灵脾、鹿角霜、巴戟天同为君药,共收补肾助(壮)阳之效。旨在"补养先天",其中仙灵脾早已被证实为预防骨质疏松症的良药。党参与白术为健脾益气之要药,前者有生津养血之功,后者又兼可利湿,两者共为臣药,健脾运而不燥,滋胃阴而不湿,此为补养后天。女贞子药性偏凉,《本草纲目》云:强阴健腰膝,变白发,明目。其与诸味补阳药同用,滋阴而不腻滞,补阳而不燥散。菟丝子补阳益阴,又兼健脾,与女贞子共为佐使。本方主要适用于肾亏偏阳虚者,久服不腻不燥,适于长期服用。

从上述资料,可以发现绝经后妇女治疗组治疗后血中雌激素(E_2)水平明显升高,由此推断:健脾补肾剂(骨松I号)很可能对绝经后的卵巢等有刺激、调节作用。上述资料中,血T与E_2呈显著相关,很可能与血T向E_2的转化增加有关。

在激素水平变化的同时,本组病例治疗以后的尿Ca/Cr值明显下降,且与雌激素的变化显著相关,这与动物实验的结果相印证,进一步说明补肾健脾剂(骨松I号)通过对性激素的调节,抑制了骨的吸收,也完全符合传统医学肾主骨、主生殖的理论。它具有雌激素替代疗法相似的疗效,而尚未出现雌激素替代疗法常产生的副作用,既有效又安全。

　　临床统计结果显示：该药显效缓慢，运用骨松 I 号治疗 6～9 个月后，仅血 E_2 显现显著差异性，然治疗 1～2 年后均显示显著差异性。这可能与该药的制剂较粗，尚未做有效成分的提取有关。长期服用(1 年以上)，可维持和提高雌激素循环水平，抑制尿钙移除。

　　由于目前病例较少，检测指标不全且特异性较差，又未设立空白对照组及阳性对照组，目前的统计分析和疗效评估显得有些粗糙，但综合目前的实验研究与临床观察分析，本药对骨质疏松症的防治作用已显端倪，值得作进一步临床论证。

（与史炜镔、王济纬、符诗聪、杜宁、杨建、李中伟、曲克服合著）

（原刊于《中国骨伤》1996 年第 9(6) 期，第 3－5 页）

手法治疗实验性膝骨关节炎研究

临床上手法治疗骨性关节炎(osteo-arthritis,OA)取得了较好的成绩,特别是在减轻关节疼痛,改善关节功能方面有较好疗效。自1938年Larsen首先提出骨内压概念以来,许多研究表明骨内高压在OA发病中起了重要作用。血液流变学反映微循环状态。本实验拟从骨内压及血液流变学变化来观察手法对实验性OA的治疗作用,并探讨其作用机制。

材料与方法

1. 动物及分组　新西兰纯种大白兔18只,均为5月龄雌性兔,体重为2.7~3.2千克。随机分为A、B、C三组,每组6只。A组为对照组;B组为手法治疗组:C组为开窗治疗组。

2. 造模　手术制造兔右下肢血流动力学异常,形成右膝骨关节炎。

方法戊巴比妥钠30毫克/千克兔耳缘静脉内麻醉。于右腹股沟处作1厘米纵切口分离出股静脉,紧靠腹股沟韧带处作双重结扎,并于结扎线间切断。于右臀部髋关节后外侧做小切口,分离出髂内静脉的属支臀下静脉,同样行双重结扎,结扎线间切断。所有动物照常运动、负重、单笼饲养。

3. 治疗　造模后6周进行治疗,疗程6周。对照组未做治疗,仅以普通饲料喂养。手法组:点揉膝周,每处50次;屈伸膝关节10次;逆、顺抱推右后肢各10次;大腿中上段坐骨神经部位点按1分钟;屈髋屈膝位按压腹股沟股动脉处,阻断血流20秒钟,然后伸膝松压,共重复5次。手法每天1次,每周5次,由专人操作。开窗组:静脉麻醉下于股骨内髁上方约0.5厘米和腔骨结节内侧切开皮肤及各层组织,剥离骨膜,用摇钻钻直径为4毫米骨孔达骨髓腔,创面骨蜡止血。

4. 骨内压检测 使用 SY - Ⅱ型智能生理压力测试仪,16 号带芯穿刺针。所有动物在造模前及术后 12 周在静脉麻醉下双下肢外展 15°、膝关节屈曲 30°位做双侧膝旁骨内压测定,右下肢保留穿刺针,在结扎右股静脉后再作骨内压测定。具体测量部位为股骨内髁上方约 0.5 厘米处及胫骨结节内侧,穿刺针穿通骨皮质达髓腔后,抽出针芯注入 25 单位/毫升肝素生理盐水约 0.5 毫升,连接三通阀,调整仪器进行测压,待其测值平稳后记录其数值。C 组动物在开窗减压前再进行一次骨内压测量。

5. 血液流变学检测 抽取空腹耳动脉血 5 毫升,针管用 60 单位/毫升的肝素生理盐水溶液湿润,试管用浓度为 1500 单位/毫升肝素溶液 0.2 毫升抗凝,造模前、造模 6 周、12 周后采血。检测全血黏度(ηb)、血浆黏度(ηp)、血细胞比容(Hct)、红细胞沉降率(ESR)、红细胞聚集指数(EAI)及红细胞刚性指数(TK)。

结果

造模前右胫骨近端骨内压平均值为 2.14 ±0.58 千帕,造模后为 3.69 ±1.12 千帕;右股骨远端骨内压平均值为 2.23 ±0.51 千帕,造模后为 3.75 ±0.95 千帕,造模后右膝旁骨内压测值明显增高,有显著意义($P < 0.01$)。

右侧膝旁骨内压造模后与治疗后比较,A 组无显著性差异($P > 0.05$),B、C 各组均有显著意义($P < 0.05 \sim 0.01$),C 组动物开窗前与治疗后比较亦有显著差异($P < 0.05$,表 1)。

表1 治疗前后骨内压测值变化(千帕,$\bar{x} \pm s$)

组别		造模前	造模后	开窗前	治疗后
A	RT	2.15 ±0.67	3.52 ±1.43	–	3.08 ±0.63
	RT	2.16 ±0.53	3.63 ±1.22	–	3.15 ±0.71
B	RT	2.12 ±0.85	3.83 ±1.23		2.53 ±0.33*
	RT	2.45 ±0.45	4.22 ±0.83		2.60 ±0.49*
C	RT	2.28 ±0.38	3.80 ±0.94	3.21 ±0.70	2.57 ±0.48*△
	RT	2.18 ±0.48	3.60 ±0.96	3.03 ±0.69	2.30 ±0.47*△

注:RT:右胫骨上端;与造模后对比。* P <0.05

　　RF:右胫骨下端;与开窗前对比。△ P <0.05

造模前及造模 6 周后组间兔血液流变学各指标无显著差异。造模 6 周后兔血液流变学的主要变化表现为全血黏度及血浆黏度的升高(P <0.01,表 2)。红细胞聚集指数升高,但无统计意义。红细胞刚性指数、血细胞比容和血沉变化不大(P >0.05)。

表2　造模前及造模 6 周后血液流变学测值($n=18, \bar{x} \pm s$)

指　　标	造　模　前	造模 6 周后
ηb1(毫帕/秒)	3.81 ±0.21	4.25 ±0.25*
ηb2(毫帕/秒)	5.92 ±0.83	6.92 ±0.98*
ηb3(毫帕/秒)	9.68 ±1.90	11.91 ±2.34*
ηp(毫帕/秒)	1.38 ±0.08	1.45 ±0.01*
EAI	2.02 ±0.21	2.21 ±0.27
KT	1.01 ±0.12	0.98 ±0.20
Hct(%)	37.87 ±2.38	39.63 ±4.87
ESR(毫米/时)	1.63 ±1.06	2.95 ±3.93

注:造模前与造模 6 周后比较 P <0.01

治疗 6 周后各组兔血液流变学测值比较,同 A 组相比,手法组及开窗组均能降低全血黏度(P <0.05);手法组与开窗组之间无显著差异(表 3)。

表3　治疗 6 周后血液流变学测值比较($n=6$)

指　标	A 组	B 组	C 组
ηb1(毫帕/秒)	4.27 ±0.30	3.88 ±0.18*	3.76 ±0.41*
ηb2(毫帕/秒)	7.12 ±1.10	5.93 ±1.25	6.08 ±0.88
ηb3(毫帕/秒)	13.77 ±3.30	9.54 ±2.67*	10.78 ±3.47
ηp(毫帕/秒)	1.77 ±0.30	1.50 ±0.06	1.51 ±0.17
EAI	2.44 ±0.45	2.01 ±0.24	2.16 ±0.58
KT	0.79 ±0.19	0.77 ±0.05	0.77 ±0.26
Hct(%)	41.50 ±4.28	42.17 ±1.47	43.16 ±5.71
ESR(毫米/小时)	11.33 ±13.95	4.67 ±5.31	6.33 ±8.38

注:与 A 组比较 P <0.05

动物造模 12 周后血液流变学测值与治疗前进行配对比较发现,A 组各测值变化不大,无统计意义;B 组全血黏度下降非常显著(P <0.01),红细胞刚性指数下降明显(P <0.05),C 组全血黏度下降(P <0.05),其他指标无显著差异。

讨论

骨内压是骨内血流动力所产生的压力,是反映骨内血液循环状态的重要指标。通过骨内压测定能够预测和发现放射学前期甚至临床前期的骨内病变。它是由骨内组织压和血管动力压两个因素组成。两者比例的相对恒定是维持骨内压正常的基本条件,任何使骨内组织容量增高或骨内血液瘀滞的因素均可引起骨内高压。

本实验采用结扎股静脉及臀下静脉,阻断后肢大部分静脉回流,同时又保留了股深静脉向髂外静脉回流这一通路,防止肢体过度肿胀及坏死。动物实验证明这种方法造成骨内静脉瘀滞具有相当的可靠性,其膝关节结构发生类似临床上早期骨关节炎的改变。本实验在股静脉结扎后可引起胫骨上端和股骨下端骨内压同步大幅度上升,平均升高值右胫骨上端为 1.68 ±0.95 千帕,右股骨下端为 1.60 ±0.58 千帕,结扎前后骨内压具有显著差异(P < 0.01)。对开窗组动物在开窗前(即造模 6 周后)作内压测定,发现其稍低于股动脉结扎后的骨内压,但仍高于股动脉结扎前的骨内压(P <0.01),说明本方法能有效地造成骨内持续高压。

对照组右膝旁骨内压,取材前与造模后比较无显著差异,表明骨内高压持续存在。手法组、开窗组治疗后与造模后比较,骨内压下降明显,均有显著意义,表明手法治疗能有效地减轻骨内高压,其下降值以开窗组为明显,说明采用直接在骨皮质开窗减压较彻底。

动物造模后各种切变率的全血黏度、血浆黏度升高,手术开窗解除骨内高压,降低了全血黏度,说明结扎股静脉及臀下静脉形成骨内高压是造成血液流变学异常的主要原因。通过手法治疗组动物不但全血黏度明显下降,而且红细胞刚性指数显著下降,说明血液黏滞性降低,红细胞变形能力增加,进一步增加了红细胞通过毛细血管的能力,提高单位红细胞的供氧量,改善新陈代谢,从而延缓骨关节炎的发生和发展。

(与王济纬、杜宁、符诗聪、史炜镔、曲克服合著)

(原刊于《上海第二医科大学学报》1996 年第 6 期,第 417 -419 页)

中药对去势兔骨代谢影响的
骨计量学研究

　　绝经后骨质疏松症是最常见的老年性疾病之一,雌激素水平的明显下降是绝经后骨质疏松症的主要病因。因此国外一直采用雌激素替代疗法(ERT)进行治疗,但副作用较大,而疗效并不十分肯定。另外一些药物,如降钙素、二磷酸盐、异丙氧黄酮、活性 VD 等,对此症确有明显疗效且副作用较小,但价格昂贵,一般难以长期服用。研究开发无明显毒副作用、疗效可靠、价格合理的防治药物,是有关该研究的重点之一。

　　本实验运用骨计量学观察了中药(骨松Ⅱ号)对兔切除卵巢诱导的骨质疏松症实验模型的影响,并与尼尔雌醇进行对照,旨在观察骨松Ⅰ号对绝经后骨质疏松症的疗效,并试图揭示其作用机制。

材料与方法

　　1. 对象　21 只 7 月龄雌性新西兰白兔,平均重量为 3 千克,随机分为 A、B、C、D 四组,A 组 6 只,为治疗组(OVX 加骨松Ⅱ号);B 组 5 只,为造模组(OVX),C组 5 只,为正常对照组(SHAM);D 组为阳性对照组(OVX 加尼尔雌醇)。

　　2. 造模方法　A、B、D 三组兔在戊巴比妥钠静脉麻醉下,摘除双侧卵巢。C 组做伪手术,单纯剖腹后立即关闭。

　　3. 饲养及给药途径　A 组予骨松Ⅰ号,将普通饲料与经加工浓缩的中药浸剂(骨松Ⅰ号,主要药物组成为黄精、仙灵脾、牡蛎等)均匀混合,制成颗粒状饲料,其混合方法是按每只兔平均进食 400 克饲料计,药量相当于成人每千克体重的 10 倍;B 组和 C 组则给普通饲料;D 组给尼尔雌醇片(上海华联制药厂），每只每个月5毫克。

4. 取材及不脱钙标本的制作　每只兔均手术后6个月取材，取材前第28天第一次肌注盐酸四环素50毫克/千克，于取材第28天第二次注射盐酸四环素50毫克/千克。取材时用静脉注射空气处死兔子，均取左侧半骨盆，彻底清除附着于骨面上的软组织后，于髂前上棘处横截髂骨翼，取约0.5厘米厚髂骨横截骨块。将截取的髂骨块立即放入0.5％Villanueva骨染包剂染色72小时，然后顺序脱水脱脂：70%乙醇1小时，95%乙醇1.5小时，无水乙醇1.5小时，等量丙酮乙醇混合液1.5小时，丙酮1.5小时，2次。再将脱水脱脂后的骨块用浸透剂浸透48小时后．放入包埋剂，在负压27千帕下抽吸1小时后，于恒温培养箱中，45℃24小时，50℃24小时，55℃24小时，取出包埋块。Kung J重型切片机，切取10微米薄切片，置30℃温水中展开，粘贴于载玻片上，干燥。为了解骨细胞的情况和显示骨组织的某些结构，部分切片用1%的甲苯胺蓝复染1小时，染色前先将包埋材料溶去，染色后用自来水冲去浮色，再乙醇脱水。干燥后用二甲苯透明，D.P.X封固剂封固。

5. 骨形态计量学测定　于德国Zeiss公司VI－DAS全自动图像分析系统上做骨形态计量学测定，以一维之线、二维之面分别估测二维之面、三维之体，每张切片每个指标测10个视野。备测量值指标以t检验做组间比较，另做OBI、OB%、OBV等有关成骨细胞参数与BV/TV、MWT等有关骨量诸参数的相关性分析。

6. 骨计量静力学参数的测定

（1）单位体积骨小梁骨量（BV/TV，%）　视野中骨小梁面积占视野面积的百分比。

（2）平均骨小梁宽度（Tb·Th，微米）　每个视野测10个宽度，求平均值。

（3）骨小梁面积与体积比（TS/TV，×10^{-2}微米^2/微米^3）　表明单位骨小梁所占骨表面的多少。

（4）平均骨壁厚宽（MWT，微米）　黏合线到骨表面的平均距离，是完成一个骨再建周期新形成的骨量，测量时注意骨表面是否还残存类骨质，以确信该部位的骨痂建已经完成。

（5）相对类骨质量（OV/BV，%）　视野中小梁类骨质面积与小梁面积的比值。

（6）骨形成表面（OS/BS,%）　类骨质面占骨小梁表面的百分比,有助于了解骨再建的活跃程度。

（7）平均类骨质宽度（O·Th,微米）　每视野测 10 个宽度,求其均值。

（8）成骨细胞表面（OB,%）　存有成熟的有活性的成骨细胞的骨表面占总骨表面的百分比。

（9）成骨细胞指数（OBI/毫米^2）　单位视野面积成骨细胞的个数。

（10）成骨细胞数（OB/10 厘米）　每 10 厘米骨面长度上成骨细胞的个数。

（11）成骨细胞体积（OBV）　成骨细胞形态各异,难以较为精确地测算其体积,故以视野下成骨细胞的平均面积作近似表示。

7. 骨计量动力学参数的测定

（1）四环素标记面（Tels/BS,%）　骨小梁四环素总标记面长度与骨小梁周长的比值。

（2）四环素单标记面（sLs/BS,%）　四环素单标记长度与骨小梁周长的比值。

（3）四环素双标记面（dLs/BS,%）　双标记长度与骨小梁周长的比值。

（4）矿化沉积率（MAR,/天）　四环素双标记线中点间的平均距离乘以 $\pi/4$,再除以 2 次标记所间隔的时间。

（5）矿化延迟对间（MLT,天）　平均类骨质宽度与骨小梁矿化沉积率之比,说明从类骨质形成到矿化开始所间隔的时间。

（6）组织水平的骨形成速率［BFR（T）］　以 MAR 乘以相对骨形成面［以（dLs +1/2sLs）/BS 表示］,即每天骨形成量。

（7）基本多细胞单位（BMU）　水平的骨形成速率［BFR（BMU）］BFR（T）除以骨形成表面,表明类骨质覆盖的部位每天新形成的矿化骨体积。

（8）骨形成周期　［SIGMA（f）］SIGMA 为完成一个骨再建周期所需的时间,而 SIGMA（f）是一个骨再建周期中新形成的矿化骨体积与 BMU 水平的骨形成速率的比值表示,为骨形成相的时间。

结果

各项骨形态计量学参数测量值及统计学分析结果见表 1、表 2。

表 1　骨计量静力学参数测量结果和统计学分析

	A(6 只)	B(5 只)	C(5 只)	D(5 只)
1 BV/TV	18.076 ±3.675[e]	15.116 ±4.125[acg]	20.290 ±2.983[e]	2111.430 ±3.150[e]
2 Tb·Th	123.884 ±19.190[e]	105.992 ±20.363[a]	117.710 ±14.845	124.650 ±13.670
3 BS/BV	2.133 ±0.317	2.488 ±0.441	2.330 ±0.145	2.740 ±0.170
4 MWT	39.984 ±7.345	31.888 ±5.965	33.112 ±5.764	35.852 ±7.884
5 OV/BV	11.272 ±3.556[eg]	9.992 ±2.578	6.624 ±2.210[a]	7.510 ±3.460[a]
6 OS/BS	32.640 ±13.942[e]	25.783 ±7.978	18.942 ±7.220[a]	24.350 ±4.730
7 O·Th	15.942 ±4.728	14.934 ±2.222	14.860 ±1.536	15.470 ±3.540
8 OB	8.170 ±0.756[dfg]	4.380 ±0.325[b]	3.105 ±0.197[b]	5.540 ±0.283[a]
9 OBI/毫米²	295.140 ±78.343[dfh]	147.110 ±45.932[bg]	110.790 ±39.587[bh]	192.200 ±69.473[bdf]
10 OB/10 厘米	2290.451 ±502.455[dfh]	1122.302 ±270.143[b]	807.411 ±156.763[b]	1401.743 ±289.432[b]
11 OBV	12.030 ±5.350	11.470 ±4.320	12.010 ±5.220	11.200 ±3.970

表 2　骨计量动力学参数测量结果和统学分析

	A(6 只)	B(5 只)	C(5 只)	D(5 只)
1 TeLS/BS	80.320 ±10.375[e]	71.230 ±13.860[e]	57.020 ±18.261[ac]	67.445 ±16.680
2 sLS/BS	28.657 ±8.535	42.085 ±8.964	33.704 ±13.432	23.095 ±12.301
3 dLS/BS	51.763 ±8.915[df]	29.145 ±6.603[bh]	27.316 ±8.884[bh]	44.350 ±8.884[df]
4 MAR	1.608 ±0.377	1.574 ±0.350	1.555 ±0.428	1.685 ±0.565
5 MLT	9.914 ±0.854	9.179 ±1.465	8.398 ±3.463	9.181 ±3.695
6 BFR(T)	1.010 ±0.230[e]	0.801 ±0.273	0.668 ±0.333[ag]	0.942 ±0.464[e]
7 BFR(BMU)	3.250 ±0.430	3.001 ±0.230	3.120 ±0.370	3.760 ±0.29
8 IGMA(f)	13.136 ±4.234[g]	12.719 ±5.983	11.528 ±3.784	9.127 ±2.103[a]

上标字母表示：

a：P<0.05 与 A 组对照比较；b：P<0.01 与 A 组对照比较；c：P<0.05 与 B 组对照比较；

d：P<0.01 与 B 组对照比较；e：P<0.05 与 C 组对照比较；f：P<0.01 与 C 组对照比较；

g：P<0.05 与 D 组对照比较；h：P<0.01 与 D 组对照比较；未标示者为无明显差异性

造模组(OVX)较正常对照组(SHAM)BV/TV 显著下降(P<0.05)，MWT 呈下降趋势(无统计学意义)，OV/BV、OS/BS、dLS、OB%、OBI 等则呈不显著

的升高(P >0. 05)。

中药治疗组(骨松 Ⅱ 号) 在静力学参数方面, BV/TV 较造模组(OVX) 显著增加(P <0. 05), OV/BV 较正常对照组(SHAM) 和阳性对照组(尼尔雌醇) 明显升高(P <0. 05), OB% 较其余三组明显升高(较 B、C 组, P <0. 01; 较 D 组, P <0. 05), OBI 及 OB/10 厘米均较其余三组显著增加(P <0. 01); 在动力学参数方面, TeLs/BS 较正常对照组(SHAM) 显著增高(P <0. 05), dLs/BS、BFR(T) 较正常对照组明显升高(P <0. 05)。

阳性对照组(尼尔雌醇) 在静力学参数方面, BV/TV、OV/BV 以及 OB% 较造模组(OVX) 显著增加(P <0. 05), OBI 较治疗组明显下降(P <0. 01). 而较造模组(SHAM) 和正常对照组(OVX) 显著升高(分别是 P < 0. 05 和 P < 0. 01); 在动力学参数方面, dLs/BS 较造模组(OVX) 及正常对照组(SHAM) 明显升高(P <0. 01), BFR(T) 较正常对照组(SHAM) 明显升高(P <0. 05), SIGMA(f) 较中药治疗组(骨松 I 号) 明显减小(P <0. 05)。

有关成骨细胞诸参数与骨量诸参数间, 未发现有明显相关性。

讨论

绝经后骨质疏松症是最常见的老年性疾病之一, 其与绝经后性激素水平的变化存在显著的相关性, 雌激素水平的明显下降是绝经后骨质疏松症的主要病因, 因此目前一般都以摘除卵巢大鼠作为绝经后骨质疏松症的实验动物模型。由于实验阶段正值动物房发生大鼠流行出血热, 故改用家兔。从实验结果分析, 本实验造模是成功的。一方面, 造模组在一些代表成骨活动酶参数[如 OV/BV、(OVX) 显著增加(P <0. 05), OBI 较治疗组 OS/BS、dLS、OB%、OBI 等]上, 较正常对照组都有所增加, 表明其成骨活动可能较正常对照组活跃; 另一方面, 其 BV/TV 较正常对照组明显下降(P <0. 05), MWT 也呈下降趋势(P <0. 05), 显示: 最终骨形成量低于正常对照组, 即在成骨活动较为活跃的情况下, 骨量仍有所下降, 由此可以推测破骨活动必然也有所增加, 而且较成骨活动更活跃。另外, 在切片观察过程中发现造模组切片有破骨细胞 Howship 陷窝、切割锥等结构存在, 而在另外三组切片中很少见到, 可以推测造模组的骨量减少主要与成骨和破骨细胞的生物行为(增生、分化或活跃程度等) 变化有关, 这与该症的大多数实验、临床研究是相吻合的, 体现了该症的变化规律。

对于绝经后骨质疏松症,国外一直采用雌激素替代疗法(ERT)进行治疗。实验及临床研究也证实了雌激素替代疗法能有效地防治绝经后头几年骨的进行性丢失,降低了骨质疏松症骨折的危险度,但短期服用,其疗效难以持久,需长期服用(7年以上)才能保持其远期疗效,因而很容易导致各种并发症的发生,如乳房胀痛甚至乳腺癌、静脉血栓形成、子宫内膜癌、高血压、水潴留等,即使与孕激素等联用,一些并发症仍可能发生。本实验也显示尼尔雌醇可促进模型兔的骨形成,但对其可能产生的副作用未作进一步的观察。

骨松Ⅱ号胶囊是基于"肾主骨"的理论依据和动物实验研究成果研制的防治绝经后骨质疏松症的中药制剂,其中加入牡蛎是出于补充钙质的考虑。

本实验研究显示,中药治疗组(骨松Ⅱ号)静力学参数 BV/TV 较造模组(OVX)显著增加($P < 0.05$),OV/BV 较正常对照组(SHAM)和阳性对照组(尼尔雌醇)明显升高($P < 0.05$),OB%、OBI 及 OB/10 厘米较其余三组显著增加;动力学参数 TeLs/BS、dLs/BS 和 BFR(T)较正常对照组明显升高($P < 0.05$)。四组切片的成骨细胞体积(OBV)无显著差异,推测各组成骨细胞活性也无明显差异,进而说明骨松Ⅱ号主要是通过增加模型兔的成骨细胞的数量,促进成骨,以维持模型兔的最终骨形成量,其增加成骨细胞数量的作用可能促进成骨细胞募集和/或增殖有关。另外,其在 OV/BV、OB%、OBI 以及 OB/10 厘米方面均明显高于阳性对照组(尼尔雌醇),说明骨松Ⅱ号促进成骨活动的作用优于尼尔雌醇。

由于本实验除造模组外的切片中破骨细胞 Howship 陷窝、切割锥等均较少发现,故未作这方面的详细观察比较。关于破骨细胞活动情况主要通过成骨活动情况及其与最终骨量形成之间的关系以及个别典型的切片加以推测。在 MAR、BFR、SIGMA(f)相近的情况下,成骨细胞指数(OBI)、成骨细胞表面(OB%)等有关成骨细胞参数与 MWT、BV/TV 等的相关性不显著,是否也与破骨细胞的活动有关,因为最终的骨量取决于成骨细胞与破骨细胞的耦联(coupling)作用,这一问题还有待作进一步观察。

(与史炜镔、杜宁、符诗聪、王济纬、曲克服合著)

(原刊于《中国中医骨伤科杂志》1996 年第 4(4)期,第 8 −12 页)

骨松Ⅱ号对去卵巢兔骨代谢影响的骨计量学研究

本实验运用骨计量学观察中药骨松Ⅱ号对兔摘除卵巢(OVX)诱导的绝经后骨质疏松症实验模型的影响,并与尼尔雌醇进行对照,旨在观察骨松Ⅱ号对绝经后骨质疏松症的疗效,并试图揭示其作用机理。

材料与方法

1. 对象 21只7月龄雌性新西兰白兔,平均重量为3千克,随机分为A、B、C、D四组,A组6只,为治疗组(OVX加骨松Ⅱ号);C组5只,为造模组(OVX)为正常对照组(SHAM);D组为阳性对照组(OVX加尼尔雌醇)。

2. 造模方法 A、B、D三组兔在戊巴比妥钠静脉麻醉下,摘除双侧卵巢。C组作伪手术,单纯剖腹后立即关闭。

3. 饲养及给药途径 A组给予骨松Ⅱ号,将普通饲料与经加工浓缩的中药浸剂(骨松Ⅱ号,主要药物组成为黄精、仙灵脾、牡蛎等)均匀混合,制成颗粒状饲料,其混合方法是按每只兔平均进食400克饲料计,药量相当于成人每千克体重的10倍;B组和C组则给予普通饲料;D组给尼尔雌醇片(上海华联制药厂),每只每天5毫克。

4. 取材及不脱钙标本的制作 每只兔均手术后6个月取材,取材前第28天和第14天先后2次肌注盐酸四环素50毫克/千克。取材时用静脉注射空气处死,均取左侧半骨盆,彻底清除附着于骨面的软组织后,于髂前上棘处横截髂骨翼,取约0.5厘米厚髂骨横截骨块,立即放入0.5% Villanueva 骨染色剂中染色72小时。然后顺序脱水脱脂:70%乙醇1小时,95%乙醇1.0小时,无水乙醇 1.5 小时,等量丙酮乙醇混合液 1.5 小时,丙酮 1.5 小时,2 次。再将脱水脱脂后的骨块用浸透剂浸透 48 小时后,放入包埋剂,在负压 27 千帕下抽吸 1 小时后,于恒温培养箱中,45℃24 小时,50℃24 小时,55℃24 小时,取出包埋块。于 Jung K 重型切片机切取 10 微米切片,置 30℃温水中展开,粘贴于载玻片上,干燥。为了解骨细胞的情况和显示骨组织的某些结构,部分切片用 1% 甲苯胺蓝复染 1 小时,染色前先将包埋材料溶去,染色后用自来水冲去浮色,再用乙醇脱水。干燥后用二甲苯透明,DPX 封固剂封固。

5. 骨形态计量学测定 于德国 Zeiss 公司 VIDAS 全自动图像分析系统上作骨形态计量学测定口,以一维之线、二维之面分别估测二维之面、三维之体,每张切片每个指标测 10 个视野。各测量值指标均以 t 检验作组间比较,另作 OBI、OB%、OBV 等有关成骨细胞参数与 BV/TV、MWT 等有关骨量诸参数间的相关性分析。

6. 骨计量静力学参数的测定

(1) 单位体积骨小梁骨量(BV/TV,%) 视野中骨小梁面积占视野面积的百分比。

(2) 平均骨小梁宽度(Tb·Th,微米) 每个视野测 10 个宽度,求平均值。

(3) 骨小梁面与体积比(BS/BV,×10^{-2}微米^2/微米^3) 表明单位骨小梁所占骨表面的多少。

(4) 平均骨壁厚宽(MWT,微米) 黏合线到骨表面的平均距离,是完成一个骨再建周期新形成的骨量,测量时注意骨表面是否还残存类骨质,以确信该部位的骨再建已经完成。

(5) 相对类骨质量(OV/BV,%) 视野中小梁类骨质面积与小梁面积的比值。

(6) 骨形成表面(OS/BS,%) 类骨质面占骨小梁表面的百分比,有助于了解骨再建的活跃程度。

(7) 平均类骨质宽度(O·Th,微米) 每视野测 10 个宽度,求其均值。

(8) 成骨细胞表面(OB,%) 存有成熟的有活性的成骨细胞的骨表面占总骨表面的百分比。

(9) 成骨细胞指数(OBI/毫米^2) 单位视野面积成骨细胞的个数。

(10) 成骨细胞数(OB/10 厘米) 每 10 厘米骨面长度上成骨细胞的个数。

（11）成骨细胞体积（OBV） 成骨细胞形态各异，难以较为精确地测算其体积，故以视野下成骨细胞的平均面积作近似表示。

7. 骨计量动力学参数的测定

（1）四环素标记面（Tels/BS,%） 骨小梁四环素总标记面长度与骨小梁周长的比值。

（2）四环素单标记面（sLs/BS,%） 四环素单标记长度与骨小梁周长的比值。

（3）四环素双标记面（dLs/BS,%） 双标记长度与骨小梁周长的比值。

（4）矿化沉积率（MAR,/天） 四环素双标记线中点间的平均距离乘以π/4，再除以 2 次标记所间隔的时间。

（5）矿化延迟时间（MLT,天） 平均类骨质宽度与骨小梁矿化沉积率之比，说明从类骨质形成到矿化开始所间隔的时间。

（6）组织水平的骨形成速率［BFR(T)］ 以 MAR 乘以相对骨形成面［以(dLs + 1/2sLs)/BS 表示］，即每天骨形成量。

（7）基本多细胞单位（BMU） 水平的骨形成速率［BFR(BMU)］BFR(T)除以骨形成表面，表明类骨质覆盖的部位每天新形成的矿化骨体积。

（8）骨形成周期［SIGMA(f)］ SIGMA 为完成一个骨再建周期所需的时间，而 SIGMA (f)是以一个骨再建周期中新形成的矿化骨体积与 BMU 水平的骨形成速率的比值表示，为骨形成相对的时间。

结果

各项骨形态计量学参数测量值及统计学分析结果见表1、表2。

表 1　骨计量静力学参数测量结果和统计分析

	A(6只)	B(5只)	C(5只)	D(5只)
1 BV/TV	18.076 ±3.675[c]	15.116 ±4.125[acg]	20.290 ±2.983[c]	21.430 ±3.150[c]
2 Tb·Th	123.884 ±19.190[c]	105.992 ±20.63[a]	117.710 ±14.845	124.650 ±13.670
3 BS/BV	2.133 ±0.317	2.488 ±0.441	2.330 ±0.145	2.740 ±0.170
4 MWT	39.984 ±7.345	31.888 ±5.965	33.112 ±5.764	35.852 ±3.640
5 OV/BV	11.272 ±3.556[eg]	9.992 ±2.578	6.624 ±2.210[a]	7.510 ±3.460[a]
6 OS/BS	62.640 ±13.942[c]	25.783 ±7.978	18.942 ±7.220[a]	24.350 ±4.730
7 O·Th	15.942 ±4.728	14.934 ±2.222	14.860 ±1.536	15.470 ±3.540

（续表）

	A(6 只)	B(5 只)	C(5 只)	D(5 只)
8 OB%	8.170 ±0.756^{dfg}	4.380 ±0.325^b	3.105 ±0.197^b	5.540 ±0.283^a
9 OBI/毫米²	295.140 ±78.343^{dfg}	147.110 ±45.932^{bg}	110.790 ±39.587^{bh}	192.200 ±69.473^{bdf}
10 OB/10 厘米	2290.451 ±502.455^{dfh}	1122.302 ±278.143^{bg}	807.411 ±156.763^{bh}	1401.743 ±289.432^b
11 OBV	12.030 ±5.350	11.470 ±4.320	12.010 ±5.220	11.200 ±3.970

上标字母表示：

a：$P<0.05$ 与 A 组对照比较；b：$P<0.01$ 与 A 组对照比较；c：$P<0.05$ 与 B 组对照比较；

d：$P<0.01$ 与 B 组对照比较；e：$P<0.05$ 与 C 组对照比较；f：$P<0.01$ 与 C 组对照比较；

g：$P<0.05$ 与 D 组对照比较；h：$P<0.01$ 与 D 组对照比较

表2　骨计母动力学参数测量结果和统计学分析

	A(6 只)	B(5 只)	C(5 只)	D(5 只)
1 TeLS/BS	80.320 ±10.375^e	71.230 ±13.860^e	57.020 ±18.261^{ac}	67.445 ±16.680
2 sLs/BS	28.675 ±8.535	42.085 ±8.964	33.704 ±13.432	23.095 ±12.301
3 dLs/BS	51.763 ±8.915^{df}	29.145 ±6.603^{bh}	27.613 ±8.884^{bh}	44.350 ±8.884^{df}
4 MAR	1.608 ±0.377	1.574 ±0.350	1.555 ±0.428	1.685 ±0.565
5 MLT	9.914 ±0.854	9.179 ±1.465	8.398 ±3.463	9.181 ±3.695
6 BRF(T)	1.090 ±0.430	0.801 ±0.273	0.668 ±0.333^{ag}	0.942 ±0.464^e
7 BFR(BMU)	3.250 ±0.430	3.001 ±0.230	3.120 ±0.370	3.760 ±0.29
8 SIGAM(f)	13.136 ±4.234^g	12.719 ±5.983	11.528 ±3.784	9.127 ±2.103^a

上标字母表示同表1

造模组（OVX）较正常对照组（SHAM）BV/TV 显著下降（$P<0.05$），MWT 呈下降趋势（无统计学意义），OV/BV、OS/BS、dLs、OB%、OBI 等则呈不显著的上升趋势（$P<0.05$）。

中药治疗组（骨松Ⅱ号）在静力学参数方面，BV/TV 较造模组 OVX 显著增加（$P<0.05$），V/BV 较正常对照组（SHAM）和阳性对照组（尼尔雌醇）明显升高（$P<0.05$），OBI 较其余三组显著升高（较 B、C 组，$P<0.01$；较 D 组，$P<0.05$）；OBI 及 OB/10cm 均较其余三组显著增加（$P<0.01$）；在动力学参数方面，TeLs/BS 较正常对照组都有所增加表明其成骨活动可能较正常对照组（SHAM）显著增高（$P<0.05$），dI，s/BS、BFR(T) 较正常对照组明显升高（$P<0.05$）。阳性对照组（尼尔雌醇）在静力学参数方面 BV/TV 以及 OB% 较造模组（OVX）显著增加（$P<0.05$），OBI 较治疗组明显下降（$P<0.01$），而较造模组（SHAM）和正常对照组（OVX）显著升高（分别是 $P<0.05$ 和 $P<0.01$）；在动力学参数方面，dLs/BS 较造模组（OVX）及正常对照组（SHAM）明

显升高(P<0.01),BFR(T)较正常对照组(SHAM)明显升高(P<0.05),SIG-MA (f)较中药治疗组(骨松Ⅱ号)明显减小(P<0.05)。

有关成骨细胞诸参数与骨量诸参数间,未发现有明显相关性。

讨论

绝经后骨质疏松症是最常见的老年性疾病之一,其与绝经后性激素水平的变化存在显著的相关性,雌激素水平的明显下降是绝经后骨质疏松症的主要病因。目前一般都以摘除卵巢的大鼠作为绝经后骨质疏松症的实验动物模型。本实验由于实验阶段正值鼠病流行,故改用家兔。从实验结果分析,本实验造模是成功的。一方面,造模组在一些代表成骨活动的参数(如 OV/BV、OS/BS、dLs、OB%、OBI 等)上,较正常对照组活跃;另一方面,其 BV/TV 较正常对照组明显下降。MWT 也呈下降趋势,显示：最终骨形成量低于正常对照组,也即在成骨活动较为活跃的情况下,骨量仍有所下降,由此可以推测破骨活动必然也有所增加,而且较成骨活动更活跃。另外,在切片观察过程中发现造模组切片有破骨细胞 Howship 陷窝、切割锥等结构存在,而在另外三组切片中很少见到,可以推测造模组的骨量减少主要与成骨细胞和破骨细胞的生物行为(增生、分化或活性)变化有关。这与该病的大多数实验、临床研究是相吻合的,体现了该病的变化规律。

补肾中药对骨质疏松症的治疗是基于"肾主骨"的理论。随着科学技术的发展对中医学所指"肾"的物质基础的研究日益深入,已有足够的证据说明,中医的"肾"与人体内分泌系统、免疫系统、微量元素等有密切的关系,"肾主骨"主要表现在肾的羟化酶系统、肾小管上皮细胞的浓缩功能、垂体分泌的生长激素、甲状旁腺激素以及降钙素等对骨的调节功能。有研究显示:肾虚证发病率随年龄的增长而增高,而肾虚患者的骨矿含量(BMC)较非肾虚者低。补肾中药作用于下丘脑垂体-性腺轴,可促进神经内分泌细胞的分泌功能,提高动物下丘脑对激素反馈以及性腺对促性腺激素的反应性,调整机体中许多器官的异常变化,使之趋于正常,还延缓卵巢、子宫、睾丸等性腺组织的衰老趋势,提高老年人性激素水平,预防骨骼的退行性变化。因此临床大多运用中药治疗骨质疏松症,如黔岭藿制剂、骨愈灵胶囊等都显示了较好的疗效。它们最大的优点是调节整个机体的异常变化,没有顾此失彼之虞,毒副作用较小,可长期服用。骨松Ⅱ号胶囊就是基于这样的理论依据和动物实验研究成果研制的防治绝经后骨质疏松症的中药制剂。本方取义于魏指薪老中医"补养先后天"的理论,意在补肾健脾。方中仙灵脾补肾壮阳,旨在"补养先天",其早已被证实为预防骨质疏松症的良药。黄精味甘性平,健脾益气以"补养后天",其偏于滋阴,与仙灵脾同用,阴阳兼顾,相互滋阴而不腻滞,补阳而不燥散。其中加入牡蛎是出于补充钙质的考虑。

　　本实验研究显示,中药治疗组(骨松Ⅱ号)静力学参数 BV/TV 较造模组(OVX)显著增加,OV/BV 较正常对照组(SHAM)和阳性对照组(尼尔雌醇)明显升高,OB%、OBI 及 OB/10 厘米较其余三组显著增加;动力学参数 TeLs/BS、dLs/BS 和 BFR(T)较正常对照组明显升高。四组切片的成骨细胞体积(OBV)无显著差异,推测各组成骨细胞活性也无明显差异,进而说明骨松Ⅱ号主要是通过增加模型兔的成骨细胞的数量,促进成骨,以维持模型兔的最终骨形成量,其增加成骨细胞数量的作用可能与促进成骨细胞募集和/或增殖有关。另外,其在 OV/BV、OB%、OBI 以及 OB/10 厘米方面均明显高于阳性对照组(尼尔雌醇),说明骨松Ⅱ号促进成骨活动的作用优于尼尔雌醇。

(与史炜镔、杜宁、符诗聪、王济纬、曲克服合著)

(原刊于《中国骨伤》1997 年第 10(3)期,第 11 -13 页)

中药对实验性骨关节炎
膝旁骨内压的影响

自 1938 年 Larsen 首先提出骨内压的概念以来,其后相继进行的许多实验研究均表明骨内高压的变化在骨性关节炎(Osteo Arthritis OA)发病中起了重要作用。通过骨内压测定能够预测和发现放射学前期甚至临床前期的骨内病变。有关临床研究亦表明,膝旁骨内高压与膝部疼痛及关节退变有非常密切的关系。已故伤科名老中医魏指薪先生善于采用益气活血化湿法治疗 OA,并取得了较好的成绩。特别是在减轻关节疼痛、消除肿胀、改善关节功能方面有较好疗效,但到目前为止,对其作用机制尚未明了。本实验拟从骨内压变化来观察中药对实验性 OA 的治疗作用。并探讨其作用机制,为临床治疗 OA 提供实验依据。

材料与方法

1. 对象 动物及分组新西兰纯种大白兔 18 只,均为 5 月龄雌性兔,体重为 2.7~3.1 千克。随机分为 A、B、C 三组,每组 6 只。A 组为对照组。B 组为中药治疗组,C 组为开窗治疗组。

2. 造模方法

(1)原理 手术造成右下肢血流动力学异常,形成兔右膝骨关节炎。

(2)方法 戊巴比妥钠注射液 30 毫克/千克作兔耳缘静脉内麻醉。将兔仰卧位固定于手术台上,两髋关节外展稍屈曲,双膝关节屈曲 30°,于右腹股沟处作 1 厘米纵切口,分离出股静脉,紧靠腹股沟韧带处作双重结扎,并予结扎线间切断。松开下肢,下右臀部髋关节后外侧做小切口,分离出髂内静脉的属支臀下静脉,同样行双重结扎,结扎线间切断。缝合皮下各层及皮肤。

所有动物照常运动、负重,单笼饲养。

3. 治疗 治疗在造模后 6 周进行,共治疗 6 周。

(1) **对照组** 不做治疗,仅以普通饲料喂养。

(2) **中药组** 经加工浓缩的中药制剂(黄芪、丹参、白芍、牛膝、淫羊藿、徐长卿、防己、茯苓等中药组成)与普通饲料均匀混合,制成颗粒状饲料。其混合方法是按每只兔子每天进食 400 克饲料计,兔子平均重量为 3 千克,每千克体重的用量相当于成人剂量的 10 倍。

(3) **开窗组** 在静脉麻醉下予股骨内髁上方约 0.5 厘米处和胫骨结节内侧切开皮肤及各层组织,剥离骨膜,用手摇钻钻一直径为 4 毫米骨孔达骨髓腔,创面骨蜡止血。

4. 检测 使用 SY - Ⅱ型智能生理压力测试仪,16 号带芯穿刺针,于造模前及术后 12 周在静脉麻醉下取双下肢外展 15°、膝关节屈曲 30°位,作双侧膝旁骨内压测定。右下肢保留穿刺针,茬结扎右股静脉后再作骨内压测定。具体测量部位为股骨内髁上方约 0.5 厘米处及胫骨结节内侧。穿刺针穿通骨皮质达髓腔后,抽出针芯注入 2500μ% 肝素生理盐水约 0.5 毫升,连接三通阀,调整仪器进行测压。待其测值平稳后记录其数值。C 组动物在开窗减压前再进行一次骨内压测量。取材前同时作双侧膝关节内压测量。除测压针刺入关节腔和导压管内充盈气体外,与其他骨内压测量法基本相同。

结果

造模后右膝旁骨内压测值明显增高(P <0.01),有非常显著意义(见表1)。

表1 造模前双膝旁及术后右膝旁骨内压测值($\bar{X} \pm S$,千帕)

	n	结扎股静脉前	结扎股静脉后	P 值
LT	18	2.25 ±0.63		
LT	18	2.22 ±0.64		
RT	18	2.14 ±0.54	3.64 ±1.10	P <0.01
RF	18	2.13 ±0.56	3.72 ±0.95	P <0.01

注:LT 为左胫骨上端,LF 为左股骨下端,RT 为右胫骨上端,RF 为右股骨下端,下同

患侧膝旁骨内压造模后与治疗后比较,A 组 P >0.05,无显著差异;B 组有显著意义;C 组动物开窗前与治疗后比较亦有显著差异(表2)。

关节内压测量具有极大的个体差异(-0.27~0.13 千帕),变异系数均较

大,无统计学意义(表3)。

表2　各组动物治疗前后右膝旁骨内压测值变化($\bar{X} \pm S$,千帕)

		n	造模前	造模后	开窗前	治疗后
A	RT	6	2.15 ±0.67	3.52 ±1.43	–	3.08 ±0.63[a]
	RF	6	2.16 ±0.53	3.63 ±1.22	–	3.15 ±0.71[a]
B	RT	6	2.03 ±0.45	3.60 ±1.11	–	2.63 ±0.53[b]
	RF	6	1.12 ±0.48	3.57 ±0.84	–	2.70 ±0.65[c]
C	RT	6	2.28 ±0.38	3.80 ±0.94	3.21 ±0.70	2.57 ±0.484[d]
	RF	6	2.18 ±0.48	3.60 ±0.96	3.03 ±0.69	2.30 ±0.47[e]

上标字母表示:

a:与造模后比较 P >0.05; b:与造模后比较,P <0.05; c:与造模后比较,P <0.01

d:与造模后比较,P <0.05,与开窗前比较,P <0.01

e:与造模后比较,P <0.05,与开窗前比较,P <0.05

表3　关节内压测值($\bar{X} \pm S$,千帕)

	n	A 组	B 组	C 组
LK	6	−0.27 ±0.72	−0.22 ±0.98	−0.20 ±0.43
RK	6	0.13 ±0.76	−0.20 ±0.99	−0.02 ±0.41

注:LK 为左膝关节,RK 为右膝关节

讨论

骨内压是骨内血流动力所产生的压力,是反映骨内血液循环状态的重要指标。它由骨内组织压和血管动力压两个因素组成,两者比例的相对恒定是维持骨内压正常的基本条件。任何使骨内组织容量增高或骨内血液瘀滞的因素,均可引起骨内高压。其测量方法有直接法和间接法。直接法是在被测量的骨骼上做一开窗术,保留完整的骨内膜,并将微型压力传感器直接埋在骨内膜上,进行骨髓腔内压力测定。虽然此法对骨内压变化反应较快且能详细观察骨内压的变化,但操作困难,易于失败。故本实验采用间接法。

本实验采用结扎股静脉及臀下静脉的方法,以阻断后肢大部分静脉回流,同时又保留了股深静脉向髂外静脉回流的通路,防止肢体过度肿胀及坏死。有人经动物实验证明这种方法造成骨内静脉瘀滞具有相当的可靠性,其膝关节结构可发生类似临床上早期骨关节炎的改变。本实验观察见,在股静脉结扎后引起胫骨上端和股骨下端骨内压同步大幅度上升,平均升高值右胫骨上端为(1.68 ±0.95 千帕),右股骨下端为(1.60 ±0.58 千帕),结扎前后骨内压具有非常显著的差异($P < 0.01$)。对开窗组动物在开窗前(即造模6周后)作骨内压测定,发现其稍低于股静脉结扎后的骨内压,但仍高于股静脉结扎前的骨内压($P < 0.01$)。说明本方法能有效地造成骨内持续高压。

祖国医学认为,骨关节炎为"骨痹":属虚实挟杂之症,多因气血亏虚,湿邪阻滞所造成。因肥胖者多挟湿,故多发于中老年肥胖妇女。本实验用药是以已故伤科名老中医魏指薪先生之验方为基础,采用益气、活血、化湿之品组成的。实验结果显示,对照组右膝旁骨内压较高,取材前与造模后比较无显著差异($P > 0.05$),表明骨内高压持续存在。中药及开窗组各组治疗后与造模后比较,骨内压下降明显,均有显著意义($P < 0.01$),说明益气、活血、化湿中药与手术开窗一样,也能降低骨内高压。

Badalamente 等观察到骨内高压使髌骨软骨下骨毛细血管数量增多,而神经纤维同时伴随着血管,认为这些神经起着舒缩血管的作用,也可能与疼痛有关,当骨内压增高时骨内血管扩张,进而刺激痛觉神经纤维释放神经递质而引起疼痛。现代药理学也证实,黄芪、防己、牛膝有降压及镇痛作用;而且黄芪、白芍能扩张肢体血管;徐长卿内含丹皮酚,具有明显的镇痛作用,但其作用机制尚未完全清楚,可能是循环压力降低减轻了骨内压力进而使疼痛减轻的。中药能降低骨内压,可能是其能减轻疼痛的原因之一。

各组动物左膝关节旁骨内压的测量提示,经过12周后,非造模侧膝旁骨内压升高。其原因可能是手术的刺激造成血液性质的改变,血液黏滞性增高,红细胞通过毛细血管的能力降低造成骨内静脉瘀滞,而形成骨内压升高;同时右下肢及右臀部因手术肿胀、疼痛而产生自我保护,左下肢应力相对增加以及兔龄增加等综合因素造成骨内压升高。中药组其左膝旁骨内压升高程度较轻,但与其他各组比较无统计学意义,这与动物数较少有关。说明益气、活血、化湿的中药通过改善骨内静脉瘀滞状况,对防止骨内压升高有一定作用。

新西兰大白兔的骨内压具有明显的个体差异,而同一个体同侧膝两旁及两侧之间的骨内压差异不明显。随着兔龄增加其骨内压有增高的趋势。因此,在检测时最好以对侧肢体作参考。本实验中关节内压测值个体差异大,无统计意义。

(与王济纬、符诗聪、史炜镔、杜宁、曲克服合著)

(原刊于《中医正骨》1997 年第 9(4)期,第 3 – 4 页)

骨松Ⅱ号治疗绝经后骨质疏松症
临床生化指标观察

　　骨质疏松症是常见的骨代谢疾病,也是严重危害老年人健康的常见老年病之一。我们自1992年起,运用健脾补肾剂骨松Ⅱ号对近百例骨质疏松症患者进行了治疗,并对其中35例绝经后骨质疏松症患者作了随访观察,效果良好,现小结如下。

资料和方法

　　1. 资料　①诊断标准:骨质疏松症诊断标准参考1989年第一届全国代谢性骨病和骨密度测量方法与临床学术会议推荐的日本学者折茂肇的诊断标准。肾虚及脾虚的诊断与辨证分型参照"中医虚证参考标准"。②临床资料:参照上述诊断标准,选择35例绝经后骨质疏松症妇女,年龄49~62岁,平均55.3岁;平均绝经时间为5.6年。

　　2. 方法

　　(1) *方药与疗法*　骨松Ⅱ号(由上海市卫生局指定中成药生产基地上海青浦赵巷中药厂生产)由仙灵脾、黄精、牡蛎、延胡索等中药组成,制成胶囊,每次5粒(每粒300毫克,相当于生药2克),每天3次口服,疗程6个月~2年1个月,平均疗程为1年2个月。接受2次随访者20例。治疗期间禁服维生素D、降钙素、雌激素等有关药物制剂。

　　(2) *指标测定*　治疗前、治疗后6~9个月和1~2年测定血雌二醇(E_2)、血睾酮(T)、晨尿Ca/Cr、24小时尿Ca/Cr、24小时尿E_2、24小时尿羟脯氨酸(HOP)等生化指标。其中血E_2、血T采用放射免酸法,WHO试剂盒;尿Ca采用甲基麝香酚蓝比色法,尿Cr采用不除蛋白法,上海荣盛生物试剂厂试剂盒;尿 HOP 采用氯胺 T 改良法。

（3）统计分析治疗前后各指标的自身对照及相关性分析,统计软件为英国爱丁堡大学 BMDP 统计软件包 1987 年版 P3D、P6D 子程序块。

结果

治疗前后生化指标测定结果比较：见附表。结果显示:治疗 6～9 个月及治疗 1～2 年后,血及 24 小时尿 E_2 显著升高,治疗 1～2 年后血 T、尿 Ca/Cr 及 24 小时尿 HOP 显著下降。血、24 小时尿 E_2 与尿 Ca/Cr、24 小时尿 HOP、血 T 治疗前后变化值呈显著相关,其中 E_2 与血 T 呈显著负相关。血 E_2 与 24 小时尿 E_2、晨尿 Ca/Cr 与 24 小时尿 Ca/Cr 之间也具有显著相关性。

附表　治疗前后生化指标测定结果比较($\bar{x} \pm s$)

	例数	血 T（微克/毫升）	血 E_2（微微克/毫升）	晨尿 Ca/Cr	24h 尿 E_2（微克/毫升）	24h 尿 Ca/Cr	24h 尿 HOP（毫克/24 小时）
治疗前	35	39.87 ±22.91	15.58 ±10.03	0.28 ±0.13	2.89 ±0.38	0.65 ±0.31	31.22 ±11.38
治疗 6～9 个月	35	21.42 ±14.12	23.60 ±15.35 *	0.17 ±0.12	3.22 ±0.51 *	0.57 ±0.23	30.21 ±12.42
治疗 1～2 年	20	14.42 ±5.03 * *	41.11 ±26.03 *	0.12 ±0.08	3.59 ±0.94 * *	0.34 ±0.17 *	27.53 ±10.07 *

注:与治疗前比较,＊P<0.05,＊＊P<0.01

讨论

中药对绝经后骨质疏松症的治疗主要基于"肾主骨"的理论。本方取义于上海已故伤科名老中医魏指薪老先生"补先后天"的理论,在补肾的同时,也注意健脾。方中仙灵脾为君药,补肾壮阳,旨在"补养先天",（其早已被证实为预防骨质疏松症的良药）。黄精具有健脾益气,补肾填精之功效,可用于肾虚精亏所致的腰酸头晕,足软等症,其既补脾气,又益脾阴,对脾胃虚弱,食欲不振者,也有良效;既可促进老年患者对水谷精微的运化吸收,以增进营养,又可配合君药补肾壮骨,强健腰膝,是为臣药。延胡索秉辛散之性,活血行气,具有良好的止痛功效,可广泛应用于身体各部位的多种疼痛证候,运用于本病主要是针对骨质疏松症的疼痛症状。牡蛎归肝肾两经,久服强骨节;运用于本症,旨在增加患者钙的摄入,其与延胡索共为佐使。

本临床观察是基于实验研究结果而进行的。绝经后妇女治疗组治疗后血中雌激素(E_2)水平明显升高,由此推断:骨松Ⅱ号很可能对绝经后的卵巢等有刺激、调节作用。在男女两性中,睾丸和卵巢都具有合成、分泌雌、雄激素的功能,另外,肾上腺及外周末梢组织等也参与性激素的合成、转换。性激素合成的前体原料均为胆固醇,其先合成雄烯二酮及睾酮,然后再由睾酮或雄烯二酮转化为雄激素。健康人垂体功能的衰退可晚至 70 岁,绝经后妇女垂体功能基本健全,绝经后雌激素水平的低下,通过反馈机制作用于下丘脑—垂体—性腺轴系统,而促进促性腺激素的分泌,因而在垂体方面几无潜力可挖。而对卵巢、肾上腺及外周组织中性激素合成转化的影响,很可能就是主要的调节机制,血 E_2 水平的显著升高,很大程度上是卵巢受药物刺激后提高了对促性腺激素的反应性的结果。肾上腺及外周组织中性激素合成转化虽然很少,但对于绝经后妇女,尤其是双侧卵巢均已摘除的妇女,这方面的调节机制就起重要作用。上述临床资料,血 T 与 E_2 呈显著负相关,雌激素水平的升高,很可能与 T 向 E_2 的转化增加有关。

　　尿 Ca/Cr 及 24 小时尿 HOP 分别在一定程度上反映骨无机盐和有机质的代谢情况。在激素水平变化的同时,本组病例治疗以后的尿 Ca/Cr 值及 24 小时尿 HOP 值明显下降,且与雌激素的变化显著相关,这与动物实验的结果相印证,进一步说明骨松Ⅱ号通过对性激素的调节,抑制了骨的吸收,也符合中医学"肾主骨"的理论,并有雌激素替代疗法相似的疗效,又无替代疗法常产生的副作用。

　　另外,血 E_2 与 24 小时尿 E_2 以及晨尿 Ca/Cr 与 24 小时尿 Ca/Cr 之间的显著相关性,表明血 E_2 与 24 小时尿 E_2,晨尿 Ca/Cr 与 24 小时尿 Ca/Cr 意义相当,可选择其中简便易行者进行检测。

　　临床统计资料也显示了骨松Ⅱ号的不足之处:①该药显效缓慢,运用骨松Ⅱ号治疗6～9 个月,仅血 E_2 及 24 小时尿 E_2 出现显著差异性;治疗 1～2 年大部分指标才显示出显著差异性。长期服用(1 年以上),才能维持和提高雌激素循环水平,从而达到防治绝经后骨质疏松症的目的,以后应该加强剂型改革方面的研究。②该方虽有延胡索行气止痛,但止痛作用还是较差,早期应联合运用降钙素等以加强止痛效果。

　　　　　　　　　　(与史炜镆、张昊、杜宁、王济纬、符诗聪、杨建、曲克服合著)

　　　　　(原刊于《中国中西医结合杂志》1997 年第 17(7)期,第 398 -400 页)

尼尔雌醇作用下去势雌兔骨组织
形态计量学改变

雌激素水平的明显下降是绝经后骨质疏松症的主要病因,因此大多采用雌激素替代疗(ERT)进行治疗。本实验运用骨组织形态计量学(histomorphometry)检测方法,观察国产尼尔雌醇对兔切除卵巢诱导的骨质疏松症实验模型的影响。旨在评估尼尔雌醇对绝经后骨质疏松症的疗效,并了解其作用机制。

材料与方法

1. 材料　30 只 7 月龄雌性成年新西兰白兔。平均体重 3 千克,随机分为治疗组、模型组和正常对照组,每组各 10 只。

2. 造模方法　治疗、造模两组兔在戊巴比妥钠静脉麻醉下,摘除双侧卵巢。正常对照组行假手术,单纯剖腹后立即关闭。

3. 饲养及给药途径　3 组均予普通饲料,治疗组摘除卵巢 1 个月后。予尼尔雌醇片(上海华联制药厂生产)口服,每只每个月 2 毫克。

4. 取材及不脱钙标本的制作　每只兔均手术后 6 个月取材,取材前第 28 天、第 14 天肌注盐酸四环素(50 毫克/千克)2 次。取材时于静脉注射空气处死兔子,均取左侧半个骨盆,彻底清除附着于骨面上的软组织后,于髂前上棘处横截髂骨翼,取约 0.5 厘米厚髂骨横截骨块。参照文献,进行 Villanueva 染色,脱水脱脂,应用 Jung K 重型切片机切取 10 微米不脱钙薄切片。为了解骨细胞的情况和显示骨组织的某些结构,部分切片用 1% 的甲苯胺蓝复染。

5. 骨形态计量学测定　于德国 Zeiss 公司生产的 VIDAS 全自动图像分析

系统上,行骨组织形态计量学测定。以一维的线、二维的面分别估测二维面积、三维体积。每张切片每个指标测量 10 个视野。

6. 骨计量静力学参数的测定

（1）单位体积骨小梁骨量（BV/TV,%）　视野中骨小梁面积占视野面积的百分比。

（2）平均骨小梁宽度(Tb·Th,微米)　每个视野测 10 个宽度,取平均值。

（3）平均骨壁厚宽（MWT,微米)　黏合线到骨表面的平均距离,是完成一个骨再建周期新形成的骨量,测量时注意骨表面是否还残存类骨质。以确信该部位骨再建已经完成。

（4）相对类骨质量（OV/BV,%）　视野中小梁类骨质面积与小梁面积的比值。

（5）骨形成表面（OS/BS,%）　类骨质面占骨小梁表面的百分比,有助于了解骨再建的活跃程度。

（6）成骨细胞表面（OB%,%）　存有成熟的有活性的成骨细胞的骨表面占总骨表面的百分比。

（7）成骨细胞指数（OBI）　单位面积成骨细胞的个数。

（8）成骨细胞数（OB/1 厘米,/厘米）　每 1 厘米骨面长度上成骨细胞的个数。

7. 骨计量动力学参数的测定（指时间上的动态观察）

（1）四环素单标记面（sLs/BS,%）　四环素单标记长度与骨小梁周长的比值。

（2）四环素双标记面（dLs/BS,%）　双标记长度与骨小梁周长的比值。

（3）矿化沉积率（MAR,微米/天）　四环素双标记线中点间的平均距离乘以 π/4,再除以 2 次标记所间隔的时间。

（4）矿化延迟时间（MLT,天）　平均类骨质宽度与骨小梁矿化沉积率之比说明从类骨质形成到矿化开始所间隔的时间。

（5）组织水平的骨形成速率[BFR(T),微米/天]　MAR 乘以相对骨形成面[(dLs +1/2sLs)/BS],即每天骨形成量。

（6）基本多细胞单位（basic multicellular unit,BMU）水平的骨形成速率[BFR(BMU),微米/天]　BFR(T)除以骨形成表面,表明类骨质覆盖部位每天新形成的矿化骨体积。

（7）骨形成相时间[SICMA(f)，天]　SICMA 为完成一个骨再建周期所需的时间 f 包括骨形成相与骨吸收相，而 SICMA(f) 是以一个骨再建周期中新形成的矿化骨体积与 BMU 水平的骨形成速率的比值表示，为一个骨形成相所经历的时间。

上述参数中。BV/TV、Tb·Th 两参数均可作为检测当时的最大形成骨量，OV/BV、OS/BS 均反映成骨的活跃程度，OB%、OBI 及 OB/1 厘米反映了成骨细胞的数量，也为成骨性参数。sLs/BS、dLs/BS 一般作为其他一些动力学参数换算时的基础数据。另外，矿化的延迟可导致类骨质的堆集。甚至软骨病的发生。MAR 及 MLT 的测定有助于排除因矿化延迟而导致的类骨形成量的相对增加。

8. 统计学方法　各测量值指标均以 t 检验作组间比较，统计软件为 SAS3.0 版。

结果

各项骨形态计量学参数测量值及统计学分析结果见表1、表2。

表1　骨计量静力学参数测量结果

组别	只数	BV/TV (%)	Tb. Th (微米)	MWT (微米)	OV/BV (%)	OS/BS (%)	OB% (%)	OBI (个数)	OB/1 厘米 (/厘米)
治疗组	10	18.076 ±3.675*	123.884 ±19.190*	39.984 ±7.345	11.272 ±3.556**	32.640 ±13.942*** △	8.170 ±0.756***	295.140 ±78.343***	229.045 ±40.245*** △
模型组	10	15.116 ±4.125**	105.992 ±20.363	31.888 ±5.965	10.992 ±2.578**	25.783 ±7.987	4.380 ±0.325	147.110 ±45.932	112.230 ±27.814
正常对照组	10	20.290 ±2.983	117.710 ±14.845	33.112 ±5.764	6.624 ±2.210	18.942 ±7.220	3.105 ±0.197	110.790 ±39.587	80.741 ±15.676

注：* 与模型组比较，P <0.05；** 与正常对照组比较，P <0.05；*** 与模型组比较，P <0.01；
　　△ 与正常对照组比较，P <0.01

表2 骨计量动力学参数测量结果

组别	只数	sLs/BS (%)	dLs/BS (微米)	MAR (微米)	MLT (天)	BFR(T) (微米/天)	BFR(BM U) (微米)	SIGM A(f) (天)
治疗组	10	28.657 ±8.535	51.763 ±8.915*	1.608 ±0.377	9.914 ±0.854	1.010 ±0.230**	3.250 ±0.430	13.136 ±4.234
模型组	10	42.085 ±8.964	29.145 ±6.603	1.574 ±0.350	9.179 ±1.465	0.801 ±0.273	3.001 ±0.230	12.719 ±5.983
正常对照组	10	33.704 ±13.432	27.316 ±8.884	1.555 ±0.428	8.398 ±3.463	0.668 ±0.333	3.120 ±0.370	11.528 ±3.784

注：* 与模型组、正常对照组比较，P <0.01；** 与正常对照组比较，P <0.05

模型组较正常对照组，在最终形成骨量参数方面，BV/TV 显著下降（P <0.05），MWT 呈下降趋势（P >0.05），成骨参数 OV/BV 则显著升高（P <0.05），其他成骨参数（OS/BS、dLs/BS）以及一些成骨细胞数量参数（OB%、OBI 等）也呈不显著的增加（P >0.05）。

治疗组在静力学参数方面，最终形成骨量参数 BV/TV 较模型组显著增加（P <0.05）。成骨参数 OV/BV 较正常对照组明显升高（P <0.05），成骨细胞数量参数（OB%、OBI 及 OB/1 厘米）均较其余两组显著增加（P <0.01）；在动力学参数方面。dLs/BS 与骨形成速率参数 BFR(T) 较正常对照组明显升高（P <0.05）。

三组间，矿化沉积率及矿化延迟时间均无显著差异（P >0.05）。

讨论

1. 绝经后骨质疏松症的动物造模 绝经后骨质疏松症与绝经后雌激素水平的明显下降存在显著的相关性，目前一般都以摘除卵巢的大鼠作为绝经后骨质疏松症的实验动物模型。本实验采用新西兰白兔。从实验结果分析，造模也是成功的。一方面，模型组在一些代表成骨活动的参数上，较正常对照组都有所增加，表明其成骨活动可能较正常对照组活跃；另一方面，在一些骨形成、矿化速率方面的参数相近的情况下。在最终形成骨量参数方面（如 BV/TV）较正常对照组明显下降，显示在成骨活动较为活跃的情况下。骨量仍有所下降。由此可以推测，破骨活动必然也有所增加，而且较成骨活动更活跃，表明了绝经后骨质疏松症高骨转换的代谢模式。

2. 雌激素对骨代谢的影响 目前认为只有在成骨细胞和单核基质细胞上才有雌激素受体,人破骨细胞上是否有雌激素存在,尚有待进一步证实。雌激素主要通过调节上述靶细胞的白介素 -6(IL -6)等耦合因子的旁分泌,来影响破骨细胞的分化、增殖,而抑制骨吸收的。绝经后,由于雌激素水平的明显下降,使这种调节作用明显减弱。而导致骨吸收与骨形成间的失耦合,使骨量进行性丢失,而形成骨质疏松症。

3. 尼尔雌醇对骨代谢的作用机制 国外 ERT 的首选药物为 17β -雌二醇,与孕激素联用,但由于价格昂贵,方法繁琐,难以在国内推广。尼尔雌醇为雌三醇衍生物,除可有效改善更年期症状外,还有调节骨代谢的作用。同时又对雌二醇的体内循环水平无明显影响,其作用可能不通过调节雌二醇水平而对骨代谢同样具有直接或间接的调节作用。另外,目前的临床资料显示,尼尔雌醇向子宫性(uterotropic)作用明显低于雌二醇,显示了其潜在的优势。

本实验显示,治疗组在一些有关骨形成量以及成骨活动的参数方面,均较正常对照组与模型组显著增加,同时,有关成骨细胞数量参数则较正常对照组明显增加,可以推测尼尔雌醇主要是通过增加模型兔的成骨细胞的数量,促进成骨,以维持模型兔的最终骨形成量。其中成骨细胞数量的增加,很可能与尼尔雌醇促进单核基质细胞、前成骨细胞的分化,以及成骨细胞募集和(或)增殖有关。

当然并不排除尼尔雌醇对骨吸收也具有一定的抑制作用,因为在模型组中多次观察到类似 How ship 陷窝以及切割锥这种骨吸收结构的出现,而以治疗组和正常对照组中则很少见到。这可能与比两组动物较高的雌激素水平对骨吸收所起的抑制作用有关,其对最终骨形成量也具有一定的决定作用。

今后此方面的研究,可从某些耦合因子(如 IL -6)着手,探讨雌激素在骨形成与吸收间耦合机制中的确切作用机制,以期进一步指导绝经后骨质疏松症的新药开发和临床用药。

(与史炜镔、杜宁、符诗聪、曲克服合著)

(原刊于《中华妇产科杂志》1997 年第 32(9)期,第 544 -547 页)

手法治疗实验性膝骨关节炎的
血流动力学研究

自 1938 年 Larsen 首先提出骨内压（IOP）概念以来,许多实验研究表明骨内高压在骨性关节炎（OA）发病中起了重要作用。通过骨内压测定能够预测和发现放射学前期甚至临床前期的骨内病变。彩色多普勒血流显像（CDFI）在灰阶 B 超显示血管解剖结构的基础上能提供血流的信息,IOP 及 CDFI 结合能较好地反映膝关节局部的血流动力状况。本实验从 IOP 及 CDFI 变化来观察手法对实验性 OA 的治疗作用。并探讨其作用机制,为临床治疗膝 OA 提供实验依据。

材料与方法

1. 动物及分组 新西兰纯种大白兔 18 只,均为 5 月龄雌性兔,体重2.7～3.2 千克。随机分为 A、B、C 三组,每组 6 只。A 组为对照组;B 组为手法治疗组;C 组为开窗治疗组。

2. 造模原理及方法 手术造成右下肢骨内高压形成兔右膝骨关节炎。戊巴比妥钠针（30 毫克/千克）兔耳缘静脉内麻醉。仰卧位固定于手术台上,两髋关节外展稍屈曲,双膝关节屈曲 30°于右腹股沟处作 1 厘米纵切口分离出股静脉,紧靠腹股沟韧带处作双重结扎,并于结扎线间切断。松开下肢,于右臀部髋关节后外侧做小切口,分离出髂内静脉的属支臀下静脉,同样行双重结扎,结扎线间切断。缝合皮下各层及皮肤。所有动物照常运动、负重,单笼饲养。

3. 治疗 治疗在造模后 6 周进行,共治疗 6 周。①对照组:不做治疗,仅以普通饲料喂养。②手法组：点揉膝周，每处 50 次；屈伸膝关节 10 次；逆、顺抱推右后肢各 10 次；大腿中上段坐骨神经部位点按 1 分钟；屈髋屈膝位按压腹股沟股动脉处，阻断血流 20 秒。然后伸膝松压，共重复 5 次。手法每天 1 次，每周 5 次，由专人操作。③开窗组：在静脉麻醉下于股骨内髁上方约 0.5 厘米和胫骨结节内侧切开皮肤及各层组织，剥离骨膜，用摇钻钻一直径为 4 毫米骨孔达臀髓腔，创面骨蜡止血。

4. 检测 ① IOP：使用 SY－Ⅱ 型智能生理压力测试仪，16 号带芯穿刺针。所有动物在造模前及术后 12 周在静脉麻醉下双下肢外展 15°、膝关节屈曲 30°位作双侧膝旁骨内压测定，右下肢保留穿刺针，在结扎右股静脉后再作骨内压测定。具体测量部位为股骨内髁上方约 0.5 厘米处及胫骨结节内侧，穿刺针穿通骨皮质达髓腔后，抽出针芯注入 $2500\mu\%$ 肝素生理盐水约 0.5 毫升，连接三通阀，调整仪器进行测压，待其测值平稳后记录其数值。C 组动物在开窗减压前再进行一次骨内压测量。取材前同时作双侧膝关节内压测量，测量方法除测压针为刺入关节腔内和导压管内充盈的为气体外，其他与骨内压测量基本相同。② CDFI：使用 Biosound－AU－4000 型彩超仪，选用探头频率为 13 兆赫，彩色频率为 7.5 兆赫。增益调至最大灵敏度而不产生噪声，脉冲重复频率设置在 500～1000 赫兹，帧频置于低水平，壁滤波置于 50 赫兹，脉冲 Doppler 取样容积的大小视血管而定，通常为 1.5～3 毫米。B 组兔造模 10 周后，将兔仰卧捆绑在固定板上，大腿前内侧行剃毛处理，屈髋、外展各 15°，充分暴露被检区。首先用 CDFI 从腹股沟到膝上做纵横扫查，当探及股动静脉时，仔细调整声束至与血管平行，在膝关节上 3～4 厘米的股动脉处作脉冲 Doppler 频谱检测。在血流检测完毕后，再作股动脉的内径测量。检测后做手法治疗，具体操作同前。手法后 10 分钟再重复检测。指标有：收缩期峰值速度（PSV）、舒张末期流速（EDV）、平均流速（MV）、加速度（ACC）、阻力指数（RI）、搏动指数（PI）、股动脉直径（D）、心率（HR）。

结果

1. 造模前后右膝旁骨内压测值明显增高，有非常显著意义（$P < 0.01$），见表 1。

表1 造模前膝旁骨内压测值及术后右膝旁骨内压测值(N=18)

	结扎股静脉前	结扎股静脉后	P值
LT	2.27 ±0.63		
LF	2.32 ±0.67		
RT	2.14 ±0.58	3.69 ±1.12	<0.01
RF	2.23 ±0.51	3.75 ±0.95	<0.01

注:单位:千帕;LT:左胫骨上端;LF:左股骨下端;RT:右胫骨上端;RF:右股骨下端

2. 患侧膝旁骨内压造模后与治疗后比较,A 组无显著差异,B、C 两组均有显著意义,C 组动物开窗前与取材前比较亦有显著差异,见表2。

表2 各组动物治疗前后右膝周骨内压测值变化($X \pm SD$)

		造模前	造模后	开窗前	治疗后
A	RT	2.15 ±0.67	3.52 ±1.43		3.08 ±0.63[ns]
	RF	2.16 ±0.53	3.63 ±1.22		3.15 ±0.71[ns]
B	RT	2.12 ±0.85	3.83 ±1.23		2.53 ±0.33[a]
	RF	2.45 ±0.45	4.22 ±0.83		2.60 ±0.49[b]
C	RT	2.28 ±0.38	3.80 ±0.94	3.21 ±0.70	2.57 ±0.48[ad]
	RF	2.18 ±0.48	3.60 ±0.96	3.03 ±0.69	2.30 ±0.47[ns]

上标字母表示:

ns: $P >0.05$ 与造模后对照比较;a: $P <0.05$ 与造模后对照比较;b: $P <0.01$ 与造模后对照比较;

c: $P <0.05$ 与开窗前对照比较;d: $P >0.01$ 与开窗前对照比较

3. 关节内压测量具有极大的个体差异($-1.0 \sim 1.0$ 千帕),变异系数均较大。

4. 健侧和患侧 CDFI 作配对比较,除心率外其他各项指标均有显著或非常显著差异,其具体测值见表3。

表3 兔健侧和患侧各具体测值

指标	健侧(SD ±X)	患侧(SD ±X)	T 值	P 值
PSV(厘米/秒)	59.40 ±5.07	48.58 ±4.56	10.06	<0.01
EDV(厘米/秒)	18.57 ±2.64	12.04 ±1.67	11.62	<0.01
ACC(厘米/秒²)	18.76 ±6.53	13.76 ±2.76	2.85	<0.05
RI	0.70 ±0.00	0.76 ±0.05	3.16	<0.05
PI	1.78 ±0.07	2.18 ±0.11	14.45	<0.01
MV(厘米/秒)	0.27 ±0.04	0.20 ±0.03	15.51	<0.01
D(毫米)	1.65 ±0.24	1.30 ±0.05	4.15	<0.01
HR	254.17 ±16.06	252.17 ±18.97	1.18	NS

5. 患侧手法前后 CDFI 各指标均有显著或非常显著差异,其具体测值及其 T,P 值见表 4。

表 4　患侧手法前后各测值及其 T,P 值

指标	手法前(SD ±X)	手法后(SD ±X)	T 值	P 值
PSV(厘米/秒)	48.58 ±4.56	61.35 ±6.69	8.75	<0.01
EDV(厘米/秒)	12.04 ±1.67	14.21 ±2.01	6.31	<0.01
ACC(厘米/秒²)	13.76 ±2.76	26.02 ±4.33	6.27	<0.01
RI	0.76 ±0.05	0.7 ±0.06	3.10	<0.05
PI	2.18 ±0.11	2.4 ±0.20	1.08	<0.05
MV(厘米/秒)	0.20 ±0.03	0.24 ±0.04	5.70	<0.01
D(毫米)	1.30 ±0.05	1.65 ±0.24	4.41	<0.01
HR	252.17 ±18.97	258.5 ±22.17	3.34	<0.05

讨论

1. 本实验的手法治疗是以已故著名中医魏指薪先生的伤科手法并借助于 IOP 及 CDFI 检测血流动力学指标,观察手法的治疗作用。实验采用结扎股静脉及臀下静脉,阻断后肢大部分静脉回流,同时又保留了股深静脉向髂外静脉回流这一通路,防止肢体过度肿胀及坏死。其膝关节结构发生类似临床上早期骨关节炎的改变。本实验在股静脉结扎后可引起胫骨上端和股骨下端骨内压同步大幅度上升,平均升高值右胫骨上端为 1.68 ±0.95 千帕,右股骨下端为 1.60 ±0.58 千帕,结扎前后骨内压具有非常显著的差异(P < 0.01)。对开窗组动物在开窗前(即造模 6 周后)作骨内压测定,发现其稍低于股动脉结扎后的骨内压,但仍高于股动脉结扎前的骨内压(P <0.01),说明本方法能有效地造成骨内持续高压。

对照组右膝旁骨内压较高,取材前与造模后比较无显著差异(P >0.05),表明骨内高压持续存在。手法组、开窗组各组治疗后与造模后的比较,骨内压下降明显,均有显著意义(P <0.01),其下降值比较以开窗组为最明显,说明采用直接在骨皮质开窗减压较彻底。

2. 在血流检测中各测值的变异系数较小,说明重复性好,具有较好的诊断价值。实验性膝 OA 兔动脉的 PSV、EDV、MV 和 ACC 明显减低,RI、PI 增高,这种改变是由骨内静脉瘀滞所致的骨内压力增高引起。Taylor 等在颅内血流的研究中也表明 RI 的增高与脑动脉灌注压的增高有很好的相关性,我们与 Taylor 等的研究结果均说明 RI 是反映远端阻力增加的一个敏感指标。PSV、EDV 和 ACC 的变化与 RI 一样,也与远端阻力的变化有关。患肢经手法治疗后 PSV、EDV、ACC、MV、HR 明显增高,D 增大,RI 明显降低,PI 无明显变化。说明手法不能明显地改变血管的性质,但能加快各期血流速度,提高加速度,增大股动脉直径,降低远端血管阻力,提高了单位时间内通过血管的血流量,为组织的代谢提供足够的营养和氧气,并清除有害的代谢产物。故手法治疗的机制可能是手法通过皮外的挤压而产生对血管的挤压,促进了血液的流动;同时由于手法的作用提高了肢体的温度,改变血液流变学性质,降低全血黏滞性,有利于血液的流动,这一点在本实验同时所作的血液流变学检测中已被证实。

（与王济纬、史炜镔、杜宁、符诗聪、曲克服合著）

（原刊于《中国骨伤》1997 年第 10(6)期,第 13 -15 页）

Clinical Biochemical Observation on the Treatment of Postmenopasul Osteoporosis with Gusong(骨松) II

ABSTRACT Objective: To assess the effect of Gusong II in treating postmenopausal osteoporosis and try to reveal its mechanism. **Methods**: Thirty-five women, 49 to 62 years old, with 5. 6 years menopause, were treated as the subjects and followed-up for 6 months, 12 months or 24 months. The course of treatment ranged from 6 months to 25 months with an average of 14 months. Some related biochemical parameters, such as serumestradiol (E_2), testosterone (T), the ratio of fasting urinary calcium to creatinine (Ca/Cr), the ratio of 24h urinary calcium to creatinine (24h Ca/Cr), 24h urinary E_2, and 24h urinary hydroxyproline (HOP) were measured before and after treatment. **Results**: After 6 −9 months or 1 −2 years of treatment, the levels of serum E_2 and 24h urinary E_2 were raised significantly, while the levels of serum T and urinary Ca/Cr fell evidently after one or two year's treatment. The levels of serum E_2 and 24h urinary E_2 were significantly correlated with the levels of fasting urinary Ca/Cr, 24h urinary Ca/Cr, serum T, and 24h urinary HOP respectively. **Conclusions**: Gusong- II can elevate the serum E_2 levels of postmenopausal women, reduce the discharge of urinary calcium and HOP, and inhibit bone resorption. The rise of the serum E_2 level might be correlated with the conversion of T to E_2.

KEY WORDS Gusong II, postmenopausal osteoporosis, biochemical parameter

Osteoporosis is a common bone metabolic and geriatric disease which jeopardizes the health of the aged. Since 1992, about 100 cases of osteoporosis have been treated with Gu-song(骨松) II , among whom 35 post-menopausal osteoporosis cases were then followed-up with satisfactory results, which was reported as follows.

METHODS

Criteria for Diagnosis

Osteoporosis diagnostic criteria referred to Orimo's criteria (1) recommended by the Committee of First National Conference on Metabolic Bone Disease, Done Densitometry and Its Clinical Application. The differential diagnoses of "deficiency of the Kidney and insufficiency of the Spleen" referred to The Reference Criteria for Deficiency Syndrome of Traditional Chinese Medicine (TCM)(2).

Subjects

The thirty-five cases of postmenopausal osteoporosis were enrolled in the study with an average age of 55.3 years(49 −62 years) and average menopause of 5.6 years.

Recipe and Administration

Gusong II (produced by Zhaoxiang Pharmaceutical Factory of TCM at the assignment of Public Health Bureau of Shanghai) was composed of Herba Epimedii, Rhizoma Polyg-onati, Concha Ostreae, Rhizoma Corydalis, etc. and capsulized (300 mg in each capsule, equivalent to 2 g crude herbs). It was taken orally 5 capsules each time, three times a day. The treatment course ranged from 6 months to 25 months with an average of 14 months. Twenty cases were followed-up. No vitamin D, calcitonin, estrogen, or other similar agents were taken by any of the subjects during the treatment.

Biochemical Parameters

Serum estradiol(E_2), testosterone(T), the ratio of fasting urinary calcium to creati-nine (Ca/Cr), the ratio of 24h urinary calcium to creatinine(24h Ca/Cr), 24h urinary E_2 and 24h urinary hydroxyproline (HOP) were measured before and after treatment. The serum E_2 and T were measured with immuno-radiometric assay (RIA) kits of WHO; urinary calcium was measured by methyl thymol blue method, urinary creatinine with non-de-protein method(Rongsheng Biological Reagent

Plant, Shanghai), and urinary HOP with modified chloramine-T method.

Statistical Analysis

The data of auto-control before and after treatment were analysed with P3D and P6D sub-programs of BMDP statistical system(University of California, USA, 1987).

RESULTS

After 6 −9 months or 1 −2 years, the levels of serum E_2 and 24h urinary E_2 were raised significantly, while the levels of serum T, urinary Ca/Cr and 24h urinary HOP fell markedly after one or two year's treatment. The levels of serum E_2 and 24h urinary E_2 were significantly correlated with the levels of fasting urinary and 24h urinary Ca/Cr, serum T, and 24h urinary HOP respectively. Serum E_2 and fasting urinary Ca/Cr were also correlated with 24h urinary E_2 and 24h urinary Ca/Cr, respectively (Table 1).

Table 1　Clinical Data and Statistical Analysis before and after Treatment

	Cases	Serum T/ (μg/ml)	Serum E_2/ (pg/ml)	Urinary E_2/ (Ca/Cr)	24h Urinary E_2/ (μg/ml)	24h Urinary/ (Ca/Cr)	24h Urinary HOP/ (mg/24h)
Before treatment	35	39.87 ±22.91	15.58 ±10.03	0.28 ±0.13	2.89 ±0.38	0.65 ±0.31	31.22 ±11.38
After 6~9 months treatment	35	21.42 ±14.12	23.60 ±15.35*	0.17 ±0.12	3.22 ±0.51*	0.57 ±0.23	30.21 ±12.42
After 1~2 years treatment	20	14.42 ±5.03**	41.11 ±26.03*	0.12 ±0.08*	3.59 ±0.94**	0.34 ±0.17*	27.53 ±10.07*

Notes: Compared with those before treatment, * $P < 0.05$, ** $P < 0.01$

DISCUSSION

The treatment with traditional Chinese medicine (TCM) of osteoporosis is based on the theory. The Kidney dominates the bones'. The recipe of Gusong II was derived from the theory of the late TCM doctor of renown, Dr. Wei Zhixin "reinforcing the Spleen while tonifying the Kidney". In this recipe, Herba Epimedii acts as a principal drug, which is to reinforce the Kidney and strengthen the Yang. It has long been confirmed as a preventive herb for osteoporosis. Rhizoma

Polygonati in the recipe is to strengthen the Spleen and replenish Qi, reinforce the Kidney and replenish the essence of life. It can be applied to cure dizziness and lassitude in the loin and leg. It invigorates Spleen-Qi, and replenish Spleen-Yin as well, and has an efficacy on poor appetite and weakness of the Spleen and the Stomach. It can promote the absorption (the essence of food) of nutritious substances. Moreover, used as an auxiliary drug, it aids the principal drug in tonifying the Kidney and strengthening the bones, waist and knees. Rhizoma Corydalis promotes blood circulation and flow of Qi by its acrid and dispersing nature, and has an analgetic efficacy on various analgetic symptoms and signs. It is used in the recipe to alleviate the insidious pain due to osteoporosis. Concha Ostreae has a tropism to Liver and Kidney channels, strengthens the bones and joints, acts as adjuvant and conductant drug with Rhizoma Corydalis, and is applied here to promote the intake of calcium.

This clinical observation was made on the basis of our early laboratory studiesc 4.5). The level of serum E_2 in the women subjected to the study was elevated significantly, from which it was inferred that Gusong Ⅱ might have stimulating and regulating effects on the postmenopausal ovary. In both sexes, the gonads produce and secrete estrogen and androgen as well, and adrenal and peripheral tissues are also involved in the production and conversion of sex steroids. The precursor of all sex steroids is cholesterol. The principal steroids produced are androstenedione (A) and testosterone. The gonads then convert them to androgens. The normal pituitary gland does not degenerate until the age of seventy, so the function of postmenopausal pituitary usually remains normal. The drop of the level of estrogen will influence through feedback system the hypothalamus-pituitary-gonad axis, and enhance the secretion of gonadotrophin. In short, the potential of pituitary has been stimulated to its height. The influence of Gusong Ⅱ on the conversion of sex steroids in ovary, adrenal and peripheral tissues might be the main mechanism of regulation. The rise of the circulating E_2 level was probably attributed to the elevated response of ovary to gonadotrophin after the administration of Gusong.

Though the conversion of sex steroid is much less in adrenal and peripheral tissues, it is of great importance to postmenopausal women, especially for those totally oophorectomized women. The conversion of T to E_2 in both ovary and peripheral tissues was probably responsible for the rise of the circulating E_2 level and the negative correlation of T with E_2.

To some extent, the ratio of urinary calcium to creatinine and 24h urinary HOP reflect the metabolism of inorganic and organic substances respectively. The marked drops of the levels of urinary Ca/Cr and 24h HOP were significantly correlated to the changes of sex hormones, which corresponded to our early laboratory studiesc 4.5), and indicated that Gusong II had a regulating effect on sex hormones, thus inhibiting bone resorption. Also, all this was perfectly congruous with the TCM theory of "The Kidney dominates the bone". Moreover, while Gusong II exercised similar effect on the skeletal system as hormone replacement therapy does, it has no side effect as the latter.

In addition, the significant correlation between serum E_2 and 24h E_2, fasting urinary Ca/Cr and 24h urinary Ca/Cr suggested that serum E_2 and 24h E_2, fasting urinary Ca/Cr and 24h urinary Ca/Cr were equivalent in value in diagnosis, and the doctors can choose an easier or more preferable one in their practice.

The clinical data in this study also revealed some defects of Gusong II: (1) It was slow to take effect, and therefore the recipe remains to be innovated. In the recipe of Gusong II, although Rhizoma Corydalis could promote the flow of Qi to alleviate pain, the analgetic efficacy of Gusong II remains limited, and so calcitonin and other analgetics should be used simultaneously at the early stage.

（与史炜镔、张昊、杜宁、王济纬、符诗聪、杨建、曲克服合著）

（原刊于 CJIM 1998,第 4(1 期),第 9 −11 页.）

健骨冲剂对去卵巢大鼠股骨及
腰椎的生物力学作用

妇女绝经后雌激素水平下降导致骨转换速率加快,骨量下降引发骨质疏松症,直接表现为骨的生物力学特性降低,骨折危险性增加。现有文献报道卵巢摘除术(OVX)诱导的原发性骨质疏松症大鼠模型在去卵巢2周后即可以观察到血清降钙素水平显著低于SHAM组,尿吡叮酚、脱氧吡叮酚水平显著高于SHAM组。骨小梁骨量的丢失开始有显著意义,1个月后检测到骨密度显著降低。目前,国外尚无此类观察到骨生物力学特性有显著性降低的报道。本实验观察了雌性SD大鼠OVX 1个月后骨生物力学特性的改变以及中药健骨冲剂的预防作用,并与尼尔雌醇、仙灵骨葆进行对照。

材料与方法

1. 动物6月龄SD大鼠77只,体重280±20克,由中科院动物实验中心提供(中科院实验动物合格证号:99-004)。

2. 药物和试剂健骨冲剂主要成分为党参、生白术、淫羊藿等,李国衡教授经验方,由上海瑞金医院制剂室提供;尼尔雌醇片,由上海华联制药有限公司生产,批号:971201;仙灵骨葆,由贵州仙灵药业有限责任公司生产,批号:980404。

3. 动物分组及处理随机分为7组:SHAM组、OVX组、JL组、JM组、JH组、E组、X组。各组大鼠以1%戊巴比妥钠腹腔麻醉,无菌条件下手术。SHAM组剖腹找到卵巢后立即放回原处,关闭腹腔;其余各组摘除双侧卵巢,关闭腹腔。术后 SHAM 组、OVX 组正常饲养;E 组灌喂尼尔雌醇,剂量:0.016 6 毫克/100 克/只(成人每千克体重每个月的 8 倍),每个月 2 次;余组分别每天一次用含药饲料(正常饲料含量:每天每只大鼠 7.5 克)喂养,剂量:X 组:仙灵骨葆 26.65 毫克/100 克体重/只/天(成人每千克体重每天的 8 倍);JL 组,健骨冲剂 0.732 克/100 克体重/只/天(成人每千克体重每天的 4 倍);JM 组,健骨冲剂 0.1 464 克/100 克体重/只/天(成人每千克体重每天的 8 倍);JH 组,健骨冲剂 0.2 928 克/100 克体重/只/天(成人每千克体重每天的 16 倍)。

4. 观察指标及方法

(1)股骨三点折弯力学指标的测定取完整的右侧股骨,测定股骨中段直径,采用万能实验机[INSTRON 221 型万能材料实验机(英国)]测定:屈服载荷、最大载荷、断裂载荷、屈服变形,计算出屈服应力、抗弯强度、断裂应力及弹性模量。

(2)腰椎抗压力学指标的测定取第 4 腰椎椎体。测定中段直径,采用万能实验机测定最大载荷,计算出抗压强度。

5. 统计学处理采用 SAS 6.04 软件,两组比较采用 t 检验,多组间比较采用方差分析。

结果

1. 股骨生物力学特性(表1)去卵巢 1 个月后 OVX 组与 SHAM 组比较,仅弹性模量的升高和中段直径的增大有显著性差别;股骨屈服载荷、最大载荷、破坏载荷、屈服应力、抗弯强度、破坏应力等指标均只表现出一定的变化趋势而无显著性意义。与 OVX 组比较,几组的抗弯强度显著高于后者,中段直径显著小于后者;屈服应力、破坏应力表现出高于后者的趋势;JM 组在最大载荷、抗弯强度和破坏应力方面表现出增高趋势,在中段直径方面表现出小于后者的趋势;JH 组仅在抗压强度、破坏应力方面表现出优于 OVX 组及中段直径小于后者的趋势。JL、JM、JH 三组的弹性模量均显著高于 E 组,其余指标与后者无显著性差异。

表1 造模1月后各组股骨生物力学状况

组别	屈服载荷 （牛顿）	最大载荷 （牛顿）	断裂载荷 （牛顿）	弹性模量 （牛顿/毫米）	直径 毫米	屈服应力 （牛顿/毫米²）	抗弯强度 （牛顿/毫米²）	断裂应力 （牛顿/毫米²）
SHAM 组	59.27 ±9.09	76.90 ±7.48	61.36 ±17.26	77.72 ±2.39 *	3.44 ±0.16	9.67 ±1.71	12.58 ±1.96	10.01 ±2.97
JL 组	59.27 ±9.22	80.73 ±6.68	66.33 ±15.23	80.26 ±2.30 △	3.46 ±0.17	10.09 ±1.81	13.71 ±1.04 *	11.44 ±2.98
JM 组	58.40 ±7.41	82.30 ±11.80	66.62 ±25.61	80.74 ±2.51 △	3.53 ±0.15	9.17 ±0.97	12.86 ±0.75	10.25 ±3.43
JH 组	0.20 ±11.2	80.40 ±11.3	67.87 ±18.01	80.52 ±1.51 △	3.57 ±0.19	9.38 ±1.34	12.59 ±1.39	10.58 ±2.79
X 组	56.50 ±8.36	75.80 ±7.76	50.13 ±14.23	79.05 ±1.41 △	3.64 ±0.13	8.82 ±0.97	11.56 ±1.79	7.80 ±1.90
E 组	3.55 ±13.6	83.45 ±15.60	72.36 ±15.81	75.29 ±2.14 *	3.61 ±0.33	10.21 ±3.04	13.41 ±2.66	11.73 ±3.97
OVX 组	62.18 ±6.78	77.55 ±9.63	65.60 ±23.72	80.04 ±1.84	3.70 ±0.26	9.23 ±1.29	11.45 ±1.32	9.45 ±3.02

注：与 OVX 组比较：* P <0.05；与 E 组比较：△P <0.05

2. 腰椎生物力学特性（表2）去卵巢1个月后与 SHAM 组比较，OVX 组抗压强度的降低和椎体直径的增加有显著性差异。与 OVX 组比较。JL 组各项指标均无明显差异；JM 组抗压强度的增高有显著性差异，抗压载荷表现出增高的趋势；JH 组仅抗压载荷表现出现增高的趋势。JL、JM、JH 三组的椎体直径均显著高于 E 组，而抗压强度均显著低于后者；与 X 组比较，各项指标无显著性差异，JL 组抗压载荷有降低趋势，JM 组抗压强度有增高趋势。

表2 造模1个月后各组腰椎生物力学状况

组别	抗压载荷 （牛顿）	椎体直径 （毫米）	挤压强度 （牛顿/毫米²）
SHAM 组	122.78 ±30.64	2.58 ±0.22 *	23.32 ±1.65 * △
JL 组	126.90 ±26.90	2.79 ±0.18 △	21.09 ±1.08 △
JM 组	134.60 ±41.55	2.78 ±0.18 △	22.08 ±1.83 * △
JH 组	138.20 ±35.74	2.91 ±0.14 △	20.63 ±1.46 △
X 组	137.67 ±27.02	2.98 ±0.16 △	19.92 ±1.42 △
E 组	146.40 ±23.43	2.56 ±0.13 *	28.72 ±1.87 *
OVX 组	127.78 ±43.24	2.83 ±0.21 △	19.82 ±1.56 △

注：与 OVX 组比较：* P <0.05；与 E 组比较：△P <0.05

讨论

1. 动物模型生物力学特性的改变 与 SHAM 组比较。OVX 组术后1个月时股骨承受的屈服、最大、断裂3种载荷及应力均无显著性差别；腰椎的抗压载荷也无显著性差别，但抗压强度（即应力）显著低于后者。说明造模1

月,在生化指标、骨小梁形态以及骨密度已能检测到显著性改变时,皮质骨生物力学特性和松质骨结构力学特性指标仍不能观察到显著性改变,仅反映松质骨材料力学特性的腰椎抗压强度观察到显著性改变。提示骨质疏松症模型的发生过程中,骨生物力学特性指标的敏感性低于前述几种指标,其中,松质骨应力的敏感性相对较高;暗示骨质疏松症时骨折危险性是在生化指标、骨小梁形态及骨密度显著改变之后才开始显露的。这与临床的观测相符:骨质疏松症患者骨折危险性是在骨密度检查出现明显降低(低于 2 个 SD)后才开始有意义的;最先发生的骨折一般是胸腰椎(此处松质骨较多)处的压缩骨折。

弹性模量是反映骨质内在特性的指标,与骨的尺寸大小无关,主要受骨小梁定向和骨密度变化的影响。OVX 组股骨弹性模量显著低于 SHAM 组,说明其股骨脆性增加,韧性下降,如果此时骨强度低,即提示骨折危险性高。同时发现弹性模量是皮质骨生物力学检测中最早改变的指标,比同样是反映材料力学特性的应力更敏感。可能与其主要受骨小梁定向和骨密度变化的影响而不受骨尺寸大小的影响有关。

另外,本研究发现 OVX 组股骨中段直径明显高于 SHAM 组,椎体直径明显高于 SHAM 组和雌激素组,证实卵巢摘除后骨质疏松症模型大鼠骨骼发育增大,这与 Roger E 等观察到的现象相符。这种形态上的壮大短期内抵消了骨小梁骨量降低导致的骨折危险性增加,可以作为 OVX 组去卵巢短期内(1 个月)骨小梁已有改变时受骨形状大小影响的载荷值却没有明显降低的解释。同时证实消除骨尺寸影响的弹性模量和应力成为生物力学检测中较早反应骨折危险性的敏感指标。

OVX 组腰椎抗压强度和股骨弹性模量均显著低于 SHAM 组,提示 OVX 诱导绝经后骨质疏松症实验模型复制是成功的。OVX 组股骨远端和腰椎的不脱钙骨切片观察到骨小梁变细减少的现象进一步证实了这点目前已完成进行计算机图像分析处理,另文发表。

2. 健骨冲剂预防大鼠骨质疏松症的疗效　在预防皮质骨骨折方面,去卵巢 1 个月后 JL 组的股骨抗弯强度显著优于 OVX 组,中段直径与 SHAM 组相似显著小于后者,屈服应力、破坏应力表现出优于后者的趋势,提示低剂量的健骨冲剂用药 1 个月即可以有效预防实验大鼠的骨质疏松症发生,减少皮质骨骨量丢失,提高皮质骨生物力学特性,降低骨折危险性。JM 组在最大载荷、抗弯强度和破坏应力方面表现出优于 OVX 组的趋势,同时中段直径有小于后者的趋势;JH 组在抗压强度、破坏应力方面表现出优于 OVX 组及中段直径小于后者的趋势;提示中、高剂量的健骨冲剂有预防大鼠骨质疏松症皮质骨丢失的趋势,但短期内疗效不如低剂量组。

　　JL、JM、JH 三组的弹性模量均显著高于 E 组和 SHAM 组,提示 3 种剂量的健骨冲剂短期内无雌激素样作用并增加皮质骨脆性,但其最大载荷和抗弯强度有明显的增加趋势,显示有降低骨折危险性的趋势,可能与健骨冲剂改善皮质骨骨量和结构的方式有关,在增加骨强度的同时降低了韧性。与中药对照组仙灵骨葆比较,JL、JM、JH 三组屈服应力、抗弯强度、破坏应力等指标均有优于后者的趋势,长期治疗可能会显示出显著性(目前正在进行这方面的工作)。

　　在预防松质骨骨折方面,与 OVX 组比较,JL 组各项指标均无明显差异;JM 组抗压强度的增高有显著性差异,抗压载荷表现出增高的趋势;JH 组仅抗压载荷表现出增高的趋势;提示在预防大鼠骨质疏松症松质骨丢失时,短时间内(1 个月)中剂量的健骨冲剂疗效最佳,能够显著提高动物模型松质骨生物力学特性,减少脆性骨折倾向,可能与其改善骨重建偶联,增加骨量(包括骨矿物质和骨基质),改善骨结构有关。JL、JM、JH 三组的椎体直径均显著高于 E 组;而抗压强度均显著低于后者证实健骨冲剂无雌激素样作用。与 X 组比较,JM 组抗压强度的增高趋势暗示其后期疗效可能会显示出明显优势。

　　实验提示短期使用健骨冲剂能够改善松质骨生物力学特性,尤其是材料力学特性,在一定程度上预防雌激素骤然减少导致的骨折危险性增加。可能与其提高患者血清雌激素、降低尿 Ca/Cr 水平以及延长动物模型成骨细胞成骨期,增加骨量有关。作为纯中药制剂,其无雌激素长期使用产生的多种副作用,又有优于同类产品的趋势,是一种颇具研究和应用前景的复方药物。我们将进一步研究和论证其对骨质疏松症的治疗机制。

　　　　　　　　　　　　(与王晓达、张风华、符诗聪、史炜镔、杜宁合著)

　　　　　　(原刊于《中国骨伤》2001 年第 14(10)期,第 601 - 603 页)

正常雌猕猴骨密度与年龄关系
的初步研究

妇女绝经后骨量快速丢失日益受到重视。这方面的研究已进行了大量动物实验。猕猴与人类同为灵长类动物,在进化树中与人类的位置最近,在骨质疏松症相关的动物实验研究中更具重要意义。本文分析了 30 例正常雌猕猴骨密度与年龄的关系,为其在防治骨质疏松症动物实验的应用中提供一些方法和参考数据。

材料与方法

1. 研究对象正常雌性猕猴 30 只,购自中国科学院上海分院;猴龄 6～20 岁,其中 6～8 岁者 22 只,12～13 岁者 4 只,15～20 岁者 4 只。正常光照,20℃;混合人工饲料加水果、蔬菜适应饲养 6 个月。

2. 方法采用双能 X 线骨密度测定仪(DEXA,美国 LUNAR 公司生产,Expert1313 型),前后位法测量肋骨、髋骨、脊椎及总躯干骨;头骨、上肢骨、下肢骨和全身骨密度(骨密度,克/厘米^2)。仪器由计算机控制,自动定位、测量和存储数据,重复测量误差 <1%。

3. 统计学处理全部数据使用统计软件 SAS6.04 处理,组间比较采用方差分析。

结果

不同年龄组正常雌猕猴不同部位的骨密度有显著差异:与12～13岁组比较,6～8岁组和15～20岁组头骨和全身骨密度均显著低于前者;上肢骨和下肢骨有低于前者的趋势;同时 15～20 岁组的头骨密度显著低于 6～8 岁组（表 1）。

表 1　雌猕猴头部、上肢、下肢和全身骨密度与年龄的关系　　单位:克/厘米²

组别	例数	头骨	上肢骨	下肢骨	全身骨
6～8 岁组	22	1.236 ±0.021 *	0.698 ±0.015	0.707 ±0.013	0.078 ±0.059 *
12～13 岁组	4	1.383 ±0.043	0.721 ±0.013	0.774 ±0.036	0.816 ±0.013
15～20 岁组	4	1.072 ±0.022 ▲△	0.679 ±0.021	0.696 ±0.021	0.755 ±0.012 *

注:与峰值骨量期组比较: * P <0.05,▲P <0.01;与青春期组比较:△P <0.05

6～8 岁组和 15～20 岁组髋骨以及 6～8 岁组躯干骨密度显著低于同部位 12～13 岁组;6～8 岁组和 15～20 岁组肋骨和脊柱骨以及 15～20 岁组躯干骨密度有低于同部位 12～13 岁组的趋势(表 2)。

表 2　雌猕猴肋骨、脊柱骨、髋骨及躯干骨密度与年龄的关系　　单位:克/厘米²

组别	例数	肋　骨	髋　骨	脊柱骨	躯干骨
6～8 岁组	22	0.641 ±0.013	0.683 ±0.011 *	0.621 ±0.011	0.644 ±0.083 *
12～13 岁组	4	0.690 ±0.019	0.784 ±0.018	0.684 ±0.018	0.712 ±0.023
15～20 岁组	4	0.642 ±0.009	0.670 ±0.023 ▲	0.630 ±0.019	0.669 ±0.022

注:与峰值骨量期组比较: * P <0.05,▲P <0.01

讨论

雌性灵长类动物是否与女性相似存在绝经后骨丢失。国内外的研究还较少,本文就此做了一些观察和分析。

雌猕猴性成熟始于 3～4 岁,自然绝经时间在出生后 15～20 年。有规律的月经周期,每 28 天为一个循环,与人类十分相似。一般寿命在 20～25 年,国外有报道老年猕猴在 30～37 岁。人类女性性成熟始于 12 岁左右,自然绝经在 45～60 岁,与人类女性生命周期对照,猕猴各生理阶段出现的年龄约是人类年龄的 1/3。有关人类女性的峰值骨量期的文献报道不尽一致,且因部位不同而有差异,但都肯定此期应在青春期后成人期的早几年内到达,此后骨量随增龄有少量丢失,绝经前骨量变化小。此时的骨量可以代表峰值骨量,据此可以认为 36～39 岁妇女骨密度为峰值。相应的,如果猕猴骨密度变化与人类相似,则 12～13 岁猕猴应处于峰值骨量期,这一点在以往报道及本次实验中得到证实。因此推断,本研究所选的雌猕猴依据其年龄分别相当于青春期、峰值骨量期(成熟期)、绝经初期。

我们发现雌猕猴绝经后骨丢失与人类十分相似:正常妇女绝经后骨量丢失加快,平均每年 1%～2% ,在绝经后的 5～8 年内可高达 3%～8% ;本研究显示正常雌猕猴峰值骨量期的骨密度高于青春期和绝经初期,提示健康雌猕猴存在与人类相似的骨密度改变:青春期骨量增加,于成熟期几年内达峰值骨量。以后骨量随增龄而减少,绝经后骨量迅速丢失。Jayo 等别纵向观察到的正常雌猕猴骨密度增龄性改变年轻组(3.7～6.5 岁)显著升高,成熟组(6.5～10.5 岁)无显著改变,年老组(10.5～22 岁)有降低趋势,与之类似。

雌猕猴峰值骨量期的骨密度高于青春期和绝经初期。以头骨、髋骨和全身骨密度最明显。三个部位青春期组和绝经初期组的骨密度显著低下峰值骨量期组,甚至发现头骨骨密度在绝经初期显著低于青春期。提示这些部位是正常雌猕猴年龄相关性骨转换敏感区。即存在高速率骨转换。人类骨密度增龄性改变与绝经后雌激素分泌减少及运动、营养有关,其中雌激素的作用最为重要,还未见到有关猕猴这方面机制的报道。Leas 等的报道可以作为本研究的部分解释:一方面,健康雌猕猴的骨小梁形态计量学显示青年组(3～4 岁)骨形成速率显著高于成熟组(11～16 岁)和老年组(22～24 岁);另一方面,与人类妇女随年龄增加空腹尿钙/尿肌苷逐渐增高一致,健康雌猕猴的尿钙/尿肌苷水平随增龄而升高。提示雌猕猴随增龄骨形成速率降低,同时骨吸收速率逐步加快:当小于骨形成速率时,骨量增加;当等骨形成时,骨量无显著变化,骨密度达峰值,相当于峰值骨量期;当大于骨形成时,骨量减少,骨密度逐步下降。由于骨吸收速率增高并非匀速,所以骨密度改变也不是匀速的,如绝经后雌激素遽然减少,骨转换加快,骨吸收速率提高幅度远远大于骨形成,两者差值加大,骨密度表现为快速下降。

皮质骨和松质骨的积累和丢失是不同步的,松质骨积累和丢失的速度均快于皮质骨。在所有检查几个部位中,头骨骨密度变化最快,可能与其松质骨相对较多有关;青春期躯干骨整体骨密度显著低于峰值骨量期,可以解释为此处松质骨比重相对多于四肢骨,骨量积累速度快,单位时间积累量多。

上肢骨、下肢骨、肋骨和脊柱骨密度变化不明显与骨丢失开始时间和丢失速率随部位不同有关,前三者因其皮质骨相对含量高导致骨密度改变慢而难以观察。雌猕猴绝经后脊柱骨密度没有明显丢失,Kruegr 等也报道过这种情况,认为与老年猕猴骨关节炎发病增加有关,可以通过测量侧位椎体骨密度来减轻该影响。

　　猕猴增龄性骨丢失与人类基本一致,本文提供了雌猕猴几个典型时间的骨密度数据,发现雌猕猴头骨、髋骨和全身骨密度在这方面敏感,尤其头骨敏感度最高,且易于双能 X 线骨密度仪测定,可以作为观测雌猕猴骨密度的敏感指标。随着图像处理技术的进步,可以进一步检测雌猕猴股骨颈,Wards 三角和腰椎的骨密度,观察它们的灵敏性及与人类的关系。

（与王晓达、杜宁、仇建国、张凤华、史炜镔合著）

（原刊于《中国骨伤》2001 年第 14(9)期,第 529 - 530 页）

健骨冲剂对去卵巢大鼠骨组织
形态计量学的影响

妇女绝经后雌激素水平下降导致骨转换速率加快,骨量下降引发骨质疏松症。现有文献报道卵巢摘除术(OVX)诱导的原发性骨质疏松症大鼠模型在去势 2 周后即可以观察到血清降钙素水平显著低于 Sham 组,尿吡啶酚、脱氧吡啶酚水平显著高于 SHAM 组。骨小梁骨量的丢失开始有显著意义,1 个月后检测到骨密度显著降低。本实验运用骨组织形态计量学(histomorphom-etry)检测方法观察健骨冲剂对切除卵巢诱导骨质疏松症大鼠模型的影响,旨在评估早期短期应用健骨冲剂对绝经后骨质疏松症的预防作用并试图揭示其作用机制。

材料与方法

1. 6 月龄 SD 大鼠 60 只,体重(280 ±20)克。由中科院动物实验中心提供(中科院实验动物合格证号:99 −004)。

2. 药物和试剂健骨冲剂主要成分为党参、生白术、淫羊霍等李国衡教授经验方。由上海瑞金医院制剂室提供;仙灵骨葆,由贵州仙灵药业有限责任公司生产,批号:980404。

3. 仪器德国 Zeiss 公司 VIDAS 全自动图像分析系统。

4. 动物分组及处理动物随机分为假手术(SHAM)组、模型(OVX)组、仙灵骨葆(X)组、健骨冲剂低剂量(JL)组、健骨冲剂高剂量(JH)组、健骨冲剂中剂量(JM)组,每组 10 只。SHAM 组行伪手术,余行双侧卵巢摘除术。术后 SHAM 组、OVX 组正常饲料。余组含药饲料喂养: X 组,仙灵骨葆

26.65 毫克/100 克体重/只/天(成人每千克体重每个月的 8 倍);JL 组,健骨冲剂 0.073 2 克/100 克体重/只/天(成人每千克体重每个月的 4 倍);JM 组,健骨冲剂 0.146 4 克/100 克体重/只/天(成人每千克体重每个月的 8 倍);JH 组,健骨冲剂 0.292 8 克/100 克体重/只/天(成人每千克体重每个月的 16 倍)。术后第 21 天、第 28 天肌注盐酸四环素(50 毫克/千克),第 30 天处死取材：股骨远端、胫骨近端,第三腰椎,制备不脱钙塑料切片。

5. 观察指标及方法于全自动图像分析系统上作骨组织形态计量学测定,以一维之线、二维之面分别估测二维之面、三维之体,每张切片每个指标测 10 个视野。

骨计量静力学参数：①BV/TV：单位体积骨小梁骨量,% ,视野中骨小梁面积占视野面积的百分比。② Tb·Th：平均骨小梁宽度,微米,每个视野测 10 个宽度,求平均值。③FLAW：平均骨小梁间距,微米,每个视野测 10 个宽度,求平均值。④JOINT：骨小梁节点数。单位视野中骨小梁交汇点的数目。⑤END：骨小梁游离末端数。单位视野中骨小梁断端的数目。

上述参数可作为检测当时的最终形成骨量指标。

骨计量动力学参数(指时间上的动态观察)：①MAR：矿化沉积速率,微米/天,四环素双标记线中点间的平均距离乘以 π/4,再除以 2 次标记所间隔的时间。②BFR(T):组织水平的骨形成速率,以 MAR 乘以相对骨形成面(以四环素单标记面 +1/2 四环素双标记面 1/骨小梁周长表示),即每天骨形成量。

6. 统计学处理采用 SAS6.04 软件行方差分析。

结果

1. 股骨远端骨小梁形态计量学指标(表 1)与 SHAM 组比较,OVX 组 BV/TV 降低,节点数减少,骨小梁厚度变薄,小梁间距增宽,MAR 延长,BFR(T)加快,均有统计学意义。与 OVX 组比较,JL 组骨小梁厚度增宽,小梁间距减小,MAR 延长,BFR(T)加快(P <0.05);JM 组 BV/TV 升高,骨小梁厚度增宽,小梁间距减小(P <0.05);JH 组骨小梁厚度增宽,小梁间距减小(P <0.05)。与 X 组比较,JL 组骨小梁游离末端数减少。MAR 延长,BFR(T)加快(P < 0.05);JM 组 BV/TV 升高,骨小梁厚度增宽(P <0.05);JH 组骨小梁游离末端

数减少,厚度增宽,间距减小($P<0.05$)。

表1 股骨计量学图像分析结果

	BV/TV/%	JOINT/个	END/个	Tb. Th/微米	FLAW/微米	MAR/天	BFR(T,/天)
SHAM	64.03 ±7.17	4.60 ±1.43	0.40 ±0.52	160.6 ±19.5	193.0 ±7.7	1.01 ±0.12	0.63 ±0.06
OVX	38.39 ±4.07 s	2.00 ±1.49 s	1.00 ±0.67	77.5 ±4.0 sx	262.0 ±36.5 sx	1.35 ±0.18 s	0.87 ±0.12 s
JL	41.49 ±4.91	2.60 ±1.26 s	0.20 ±0.42x	132.4 ±11.7 as	168.9 ±20.0as x	1.65 ±0.34 s ax	1.04 ±0.23sa x
JM	50.79 ±7.30as x	3.00 ±0.94 s	1.20 ±1.03 s	158.8 ±13.7 ax	142.6 ±7.3 as	1.23 ±0.25 s	0.80 ±0.17 s
JH	41.40 ±3.27	2.40 ±1.07 s	0.20 ±0.42x	105.7 ±18.9 ax	124.0 ±21.8as x	1.30 ±1.12 s	0.83 ±0.06 s
X	43.32 ±7.94	2.20 ±1.23	1.60 ±0.84 s	120.8 ±14.7 sa	146.9 ±11.6 as	1.32 ±0.16 s	0.82 ±0.11 s

注：a：与 OVX 组比较 $P<0.05$；与 SHAM 组比较 $P<0.05$；与 X 组比较 $P<0.05$

2. 腰椎骨小梁形态计量学指标(表2)与 SHAM 组比较,OVX 组 BV/TV 降低,节点数减少,骨小梁厚度变薄,MAR 延长,BRF(T)加快,均有统计学意义。与 OVX 组比较,JL 组 BV/TV 增加,节点数增加。厚度增宽,间距减小,MAR 延长($P<0.05$);JL 组 BV/TV 升高,节点数增加,小梁宽度增宽,间距减少($P<0.05$)。与 X 组比较,JL 组小梁节点数增加,MAR 延长,BRF(T)加快($P<0.05$);JH 组小梁节点数少($P<0.05$)。

表2 第三腰椎骨计量学图像分析结果

	BV/TV/%	JOINT/个	END/个	Tb. Th/微米	FLAW/微米	MAR/天	BFR(T,/天)
SHAM	56.53 ±7.40	3.40 ±0.84	0.60 ±0.52	188.9 ±11.9	199.9 ±5.4	1.06 ±0.19	0.66 ±0.13
OVX	27.33 ±10.13 s	0.80 ±0.79 s	0.08 ±1.03	78.6 ±8.1 s	204.3 ±315.2	1.39 ±0.18 s	0.85 ±0.12 s
JL	44.04 ±9.52	4.00 ±1.15 ax	0.80 ±0.79	139.5 ±6.9 as	164.4 ±21.3 as	1.49 ±0.22 sx	0.97 ±0.17 sx
JM	51.93 ±8.37a	2.80 ±0.42a	0.80 ±0.79	140.4 ±11.8 as	178.5 ±17.1 as	1.25 ±0.15	0.80 ±0.10
JH	37.51 ±7.94 as	1.40 ±0.52 sx	1.00 ±0.94	137.9 ±7.3 as	155.1 ±19.3 as	1.31 ±0.22 s	0.82 ±0.15
X	43.22 ±7.94 as	2.20 ±0.42 as	1.20 ±0.79	129.2 ±19.0 as	163.3 ±19.3 as	1.22 ±0.28 s	0.76 ±0.20 s

注：a:与 OVX 组比较 $P<0.05$；s:与 SHAM 组比较 $P<0.05$；x:与 X 组比较 $P<0.05$

3. 胫骨近端骨小梁形态计量学指标(表3)与 SHAM 组比较,OVX 组骨小梁 BV/TV 降低,节点数减少,游离末端增加,厚度变薄,MAR 延长。BFR(T)加快,均有统计学意义($P<0.05$)。与 OVX 组比较。JL 组小梁游离末端减少,厚度增宽,间距减小($P<0.05$);JM 组 BV/TV 升高,节点数增加,游离末端减少,厚度增宽,MAR 缩短,BFR(T)减慢($P<0.05$);JH 组骨小梁 BV/TV 增加,游离末端减少,间距减小($P<0.05$)。与 X 组比较,JL 组小梁间距减小($P<0.05$);JM 组 BV/TV 升高,节点数增加,MAR 缩短,BFR(T)减慢($P<$

0.05）；JH 组骨小梁 BV/TV 增加，厚度变薄，间距减小（P <0.05）。

表3　胫骨计量学图像分析结果

	BV/TV/%	JOINT/个	END/个	Tb. Th/微米	FLAW/微米	MAR/天	BFR(T,/天)
SHAM	62.28 ±3.46	3.60 ±0.84	1.00 ±1.15	166.7 ±10.7	132.7 ±6.4	1.19 ±0.20	0.76 ±0.14
OVX	29.31 ±2.71 s	1.80 ±1.23 s	2.40 ±1.57 s	96.8 ±7.4 sx	196.5 ±22.2 sx	1.47 ±0.25 s	0.92 ±0.16 s
JL	35.19 ±3.62 s	2.2 ±1.03 s	1.00 ±0.67a	143.1 ±6.4 as	147.8 ±15.9 ax	1.53 ±0.18 s	0.95 ±0.12 s
JM	58.68 ±6.61as x	3.20 ±1.32 ax	1.20 ±1.03a	120.5 ±6.3 as	206.5 ±24.7	1.05 ±0.24 as	0.66 ±0.15 ax
JH	51.09 ±15.66as x	2.00 ±0.94 s	0.20 ±0.42a	101.9 ±31.3 ax	161.7 ±25.3as x	1.38 ±0.17 s	0.85 ±0.11
X	39.71 ±12.90 as	1.20 ±0.79 s	0.80 ±0.42a	136.3 ±17.0 as	221.2 ±7.3 as	1.44 ±0.22 s	0.90 ±0.13s

注：a：与 OVX 组比较 P <0.05；s：与 SHAM 组比较 P <0.05；x：与 X 组比较 P <0.05

讨论

1. 动物模型的骨形态计量学改变　雌性大鼠在6～9 个月时进入骨生长静止期。这时的骨代谢相对稳定，骨膜扩展直到 10 个月时结束；美国食品与药品管理局（FDA）建议采用月龄6～10 个月的大鼠复制绝经后骨质疏松症模型。此时有足够的骨小梁再建，适于实验观察。因此本实验采用6 月龄 SD 大鼠摘除卵巢复制绝经后骨质疏松症模型，从实验结果分析。造模是成功的：一方面，最终形成骨量参数 BV/TV、Tb·Th 和 Joint 较正常对照组明显下降（P <0.05）。Flaw 和 END 明显增加，说明骨小梁骨量下降，小梁变细、变稀。断端增多。另一方面。骨形成、矿化速率参数 MAR、BFR（T）显著加快，说明骨形成速率加快，结合前述改变，提示骨转换速率加快。

2. 健骨冲剂预防大鼠骨质疏松症的疗效　补肾健脾中药通过作用于下丘脑－垂体－性腺轴。可以促进神经内分泌细胞的分泌功能，提高动物下丘脑对激素反馈以及性腺对促性腺激素的反应性，提高性激素水平，预防骨骼退行性变化。

魏老依据"补养先后天"理论制方健骨冲剂，临床与实验研究显示了较好疗效：显著升高患者血清雌激素，降低尿 Ca/Cr 水平，延长骨质疏松症模型兔成骨细胞成骨期，增加骨量，改善骨小梁计量学指标。本研究进一步观察其短期预防性应用对骨质疏松症模型大鼠的疗效。

结果显示：与 OVX 组比较，三种剂量的健骨冲剂都在一定程度上改善最终形成骨量参数 BV/TV、Tb. Th、Joint、Flaw 及 END 等,提示具有增加骨小梁骨量,延缓小梁变细、变稀,增加成骨的作用;另一方面。骨形成、矿化速率参数比 SHAM 组显著加快,与 OVX 组比较:低剂量组表现为加快,中剂量组在腔骨近端 MAR、BFR(T)显著减慢,高剂量组无显著性差异,提示加快成骨速率仅是健骨冲剂发挥作用的一方面:最终骨形成量高于 OVX 组。这取决于成骨细胞与破骨细胞的耦联作用。在成骨活动不如后者活跃的情况下,骨量仍有显著增加,由此可以推测破骨活动必然被更大程度的抑制。表明健骨冲剂同时具有降低骨吸收速率的作用。

与 X 组比较。低、高剂量的健骨冲剂从最终形成骨量参数上看没有明显的疗效差异,低剂量组 MAR、BFR(T)表现为加快或有加快趋势,高剂量组无显著性差异;提示抑制骨量降低时,低剂量健骨冲剂以提高骨形成速率为主。仙灵骨葆以抑制骨吸收速率为主;高剂量健骨冲剂与仙灵骨葆作用机制相似。中剂量组比 X 组胫骨近端 MAR、BFR(T)显著减慢,但最终形成骨量参数显著优于后者,提示其在提高骨形成速率时,对吸收速率的抑制作用必然更强于仙灵骨葆。

三种剂量中,中剂量健骨冲剂作用最佳,其最终形成骨量指标优于另外低剂量组。高剂量组及仙灵骨葆组。MAR、BFR(T)慢于其他治疗组和 OVX 组,提示其作用必然是同时抑制去势后雌激素水平降低导致骨转换加快的两个方面—骨吸收和骨形成。且对骨吸收的抑制作用远远超过骨形成。骨再建过程由骨吸收启动,既而激活成骨细胞成骨,考虑中剂量健骨冲剂对骨吸收的抑制作用是极有效的,通过成骨细胞与破骨细胞耦联导致骨形成相对减慢。如果简单的用量效关系解释中剂量的健骨冲剂作用优于低剂量的,那么高剂量健骨冲剂的疗效至少不会低于前者,实验结果显然不支持这种解释。祖国医学认为少火食气壮。壮火食气衰:因健骨冲剂补肾健脾。其药以温热为主,助阳太过,不仅无益于阳且损于阳,是以中剂量健骨冲剂疗效最佳。

雌激素降低是绝经后骨质疏松症的主要病因,国外雌激素替代疗法(ERT)是该病的首选疗法之一,但由于价格昂贵,方法繁琐,副作用多等难以在国内推广。本实验提示预防性使用健骨冲剂能够改善雌激素遍然减少导致的骨计量学指标改变。作为纯中药制剂,既无雌激素长期使用产生的多种副作用,又优于同类产品,是一种颇具研究和应用前景的复方药物。目前正检测健骨冲剂对骨细胞、成骨细胞和破骨细胞上雌激素受体(Em 及其活性的影响),以进一步阐明其作用机制。

（与王晓达、胡庆沈、陈伟珍、江兰英、史炜镔、张凤华、符诗聪、杜宁合著）

（原刊于《中国中医骨伤科杂志》2001 年第 9(2)期,第 17 -20 页）

理气活血剂中微量元素
锌、铜、钙的测定

我们曾作过理气活血剂在骨折愈合过程中的生化、生物力学测定,实验结果表明:用药组的弯曲强度和拉伸强度;自始至终高于对照组,突出的变化是在骨折后第 13～17 天,初期提高 5.7%,中期 3.9%,后期 1.4%。骨折局部骨痂内胶原比对照组高 60%,钙则是对照组的 3.5 倍,证明早期能促进骨折的愈合,是从活血化瘀方面进行讨论。

但我们知道骨折愈合是一个复杂的过程,需要一定量的微量元素参与,所以我们就做了该实验。结果如表 1。

表 1   单位:微克/毫克

	锌	铜	钙
枳壳	0.007	0.009 8	15.29
丹参	0.085	0.040	19.93
当归	0.013	0.029	17.09
黄芪	0.011	0.019	11.83

从上表看出丹参中含锌最突出,是当归的 6.5 倍,是黄芪的 7.7 倍,枳壳 12.1 倍。

众所周知,锌对骨骼的生长发育极为重要。缺锌的儿童骨骼发育缓慢,并影响骨的钙化过程。已知体内有 70 余种含锌酶,锌参与其退化过程。锌同样促进伤口愈合。本所张人文观察到供锌组兔骨痂含锌量比对照组明显增高,其骨痂断面是对照组的 1.75 倍,前者对骨折修复很有利,后者骨痂使骨折区获得机械性稳定,也是骨折愈合的要备条件。

人体和实验动物都观察到损伤后血锌降低,这种急性血锌降低会影响织织修复锌、铜、钙是骨折修复过程中必不可缺少的微量元素。

骨折后给予大量丹参,即有活血化瘀,促进血液循环,又有大量锌供应,两者都是骨折后修复所必需的,故效果显著。从表面上看未补锌,但又胜似补锌,锌寓于活血化瘀之中,可谓之一举两得,事半功倍,故有丹参一味功同"四物"的说法,但这只是说明其活血化瘀之功,而未包括锌之作用力,从这个意义上说,丹参又胜过"四物"了,不惜为治疗创伤和骨折的良药。

（与曲克服、金伟明、胡大佑、徐敏新、张维正、娄鼎秀合著）

（原刊于《跨世纪骨伤杰出人才科技成果荟萃》2004 年,第 485 –486 页）

伤科手法机制研究

伤科手法是祖国医学治疗疾病的有效方法之一,具有悠久的历史。初期它只是种"本能疗法",后来才逐渐发展成为一门独立的学科。由于手法具有疗程短、疗效好、方法简便等优点,故一直受到病家的欢迎,但长期以来,由于历史条件的限制,对手法的研究只停留于临床观察,对其治疗机制的探讨则较少。现就我国 20 世纪 60～80 年代间应用现代科学技术方法,研究手法治疗软组织损伤机制的文献作一综述。

肩关节周围炎的研究

肩关节的疼痛和功能障碍是两大主要矛盾。对于粘连的肩关节,只有通过手法使粘连解除,才能使其功能恢复与疼痛消除。因此李祖谟利用肩关节碘水造影并在 X 线透视下作手法,进行手法机制的研究。他观察到,解除粘连时闻及的撕裂声是肩关节囊发出的响声,紧接着造影剂即从关节内流至肌间隙之中,并且在后期再次造影,亦未见修复。再者,在关节囊撕裂的同时,挛缩的周围组织也造成了新的创伤,待此次炎症消退、组织修复之后,新的粘连又随之形成,且比原来的粘连程度更严重。故李祖谟主张以缓慢展筋法治疗。因该法既可解除粘连,恢复生理弹性,又可恢复关节囊的容积。经碘水造影,X 线观察本法治疗后的关节囊完整无损。另外,手法的轻重与疗效有着密切的关系。若操之过急,手法太重,则有"欲速则不达"之虞。龚金德指出:在肩部施以温和手法后,毛细血管容积增加。王礼康通过固定于患者示指末端的光电换能器,描记指端血管容积的波幅及图形,以此观察指端血管容积的影响观察了 12 例,结果表明,肩周炎患者肩部施以手法后,可使远端组织的血流量增加。故认为手法是通过各种途径的综合作用,使一定范围的组织、毛细血管扩张,通透性、血流量增加营养状态改善,并促进新陈代谢及滞留体液或病理渗出物的吸收,使挛缩逐渐缓解,粘连分离和疼痛消失。

腰椎间盘突出症的研究

对于治疗腰椎间盘突出症的临床研究,在 20 世纪 60 年代初期,国内一些学者通过手术直视下的观察,从为手法可使突出的椎间盘回纳,为了证实手法后临床症状减轻的原因,积水潭医院腰痛研究小组曾采用髓核造影,观察手法后的椎间盘变化及手术时观察椎间盘变化的情况。结果无论造影还是手术,都证明手法引起椎间盘突出的部分破裂,再经过挤压,使破裂的椎间盘疏散或变形,神经根得以减压,症状消失。叶希贤等曾在手术直视下,观察斜扳手法对椎间盘和神经根的影响,发现神经根随着斜扳可滑到突出物的外侧,从而改变了神经根与突出物的压迫和被压迫的关系,减少神经根的肿胀。刘汉坤等通过肌电图、脑电图来阐明手法的疗效机制。患者在治疗前肌电图表现为股四头肌和胫前肌活动减弱,治疗后大致恢复正常;对腰突症伴有头痛的患者,同时还做了脑电图检查。脑电图显示 β 波分布于脑表面,α 波明显减少,治疗后 β 被减少,α 波亦有改善。说明手法可使痉挛之肌肉松弛,使突出的椎间盘回缩,减轻疼痛与腰腿疼痛区域的传入刺激,使受挤压的神经根得到松解,传导功能随之改善;而从脑电图的改善可知,按摩给予大脑皮质是一种良性刺激,且还能减少来自疼痛部位的传入刺激。郑效文等在尸体标本及手术直视下观察,发现斜扳法可使腰椎旋转,在椎体旋转过程中,紧压神经根的突出物可以远离神经根 1 厘米左右,并且椎间隙的压力也明显减少;相反方向的斜扳则加大了椎间隙的压力使突出物和神经根又紧相挤压,起到了"变位"与"松解粘连"的作用,但是在仰卧上扳法及俯卧后伸法的观察中,却发现手法可直接导致神经根与突出物关系的改变。所以郑效文认为:俯卧后伸法结合牵引进行推拿,是最有利于"腰突"回纳的一种体位,有效率与成功率最高。另外,庄之明还对练功十八法与穴位压痛点推拿治疗腰腿痛进行的肌电图观察,亦均表现为不同程度地使肌紧张性电活动减少或消失。

颈椎病的研究

由于脑血流图可以客观地反映脑血管的紧张性,弹性及血管搏动后血液供应的情况,加之此法具有操作简便,无损伤性,又能数量化,便于统计学处理等优点,故近几年来利用脑血流图来观察手法对椎动脉型颈椎病的血流供应情况研究较多。龚金德等曾2次报道了推拿治疗椎动脉型颈椎病的脑血流改变情况。结果均表明,推拿后可使血流图的波幅增高($P < 0.05$)。说明推拿能降低脑血管的紧张性,改善动脉弹性,使局部血液循环加快,改善组织营养状况,有利于局部炎症吸收和肿胀消退,从而减轻对椎动脉的刺激和压迫,改善脑供血状况。张长江等对颈椎病所致视力减退的患者也采用脑血流观察手法治疗效果的研究。结果表明,椎乳导联和额乳导联的波幅均有增加,其中椎乳导联的改变经统计学处理$P < 0.05$。可见,椎－基底－大脑后动脉的血液循环有改善,为手法治疗颈椎病后患者视力得到改善的原因找到了科学的依据。王以慈等也用脑血流图来观察颈椎病手法治疗的效果。他们主要观察血流图的波幅变化情况,使之达到数量化,经139例(273)各型颈椎病患者手法前后椎动脉血流(单波波幅)的差值做了分析($P < 0.05$),说明复位后椎动脉供血即可改善。倪文才等对30例椎动脉型颈椎病患者进行手法复位前后左手环指甲皱微循环检查。结果:手法后甲皱微循环管襻变粗者3例,血流增速者10例,两者均有改善者15例,管襻由不显像改变为显像者2例,全部病例微循环均有改善,有效率达100%。

急性软组织损伤的研究

手法治疗急性软组织损伤具有其独到的特点。为了从理论上阐明伤科手法的机制,李国衡等利用碘剂造影与放射性核素示踪方法,对髌上滑囊血肿及踝关节血肿的临床病例做了研究,并从解剖学、病理生理学等方面阐明了血肿存在的部位及手法血肿消散的转归及其机制。根据对这两种疾病的观察、分析,证实祖国医学的理论根据是非常科学的。同时,还对髌上滑囊血肿的类型作了分类。对于手法治疗软组织损伤的临床研究工作,目前国内已取得了很大的成绩,但对于动物实验的研究则可谓是凤毛麟角。王寿昌等做了推拿对家兔跟腱损伤修复的研究。他选择健康家兔用手术方法造成跟腱断裂的模型，然后缝合、修补，并采用自身配对法，在手术后1周开始对一侧进行每天1次，每次10分钟的按摩，而对侧则作对照，不作处理。最后在1周、2周、3周、4周、5周、8周后处死，做病理切片观察。结果表明按摩可"适当加强炎症反应，改善局部血循环，增加对坏死组织的吞噬、吸收、机化、包裹，减轻组织水肿，从而加速跟腱损伤的修复愈合"。符诗聪等采用核素51铬"标记红细胞示踪技术，对魏氏伤科手法治疗肘关节血肿的机制进行了动物实验研究。取家兔3毫升自体静脉血经标记后注入左侧肘关节腔内，造成关节血肿模型。然后模拟魏指薪拔伸屈曲挤压手法对模型兔进行治疗。结果表明手法组肘关节内积血比对照组显著减少（$P<0.01$），而手法后肱三头肌内血肿却大大高于对照组。说明手法是将关节内的积血挤散到肱三头肌组织中，从而减低由于关节内压增高产生的疼痛与活动受限症状，再则积血进入肱三头肌纤维中，可加快组织对其的吸收，减少关节粘连及软骨变性等一系列病理变化的发生。

手外伤的研究

人体手指皱微循环的检查已在临床科研中被广泛采用，龚金德等对25例手外伤后患指肿胀、关节功能障碍的患者，以捻法、推法按摩患指，观察治疗前后手指甲微循环变化。在观察的10项指标中，都有不同程度的改善，尤以微循环轮廓、流速、流态、血色、襻项瘀血等5项指标有较明显改善。其微循环异常积分平均下降1.19，血流加快，襻项血由原来红色瘀血变为鲜红色血流。可见，按摩在改善手外伤患者的末梢血循环中有很好的推动作用。

另外，吴宝根还对手法作了力学测定。他们运用压电传感器对103例颈椎病患者作复位时的力学测定。结果表明：做颈椎旋转复位手法，其力的数值在1～9千克范围内，一般为2～4千克，力学测定给临床提供了一项参考指标。

（与符诗聪、祝波合著）

（原刊于《魏指薪教授诞辰一百周年学术论文集》，第69－71页）